BRAIN ARCHITECTURE: Understanding the Basic Plan

ブレイン・アーキテクチャ
進化・回路・行動からの理解

ラリー・スワンソン［著］／石川裕二［訳］

東京大学出版会

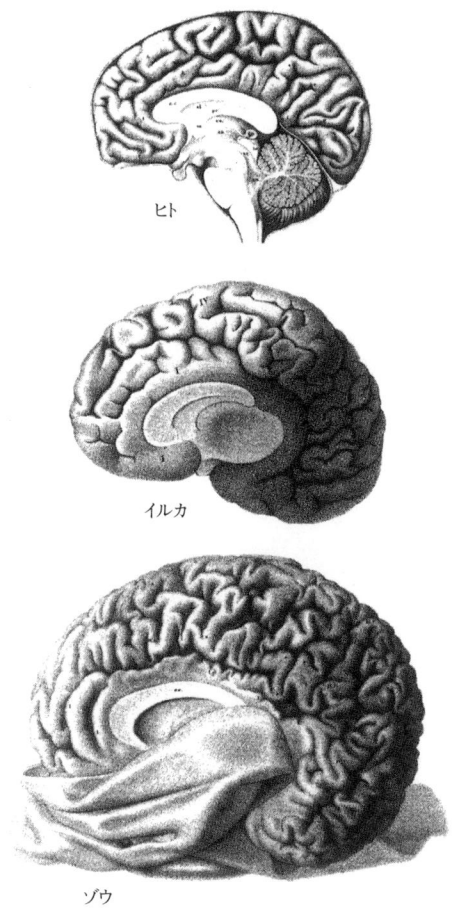

Brain Architecture: Understanding the Basic Plan
by Larry W. Swanson
Copyright © 2003 by Oxford University Press Inc.
Japanese translation rights arranged with
Oxford University Press
Translation by Yuji ISHIKAWA
University of Tokyo Press, 2010
ISBN 978-4-13-060308-9

これまでの議論から私は論理的に生ずるただ1つの結論を引き出そう．すなわち，我々は思考のメカニズムを知らない．これにはすべての人がおそらく同意するだろう．それでもなお私が持ち出した根本的疑問は存在する．重要なのは次の疑問の答えを知るにある．思考のメカニズムに関する我々の現在の無知は相対的なもので，科学の発展とともに消失するものなのか？　それともこの問題は，生理学による理解の範囲を永遠に超えた重大な難問に留まり続けるという意味で，絶対的なものなのか？　私自身には後者の主張は受け入れられない．なぜなら，科学的な真実というものがそのように粉々のちっぽけなものになりうるということを私は否定するからである．生理学者は体のあらゆる器官で起こる現象について実際にうまく説明できるのに，その中のただ脳という器官で起こる現象についてだけは説明できない，などということがいったいどうしたら理解できるだろうか？　生体現象のなかでそのような区別は存在しえない．確かに生体現象の複雑性は非常に異なる．しかし，生体現象は我々の吟味検討によって解決可能な現象であるのか，それとも解決不能な現象であるのか，という点ではすべて似たようなものなのだ．そして，脳はその中で起こる形而上学的な顕現現象が我々にとっていかに驚くべきことに見えようとも，他の身体の器官と比べて脳だけが例外とはなりえない．

　　　　　　　　　　—クロード・ベルナール Claude Bernard（1873）

我々が神経活動について理解していることを延長して，最も複雑な人間の生理学的および心理学的活動を理解しようとする場合，最も重要なのは，まず，関係する中枢部分および人脳そのものに関する明確かつ正確な見解を得ることだ．その基本プラン，つまり大要を瞬時に把握できるようにするためである．

　　　　　　—サンチャゴ・ラモニ・カハール Santiago Ramón y Cajal（1909）

読者へのノート

　脳がいかに機能しているのかを考えるには多くの方法がある．スペクトルの一方の端には哲学と数学的モデルがあり，他方の端に向けて心理学，生物学，化学，物理学が並んでいるといった具合である．しかし，そのすべての方法を通じて，共通なことがただ1つある．つまり，肉体的な脳そのものの存在である．
　脳は精神にとって非常に重要な身体的器官である．2500年以上の間，科学者達は脳を1つの器官として捉え，その設計原理，組織構成，解剖学を研究し続けてきた．その結果，時間の試練に耐える一般的原理がいくつか得られてきた．本書はそれらを蒸留抽出する試みである．また本書では，脳の機能システムがどのように組織化されているかに関して新しいモデルを提示する．そしてまた本書では，最も複雑で本質的に興味深い脳というものについて学ぶべきことがいかに多く残されているかを指摘する．本書は，コンピュータ科学者，物理学者，心理学者，生物学者，そして一般的読者，など脳の基本的な構造設計についてもっと学びたいすべての人々のために書かれた．脳の探究が時代とともにいかに取り組まれてきたかについて趣きを添えるために，私は歴史的に記述するアプローチをとった．脳研究の歴史は，わくわくさせるような英雄的な努力の連続であり，未だその終わりにはほど遠い．そして重要なのは，そもそもの始まりから脳研究では実験と理論とが混じり合った探究法が使われてきたのだ，ということである．脳研究の歴史を知ると，構造と機能とは同じ硬貨の両面に過ぎず，互いにしっかりと絡み合っているのが分かる．構造と機能は両方とも必要であり両者は互いに依存しているのだ．

序言

偉大な発見というものは，1人の人間の仕事によるものではなく，あるいは1つの世代の仕事によるものでさえもない．それは人類の何世紀にもわたる努力の結果と言ってよいだろう．

—Charles Singer（1957）

　私が大学院生としてワシントン大学（セントルイス）の精神医学教室に入りたての頃，強く感動した実験があった．脳の非常に小さな特定の場所にノルアドレナリンのような特定の神経伝達物質を直接微量注入すると，がつがつと貪るように食べる行動が引き起こされた．今度はアセチルコリンやアンジオテンシンのような別の神経伝達物質を微量注入すると，ただちに水を飲む行動が引き起こされた．いったいどんな神経回路が働いて，これらの化学物質によって飢えと渇きの感覚と，食物と水に対する欲求と，そしてそれらを充足させるための特定の行動が作り出されるのか？　その後，私は解剖学教室と生物学教室のポストドク[1]になった．そして，これらやその他の動機付けられた motivated 行動や情動的な emotional 行動の背後にある，あいまい模糊とした脳のシステムを探索し解析し始めた．それ以来ずっと，この興味が私の研究と思索を道案内してきた．25年間にわたる研究の末，少なくとも1つのことが明瞭だと思えてきた．つまり，これらの動機付けられた行動——食べること，飲むこと，なわばりを守ること，生殖と子供の世話をすること，また睡眠でさえもそうである——を，特定の機能を持った神経システムの相互作用によって説明しようとすると，結局は全神経系がいかに配列され，全体としていかに働いているかを説明する必要がある，ということである．

　たとえば，「食べる」というようなある特別な行動反応は，多くの異なるや

1）　訳注；博士号を取得したばかりの若い研究者のこと．

り方（飢え，食べ物の広告を見る，習慣，など）で活動させることができる．食べ物を効率的に探索し，見つかったときには的確に対処する必要がある．そして最後に，これらの行動のすべての結果は，将来適応的な（"適切な"つまり"有用な"）行動を形作るのに使われる．経験というものは，良きにつけ悪しきにつけ非常に重要である．喜ばしい経験をすると，それを繰り返す傾向がある．それに反して，不愉快な物事は避けられるようになる．

ギリシア古代文化以来ずっと行われてきたことだが，脳に対するその時代時代の知識は繰り返し統合されている．基本プラン（青写真），つまり1つの系としての全体的構成を眺めるという立場から，脳がどのように働いているかを説明するためである．今こそ，知識を再び統合し直すべきときである．なぜなら，多くの神経科学者の働きによって，非常にたくさんの革命的洞察が最近得られてきたからである．また，同じ程度に重要なことだが，我々はヒトゲノム解析によって始まったもう1つの大きな革命の初期にいるからである．

この本は，脳の素晴らしい働きのすべてについて述べたものではない．それは日常経験からお馴染みのことである．そうではなく，本書では「脳が全体としてどのように働いているか」について考える．つまり，何が脳の根本的部分なのか，そして機能システム[2]として，それらの部分が互いにいかに関係しているのかを考察したものである．しかし正直に言うと，現代の現時点で「脳が全体としてどのように働いているかを理解している」などと，あつかましくも言えるような人は誰一人としていない．我々がせいぜいできるのは，あるモデルを提示して，将来それが観察と実験で試されうるようにすることだけである．そのようにする主な利点は，議論，比較，そして改良のための明確な枠組みを提供することにある．

現代の神経科学は3人の偉大なパイオニア達の肩の上に載っている．組織学者サンチャゴ・ラモニ・カハール（1852-1934）と，生理学者のチャールズ・シェリントン Charles Sherrington（1857-1952），そしてイワン・パブロフ Ivan Pavlov（1849-1936）である．彼ら3人は1世紀前の他のリーダー達から抜きん出ていた．なぜなら，彼らの実験室で生まれた巨大な研究が，新し

---

[2] ルネ・デカルト René Descartes の「動物機械」を驚くほど精妙にしたものと言ってもよい．

い基本的な原理を確立したからである．これらの原理は，神経系がいかに組織され機能しているかについて並外れて幅広い意味合いをもつ．スペイン人のカハールは，個々の単位（神経細胞またはニューロン neuron）からなる神経ネットワークに基づいて神経系を記述する方法を教えてくれた．そしてその構造に基づいて，その中を流れる情報の方向（神経の終末 axon teminals すなわちシナプス synapses に向かう）を予測する規則を与えてくれた．この構造的基盤に立って，イギリス人のシェリントンは，「反射的行動 reflex behavior を調節する生得的な（遺伝的にプログラムされた）感覚-運動反射弓 sensory-motor arcs は，階層的に配列された機能構築をもつ」ということを導き出した．そしてロシア人のパブロフは，学習された（条件づけられた conditioned）応答が（これは単純な反射反応とは対立するものだが），さまざまな刺激の間で新しい連合を作ることによって作り上げられる過程を定量的に記述した．

　現今を見ていると，20世紀の後半は細胞神経科学 cellular neuroscience の黄金時代であったのが分かる．情報処理過程の生物物理と生物化学については，個々の神経細胞について非常に詳しく説明できる．これとはまったく対照的に，脳における主要な機能システムが何であるのかを考えた場合，不明瞭な輪郭しか出て来ない．その結果，細胞神経科学を学ぼうとすれば多数の優れた解説書が容易に利用できるのに対して，システム神経科学 system neuroscience の全体的概論（特に基本的な脳の構築という観点からみた解説書）を入手するのがより難しくなっている．あらゆる理由から考えて，新しい世紀，21世紀には，システム神経科学と分子神経科学 molecular neuroscience の両方が細胞神経科学に追いつくだろう．もし本書が最良の貢献をもたらすとしたら，それは神経系の構築についてのモデル作りを激励し，その結果，私のモデルとは別の包括的モデルが提案されるきっかけとなることかもしれない．そのモデルは今後の実験と議論を活気づけるのに役立つだろう．あるモデルに価値があるか否かを評価する基準は幾つかある．そのモデルが基礎的なメカニズムを理解するのに役立つかどうか，という観点ばかりではない．医学的な課題についての新しい治療法を開発する点でも，また，新しいテクノロジーを立案するための生物学的原則として使えるという点でも，評価することができる．モデル，仮説，そして理論というものが，科学

のどの分野にどのような影響を及ぼしてきたかについて歴史的にたどるのは魅力的な論題である．本書ではたびたびそこに立ち戻るだろう．

ロスアンジェルスにて
L. W. S.

目次

読者へのノート
序言

第1章 脳はいかにして働くか——構造と機能　1
3つの生物学的観点　4

第2章 最も単純な神経系——ニューロン，神経網，行動　11
単細胞生物——生存のために必要不可欠な行動　13
ニューロンの無い動物——独立効果器　16
最初の神経系——ヒドラの体と行動　18
感覚ニューロン——樹状突起と軸索の機能的極性　19
運動ニューロン——もう1つの特徴的なニューロンの種類　22
神経網——アマクリン突起と活動パターン　24
介在ニューロン——信号の切り換え役とパターン発生役　26
全体の概観——建築ブロックではなく，建築様式の進化　28

第3章 中枢化と対称性——神経節と神経　31
扁形動物——左右対称の捕食者　31
分節化した蠕虫（ウジムシ状無脊椎動物）——内部の腹側神経索　36
さらに進化した無脊椎動物　39
全体の概観——極性，区域化，左右対称性，分節　40

第4章 脊椎動物の基本プラン——神経系のトポロジー　43
発生学的観点から　47

哺乳類発生の最も初期の段階　50
神経板——脳と脊髄　54
神経管——横方向の脳部域（局部的膨らみ）　56
神経堤とプラコード——末梢神経系　60
さまざまな種類のニューロンとニューロン集団の出現——縦方向の脳部域　63
神経系の運命地図　70
全体の概観——神経系を構成する部域　77

第5章　脳と行動——4系統ネットワークのモデル　81

反射と行動の随意的なコントロール　86
行動状態のコントロール　90
フィードバック　91
トポグラフィー対システム　93
全体の概観——個々それぞれの機能系の定義　95

第6章　運動系——外的行動と内的行動の協調　99

運動ニューロンの種類　100
体性運動系についての序論——屈曲　104
体性運動ニューロンプールの分布　107
中枢性パターンジェネレータ——運動ニューロンプールのセット　111
パターンイニシエータとパターンコントローラ——欲求と動機付け　120
自律神経運動系　125
神経内分泌運動系　130
小脳——運動の調整と学習　134
全体の概観——運動系内部の統合と運動系同士の間の統合　138

第7章　行動状態系——睡眠と覚醒の内在的調節　143

概日リズム——昼と夜の周期　146
生殖周期　149
睡眠-覚醒の周期　151
行動状態を調整すること　153

第8章　認識系——思考および行動の随意的調節　161
　　大脳皮質の区画化　163
　　大脳皮質の細胞構築　170
　　皮質投射　175
　　大脳の核　176
　　大脳からの三重の下行性投射　180

第9章　感覚系——環境および体自身からの入力　185
　　感覚ニューロンの進化と発生　186
　　感覚ニューロンについての概観　189
　　感覚経路についての概観　193
　　前脳の感覚系——嗅覚性，視覚性，体液性，浸透圧性　195
　　神経節細胞の感覚系——サブモダリティー　200
　　情動——苦痛と喜び，感情，気分　202

第10章　変更可能性——学習，ストレス，周期，損傷の修復　207
　　学習——シナプス強度を変えること　208
　　ストレス——生化学的スイッチ　212
　　周期——概日周期と生殖周期　217
　　損傷の修復——再生　218

第11章　遺伝子ネットワーク——神経ネットワークとの関係　221

補遺
　　A．動物の体で位置を述べること　227
　　B．神経系の部域を命名すること，分類すること　233
　　C．脳の構築を解析するための方法　239

訳者あとがき　247
用語解説　249
索引　253

訳文凡例

1) 原文におけるイタリック体による強調は,「原語:訳語」としてこれを表した.
1) 訳注;……は補足説明のために訳者が加えた部分を表す.
1) 初出の専門用語は,訳語の後に続けて原語も標記した.
1) 原則として歴史的人名は日本語で(初出の人名は原語も標記した),その他は原語で標記した.医学史上の人名の日本語標記法は小川鼎三著『脳の解剖学』(第3版,南山堂,昭和31年)に準拠した.

第 1 章

脳はいかにして働くか ── 構造と機能

　これまでの議論から脳が何か役に立つ働きをしているのは明白だ．その働きの内容に関しては，アリストテレスとガレノスと彼の弟子達の間に意見の相違がある．調べてみよう．脳はあらゆる種類の病気にかかる．脳が傷つくと，必ずではないにしてもほとんどの場合致命的である．

　　　　　　　　　──ベレンガリオ・ダ・カルピ Berengario da Carpi（1523）

　朝食あるいは晩餐のとき，動物の脳（皮質）でこれらの脳回を見ることができる．しかし脳回の機能については外科医も哲学者も共に大いに悩まされている．人間が知性をもっているのは脳回があるためなのか，それともそうではないのか，彼らは論争しているのである．

　　　　　　　　　　──アンドレアス・ヴェサリウス Andreas Vesalius（1543）

　ある機械について分かるようになる方法がたった 2 つだけある．1 つは，それを作った名工がその細工物を説明してくれることである．もう 1 つは，機械をばらばらに分解し，最も小さい部分に至るまで別々にしかも組み合わせ部品として調べることである．それらは機械の仕掛けを学ぶのに有効な方法である…．そして，脳は機械なので［デカルト，1664］，他の機械について行われてきたのと同じ方法によって脳の仕掛けを発見する望みがある．したがって，あらゆる他の機械に対してなされるような事柄のみが，脳についてこれからやるべきこととして残っているのだ．私が言っているのは，脳の構成部品をひとつひとつ分解し，それらが単独別個に，そして全体として何をすることができるのか，について考察することである．

　　　　　　　　　　　──ニコラウス・ステノ Nicolaus Steno（1669）

ほとんどの人は自分の脳について深くは考えないものだ．調子が悪くならない限り，脳がどのように働いているかなどまったく考えない．具合が悪くなって初めて，なぜあれこれの苦しい症状が起こるのか，そしてそれを直すためには何かできることがあるのか否か思い惑う．脳卒中，鬱状態，知能の発育遅延，癲癇，認知症，(麻薬などの)中毒，統合失調症．心をもぎとるような苦痛の種のリストは実に長い．しかも，このリストには，不安障害，学習／記憶障害，注意欠陥，などといった，比較的深刻ではないものの，現実的にはやっかいな多数の問題は含まれていないのだ．答えを求めて我々は頻繁に医学，つまり神経科医と精神科医に向かう．通常彼らは，少なくともしばらくの間は症状を取り除くのに多少は有効かもしれぬ薬を処方し，または外科的手術を施してくれる．しかし，10人の世界的な指導的神経科学者に「脳はどのように働いているか？」について尋ねてみよう．つまり，「脳はどのようにして考えているか？　どのようにして感じているか？　どのようにして理解しているか？　そして統合された全体としてどのように活動しているか？」という質問である．あなたはまったく異なる10の答えを得るだろう．それも，もし質問した相手が，たとえば神経インパルスの伝導と神経伝達に関する生物物理学と化学という非常に狭い領域の神経科学者でなければ，の話である．シナプスは神経細胞の間の機能的接触点で，経験によってその結合の強さを変えうる．脳の中には，10^{14}個 (100 trillion＝100兆個) のシナプスがあり，シナプスは非常に小さいので，電子顕微鏡によってのみ解析されうる！

そのような訳で，脳の構造と機能の一般的原理を説明するとなると，定かでなくなるのは不思議ではない．脳は，同じ重さで比べるならば，この宇宙で我々が知っている他のどんなものよりはるかに複雑であり，脳のもつ限りない重要性と我々の多大な努力にもかかわらず，我々はその基本プランをまだ分かりやすく描き出していない．脳の構造と機能についての膨大な情報[1]を組織立てて説明するような，元素の周期律表や，相対性原理，あるいは進化論と同等なものは，何もない．メンデレーエフ Mendeleyev や，アインシュタイン Einstein，あるいはダーウィン Darwin のような人物は現れず，脳

---

[1] しかし，この情報は今なお情けないほどに不完全で，しばしば矛盾したものを含んでいる．

の設計に関する一般的原理を把握し，それを明瞭に表現することには誰も成功しなかった．つまり，これまでの歴史を通じて，脳の機能的構成について誰ひとり筋の通った理論またはモデルを提案できなかったのだ．

　実際のところ，神経科学者が皆同意するような脳の基本的区分（脳部域）のリストさえもなく，それぞれの脳部域が何をしているのかについての分かりやすい明確な説明ももちろんない．こんな状態なのに，「それぞれの脳部域が互いに連結されて，思考や，感情，そして活動が作り出される方法」をいったい誰が図式的に描き出せるものだろうか？　このように我々が脳について無知であるのを知ると，最初に述べたいろいろな病気に対して本物の治療法がこれまでなかったとしても，不思議ではなくなる．真の治療法が発見されるためには，幸運な偶然を頼むよりも，むしろ脳の理解に基づいた，そして科学的研究から導かれる大量の知識に基づいた，指針となる原理を見出すことが必要なのは明らかである．これがまさに現代神経科学の目標なのである．

　我々が想定しうるのは，これらの新しい諸原理は，すでに明らかになっている脳に対する知見や（これはまったく大量にある），そこから派生するものからなんとか導き出しうるだろう，ということだけである．生物学の長い歴史を通じて，優れた思想家の多くが我々の現在の脳に対する見方（脳は行動の肉体的基礎を与えているという見方）に貢献してきた．彼らの基本的アイディアの発展をたどることによって，我々は2つのことができるだろう．第1に，我々が現在どこまで分かっているのかを注意深く考えること，第2に，我々が未だなお深く知らない，あるいは大いに間違っているかもしれない脳の研究領域を明らかにすることである．

　もし，生物学から学ぶべきものがあるとすれば，それは体全体の構造と機能というもっと大きな文脈の中で考察することによって，脳の構造と機能が初めて理解できる，ということである．一方では，脳が体をコントロールしていることには何の疑いもない．しかし他方では，胚として発達しながら，あるいは地質的時間を通じて進化しながら，体が根源的に関わることによって，共に発達し共に進化しつつ脳を形成する．つまり，全体としての神経系の基本的構築は体の基本的構築を反映しているのだ．このような考え方の伝統は，容易かつ直接的に歴史をたどることができて，それは2500年近く前の

アリストテレス Aristotle に遡る．アリストテレスはマケドニアの王の侍医の息子にしてプラトン Plato の弟子，そして比較生物学や，発生生物学，理論生物学の父でもある．そして F. J. Cole がとてもうまく表現したように，彼は動物界を紹介した世界最初の博物館館長なのである．

3 つの生物学的観点

アリストテレスの『Historia Animalium（History of Animals）：動物誌』は，純然たる独創性，幅広さ，論理の力強さ，後世に対する影響力，という点において，かつて動物学に関して書かれたもののうちで最初の――今もなお最も卓越したものと評価する人もいるかもしれない――教科書であった．アリストテレスは，40歳代に別の2つの素晴らしい本，『Parts of Animals：動物部分論』と『Generation of Animals：動物発生論』と並行してこの本を執筆したと思われる．それは彼が最後にアテネに戻る前，したがって彼が晩年の10年間にリセウムで"哲学的"仕事をする以前らしい．

アリストテレスの結論は，およそ500の異なる種類の動物について幅広く直接観察し，それらを百科全書的に取り扱うことに依っていた．それ以前には，このような視野あるいはそれに似たものさえもまったくなかった．彼は，憶測や民間伝承ではなく，観察を研究の基本的基盤とすることを始めたのであった．そしてこれらの比較観察は構造と機能に限られたものではなかった．きわめて現代的にも，アリストテレスは行動のパターンや，生態学的相互作用，そして地理的分布にも同じような注意を払った．

この動物の自然誌 natural history に対する比較生物学的なアプローチは，それ自体が生物学に大きく貢献したが，アリストテレスにとってそれは単なる出発点に過ぎなかった．彼は根本的一般化すなわち原理という観点から，これらの観察が意味するものについて深く考察したのである．その結果出てきたのは，その後「theoretical biology：理論生物学」として知られるようになったものである．この研究方法は現在"はずみ"がつきつつあるもので，今は分子遺伝学によって推進されている．アリストテレスの理論的業績の精髄が現代に至るまで生き残ってきたのは明らかだ．ただしダーウィンは，アリストテレス的な理論生物学には"目的因"（あるいは予定された起因）とい

う先入観があるのを明らかにした．このような目的論的な研究方法が，科学者がとるべき思考方法としては非常に安易かつ非生産的であることは，それ以降の経験によって十分証明されてきた．

　最もすばらしい理論生物学的な総合をする中で，アリストテレスは「自然界で見られるありとあらゆる多様な動物の形態は，ほんの少数の基本的な構造的プラン body plans によって説明できる」と示唆した．さらに彼が示唆したのは，「これらの構造的プランの複雑性の程度によって，生物種を階層性をもって配列しうる（もちろん，人間が階層の頂点にある）」ということであった．当然のことだが，アリストテレスの分類法は不完全で不正確であることが後になって分かってきたが，それでもなお，その基本的な考え方は現代の生物学のどんな教科書の分類図表にも明瞭に見て取れる．現代の教科書では，基本的な構造的プランは動物界の異なる門[2]によって表され，その階層性はアリストテレスの直線的な生命の階梯 scale of life によってではなく系統樹によって表されている．

　壮大なアリストテレスの生物学的総合は，技術的洞察のための非凡な基盤を実際にもたらした．その洞察は今日でもなお有効であるとみなされているので，言及する価値がある．たとえば，世界最初の動物分類法を提案するにあたって，アリストテレスは動物間の類縁性あるいは類似性を判定するための原理を公式化した．彼は，単なる一部の性質だけではなく，あらゆる性質について比較した結果に基づいて判定すべきであるとした．この判定過程で，不明瞭なものではあったが，彼は少なくとも現代の種と属に相当する概念をもつようになった[3]．アリストテレスは「動物の主要グループのそれぞれは，ある共通の構造的プランすなわち設計プラン architecture を共有している」という基本的概念をもっていたが，その概念はあらゆる重要な器官系にも拡張され，器官系の間の明瞭な正負の相関関係をも含んでいた．アリストテレスから 2000 年の後，最初の偉大な後継者であるジョルジュ・キュヴィエ George Cuvier（1769-1832）は，この岩盤のように強固な基本的概念を基礎として彼自身の仕事を築き上げたのである．この概念の一部として，アリス

---

[2] 脊椎動物と多彩な無脊椎動物．軟体動物や，節足動物，さまざまな蠕虫，海綿，など．
[3] ラテン語の種 species と属 genera は，彼が実際に使っていたギリシア語の用語の翻訳である．

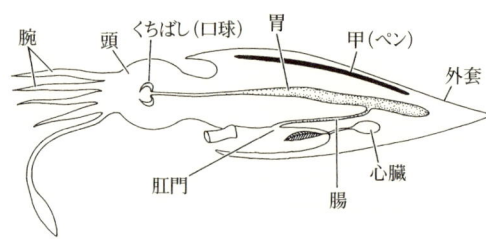

図 1.1 イカ（頭足類）の基本的な構造的プラン．消化管（胃，小腸）が折れ返っているように見えること（肛門が口に近くなっていること）に注意．R. C. Brusca and G. J. Brusca, Invertebrates (Sinauer: Sunderland, 1990, p. 712) より．

トテレスは，ある特定の種類に属しているすべての動物は同一の基本的身体部分を持っていることを強調した．同一種類のそれぞれの動物においては，その基本的身体部分の性質の程度だけが異なるのである．つまり，その身体部分がより大きいか，それとも小さいか，あるいは，より柔らかいか，それとも硬いか，など．

設計原理の単一性が硬貨の表の面だとすれば，その裏の面には自然界に見られる途方もなく大きな多様性がある．この難問を取り扱うにあたり，主要なグループの中で（あるいはグループの間で）身体部分の比較を実際にどのように行い，どのように解釈するべきか，という分析法が重要であることにアリストテレスは気付いていた．我々が今「homologous parts：相同的な身体部分」と呼んでいるもの[4]と，「analogous parts：相似的な身体部分」と呼んでいるもの[5]との根本的な差異について，アリストテレスは認識していたし，それらを明確に区別し始めていた．しかし，相同的な身体部分と相似的身体部分の本当の意味が分かるためには，19世紀の胎生学と進化学の進展まで待たねばならなかった．とにかくアリストテレスの不変の興味は，身体部分間の単なる空間的関係にはなく，器官または機能的身体部分そのものにあった．"理論"生物学に関する彼の最も輝かしい業績のうちの1つは，頭足類（ヤリイカや，コウイカ，タコなど）の構築に関するものである．彼らの肛門は口の近くにあるのだが（図1.1），その構造的プランは，折って二重にされた（すなわち折り畳まれた）脊椎動物の構造的プランであると彼は考えた．この見解は，最近の分子遺伝学の研究によってある程度支持されている．

---

[4] 骨と歯のように，あるグループの中で共通の起源をもつもの．
[5] 人間の手とカニのハサミのように，主要グループの間で表面的な類似性しかもっていないもの．

もう1つの別のレベルの分析で，アリストテレスは同じように基本的な区別を考えた．それは体を形づくる"建築ブロック"の階層性に関わるものである．彼は，現代の用語で言う，分子，組織，そして器官をそれぞれ区別し，組織について世界最初の分類体系を定めた．彼自身の用語で言えば，彼はそれぞれを，元素（土，空気，水，火），等質な部分（我々が組織と呼ぶものに近い），そして異質な部分（器官），と呼んだ．この体の組み立てと構成に関する分析が重要であることは，いくら強調しても強調し過ぎではない．

そして最後に，発生生物学を創設した功績もアリストテレスに帰すべきものである．彼は，温血動物および冷血動物のあらゆる種類の胚について——その中でもニワトリ胚と小型のサメの胚についての観察が最も詳細で有名である——肉眼で観察し，見事な記載を行うことによってそれを成し遂げたのである．しかしもちろん，彼はこれらの観察を単純に記録するだけでは満足しなかった．彼はさらに進み，「胚においては一般性が特殊性に先立って出現する」という基礎的な原理を明確に述べた．この原理は 19 世紀の前半にベーアの法則として知られるようになったものである．アリストテレスが述べたように，胚それ自身がひとつの動物なのであり，特殊な性質の現れる前に一般的な性質が出現し，組織（等質部分）は器官（異質部分）の現れる前に出現するのである．広範な観察と比較に基づいて，胚による綿密な動物分類までも彼は提案していた．これは，ベーア Baer とその他の 19 世紀の胎生学者によって近代になってから開拓された研究法であった．これらの総仕上げとして，彼は際立って現代的なアイディアを進めた．その考えとは，「未受精卵とは，あるマスタースイッチが入ると，その歯車が動き出し機能するようにデザインされた複雑な機械のようなものである」というものであった．

彼のこれだけの天才をもってしても，アリストテレスは，脳ではなくて，心臓が知的機能の座であるとの結論に至った．彼の偉大な先輩達の幾人かが，逆の，つまり現代的な結論に達していたにもかかわらず，このような誤った結論を出してしまったのである．その先輩達とは，ピタゴラス Pythagoras，ピタゴラスの弟子のアルクマイオン Alcmaeon[6]，ヒポクラテス Hippocrates（紀元前約 500 年），およびプラトンである．現代的な実験的手法を生命科学

---

6) 彼は紀元前 6 世紀に，現在知られているうちで最初の動物解剖を行い，その過程で視神経を発見した．

に適用することは，17世紀のヨーロッパでウィリアム・ハーヴェー William Harvey とその他の人達に始まり，結局 19 世紀に至って，マリー-ジャン-ピエール・フルーラン Marie-Jean-Pierr Flourens およびフリードリッヒ・ゴルツ Friedrich Goltz により，上述の対立は議論の余地のない決着をみた．すなわちそれ以来，彼らとその他の人々は，知的機能は脳に存在すると結論したのである．そして事実として，知的機能とは，脳組織の特殊な場所，つまり大脳半球における神経活動の産物なのである．

これから見ていくように，神経系の基本的構造構築についての重要な洞察が得られてきたのは，アリストテレスによって開拓された比較生物学的，発生生物学的，理論生物学的な研究方法を適用することによってである．これらの研究方法は，動物生命の広範な多様性の中から意味を見つけ出すための――つまり，基本的パターンを見て取るための――非常に貴重な方法を提供してきた．我々がアリストテレスに負っている知的恩恵については，チャールズ・ダーウィンが生涯の終わり頃に書いた手紙に最も雄弁に言い表されている：「リンネ Linnaeus とキュヴィエは，それぞれ非常に違った意味においてですが，私にとってずっと 2 柱の神々でした．しかし，彼らとてアリストテレス翁に比べれば単なる小中学校の生徒に過ぎません」．

第 1 章のための読み物

1. Aristotle, Historia Animalium. 英訳は次をみよ：J. A. Smith, and W. D. Ross (eds.) The works of Aristotle: Vol. 4, Historia Animalium, translated by D. W. Thompson. Oxford University Press: London, 1910.
2. Cole, F. J. A History of Comparative Anatomy: From Aristotle to the Eighteenth Century. Macmillan: London, 1944. 魅力的で信頼できる物語が語られる．
3. Hall, B. K. (ed.) Homology: The Hierarchical Basis of Comparative Biology. Academic Press: San Diego, 1994. おそらく知りたい以上の内容．しかし深く，根本的で，今もなお生き生きと論争される主題を取り扱っている．
4. Kety, S. S. A biologist examines the mind and behavior. Science 132: 1861–1870, 1960. 精神と生物学のありうる関係についての見事な現代的議論；最後の方に出てくる "ある本の真性の本質" と題する寓話は，知的深みがあり滑稽で古典的である．
5. Longrigg, J. Greek Rational Medicine: Philosophy and Medicine from Alcmaeon to the Alexandrians. Routledge: London, 1993. これこそが西欧医学と生物学の起源に関する卓越した入門書である．

6. Needham, J. A History of Embryology. Second edition, revised with the assiostance of Arthur Hughes. Cambridge University Press: Cambridge, 1959. 主要な概念および登場人物についての包括的全体像が提示されている．
7. Purves, D. Body and Brain: A Trophic Theory of Neural Connections. Harvard University Press: Cambridge, 1988. 体が神経系に及ぼす深い影響について浮かび上がらせている；それは他にありえようか？
8. Russell, E. S. Form and Function: A Contribution to the History of Animal Morphology. Murray: London, 1916. 歴史的に見た理論形態学についての真に素晴らしい分析．
9. Singer, C. A Short History of Anatomy from the Greeks to Harvey. Second edition. Dover: New York, 1957. 構造生物学の歴史についてのもうひとつの必須の案内．
10. Steno, N. Lecture on the Anatomy of the Brain, Introduction by G. Scherz. A. Busck: Copenhagen, 1965. 1669年のフランス語版の複製がここに提示されており，現代的な英語とドイツ語による翻訳もついている．これは私のお気に入りの脳研究に関する評論である．

第 2 章
最も単純な神経系
── ニューロン，神経網，行動

> 1匹の動物のすべての器官は単一の系をなしている．その部分部分は互いに結び付けられていて，互いに働きかけ応答している．つまり，ある部分が変化すると，対応する残りの部分のすべてに変化が現れざるをえないのだ．
>
> ──ジョルジュ・キュヴィエ（1789）

この地球上の約50億年の進化の過程を，次のように想像するのは道理にかなっている．最初に最も単純な生物が出現し，非常に長いタイムスケールで見ると，次第により複雑な生物が現れ，ついにはわずか10万年前頃には現世人類が出現した（図2.1）．もしこの流れに沿って考察を続ければ，次のような方策によって神経系の構造設計について非常に多くを学ぶことができそうだという考えに至る．その方策とは，進化的に最も古い最も単純な生物の神経系の構造から出発し，それから次第により新しいより複雑な生物の神経系を解析し，ついには人脳という究極のパズルについて考察を進めるという

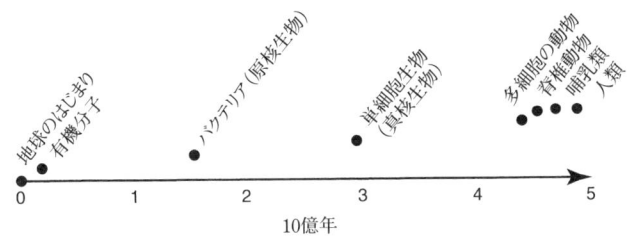

図 2.1 地球上の生命の進化は約 50 億年にわたって続いてきた．

ものである．そこまでくると，あらゆる哺乳類，あらゆる脊椎動物，そしておそらくは神経系をもつすべての動物に適用可能な，神経系の構造設計に関する一連の用語や法則などが得られるはずである．

　残念なことに，この考えにはいくつかの欠点がある．そのうちの重大なもののひとつは，神経系のような軟組織は化石として残らない点である．神経系がいったいどんな様子であったか，最も初期の多細胞動物[1]の化石には何の痕跡もない．またこれからも，化石から神経系の痕跡が検出できるなどというのは考えにくい．このような現実に直面しても，比較生物学者達はあくまでこの方策を捨てなかった．彼らは，初期動物系統の子孫である現世のさまざまな動物の調査に向かい，その調査によってありそうな進化的シナリオ（進化樹 evolutionary tree）を再構成しようとした．もっとも，これらの現世の動物群は最初に地球上に現れてから疑いもなく進化しているし，ある程度変化している（単純化していることさえ，ままある）ということは十分認識したうえでの話である．

　この考え方に沿った，最も独創的で簡潔，かつ魅力的に神経系を取り扱った本は，ハーヴァード大学の動物学者である G. H. パーカー Parker によって著された．この楽しい小著『The Elementary Nervous System：基本的神経系』は1919年に出版されたが，その頃にはダーウィニズムが生物学のすべての分野で受け入れられてから十分時間が経っていた．以下の本章での議論は，だいたい彼の考察の一般的流れに沿ったもので，それ以後に発見された事実で肉付けしたものである．パーカーのアプローチは，神経系を構成しているそれぞれの"構築ブロック（神経細胞の種類）"をその基本的構造という観点から調べ，そのブロックがその動物にどんな機能的能力（特に行動的能力）を付け加えたかを考察することであった．

　パーカーの結論は，彼以前の時代のサンチャゴ・ラモニ・カハールのものに似ており，「神経細胞の種類は神経回路または神経ネットワークの中における結合様式によって定義される」というものであった．言い換えると，「神経細胞の種類は，それらに対する入力と（さらに重要な）それらの出力によって決まる」というものである．

---

[1] 後生動物 metazoans という，約6億年前に地球上に出現したらしい動物．

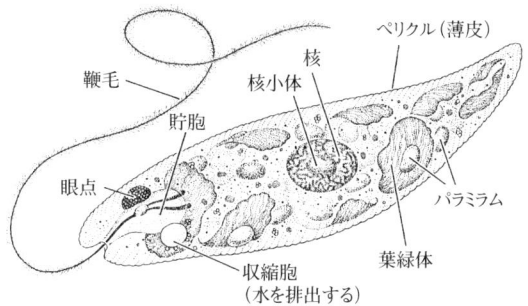

図 2.2 単細胞の原生動物であるミドリムシの基本的な構造. R. C. Brusca and G. J. Brusca, Invertebrates (Sinauer: Sunderland, 1990, p.132) より.

単細胞生物——生存のために必要不可欠な行動

　話を続ける前に，ここでいったん立ち止まり，次のことをはっきり理解しておくのが重要である．原生動物 protozoa と呼ばれる単一細胞の生物のそれぞれの種は驚くほど分化しており，神経系がまったくないのに相当に複雑な行動をとりうる（図 2.2）．幸運なことに，現代生物学は生化学反応と個々の細胞の分子的構築という観点から，原生動物の行動のほとんどを今や説明可能にした．重要なことだが，細胞膜（原形質膜）は原生動物の内部とその周囲の環境を仕切っており，その膜を横切る電位[2]が存在する．このことはあらゆる生物のあらゆる細胞に当てはまる．正常な静止状態では，細胞の内側は外部に比較してマイナスの電荷を多くもっている．我々はしばらく後でこの問題に戻り，細胞膜の電気的極性が多細胞動物の神経細胞の情報信号に重要な意味をもつことを論じる予定である．

　動物行動学は行動を科学的に解析する学問である．この分野の多くの優れた研究文献によれば，あらゆる原生動物と後生動物は等しく自発的なすなわち内在性の活動 instinctive activity を示す．この活動には，少なくとも3つの基本的種類の行動が含まれていて，そのいずれもがそれぞれの個体あるいは種全体の生存に必要なものである．その3つとは摂食行動 ingestive be-

---

[2] その電位差の維持のためには ATP と呼ばれる分子からのエネルギーが必要である．

havior，防御行動 defensive behavior，生殖行動 reproductive behavior である．一般的に言えば，摂食行動は体の内部の水分と栄養の供給に関わっている．多細胞動物においては，通常これらの活動は飲むことと食べることであるが，単細胞の動物では異なる．単細胞の動物では，摂食行動とは水と栄養物および老廃物が原形質膜を通過して細胞内部にまで（から）移動するように調節することを指している．

　言うまでもないが，水はどんな細胞においても最も重要な成分である．あらゆる生化学的な反応は細胞の水溶性媒体の中で起こる．水は細胞全体の重さの少なくとも 90～95% を占めており，水分バランスの調整は細胞にとって欠くことができない．なぜなら，さまざまな分子の濃度が細胞の内外で異なるため，細胞膜を挟んで浸透圧が働くからである[3]．

　多かれ少なかれ連続的に栄養物を供給して，代謝に燃料を補給することもまた明らかに必要である．代謝は膜電位を維持したり，有機分子を合成したり，その他もろもろのために必要なエネルギー供給源を作り出す．原生動物では，栄養物は環境から入って来るか，あるいは「chloroplasts：葉緑体」（光からエネルギーを作る）と呼ばれる細胞内小器官で作られる．

　摂食行動のメカニズムは原生動物でも驚くほど手の込んでいる場合がある．たとえば，ゾウリムシ Paramecia は原形質膜に「gullet：食道」あるいは「oral groove：細胞口」という，食べ物を取り込むときに働く通路をもっている．また，ゾウリムシには食胞 vacuole（膜に囲まれた袋）システムがあり，それが食物を運び細胞内部で消化する．彼らはまた，体のほぼ決まった場所に「anal pore：細胞肛門」あるいは「cytop(h)yge：細胞肛門」と呼ばれる食胞さえもっていて，そこから老廃物を排除する．そして忘れてはならないのは，原生動物は繊毛あるいは鞭毛を用いて食物源に向かって泳げるし，周囲の環境内にある危険から逃れうる，という点である．

　"本物の"動物の「foraging behavior：採餌行動」あるいは「exploratory behavior：探査行動」と呼ばれる体の移動については，原生動物では栄養物に付随した化学物質によってその移動経路が方向づけられ，その化学物質は原生動物の原形質膜に存在する受容体によって検出される．これらの受容体

　3）　もし浸透圧がうまく調節されないと，細胞の収縮や膨潤が起こる．

はタンパク質であり，繊毛あるいは鞭毛を活性化して，栄養物が最も高濃度に存在する場所に原生動物が向かうのを助けている．これによって原生動物は食物に近づくことができる．一般的には，原生動物のこの種の行動は「taxis：走性」と呼ばれ，今述べたような種類の行動は，特定の化学物質が最も高濃度に存在する所に向かって細胞が泳ぐので，「positive chemotaxis：正の化学走性」と呼ぶ[4]．

原生動物の防御行動としては，環境中の毒性化学物質に向かうのではなく，それから離れ去る遊泳がしばしば見られる．これは「negative chemotaxis：負の化学走性」に伴うメカニズムによるものである．この種の行動は原生動物の生存にとって必要不可欠なものであり，接触や温度の勾配といった他の刺激によっても引き起こされうる．原生動物の中には，特に鞭毛を持つ原生動物には，光感受性の眼点[5] をもっているものさえある（図2.2）．眼点は遊泳の方向を調節するのに役立っている．これらの眼点が実例ではっきり教えてくれるのは，「特定の刺激[6]に対してそれぞれ特異的な受容体があり，その受容体は非常に限局して存在したり，いくつかの特定の場所に存在したりする」という原則である．そして，非常に重要なのは，受容体が順応を示すかもしれないという点である．つまり，特定の刺激を繰り返し与えると，受容体の応答が減じる（あるいは，増加する）かもしれないということである．これによって，変更されたあるいは学習された行動反応——つまり，過去の経験によって変更された行動——が引き起こされる．しかし，原生動物には連合学習（第10章を見よ）はないようである．

最後に生殖行動についてだが，ほとんどの原生動物は有性と無性の両方の生殖行動を示す．有性生殖には，その子孫に遺伝的変異を作り出すという大きな利点がある．遺伝的変異は「多様な1集団の中で最も適応的な個体を自然が選び出す」というダーウィン進化のための原材料となるものである．最も適応的な個体とは，種を永続させるための再生産について最も大きな可能性をもつ個体を指す．

---

4) この行動が起きるのは，もちろん，正しい種類の受容体が原形質膜に発現していることに依存している．
5) eyespot または stigma：光感受性色素の集合体．
6) たとえば，光，接触または外力による変形，温度，化学物質など．

ある個体が生き残るためには，欲求行動 appetitive behavior あるいは完了行動 consummatory behavior が，防御行動あるいは回避行動と同等に必要である．これに対して，種の存続のためには生殖行動が必要である．人間ではこれらに対応するものをそれぞれ，摂食，防御，生殖，のための動機付けられた行動と呼んでいる．これらを制御する脳のシステムについては今なお研究途上にある．

ニューロンの無い動物――独立効果器

海綿は最も単純な多細胞動物である．海綿は原生動物から進化するのに約10億年もかかっており，約5億年前に水中に現れた．おそらくそれほど驚くことはないのだが，彼らの構造的プランは他の動物のプランよりは，特殊化した原生動物の群落に似ている．他の動物の場合には，基本的には3層（胚葉）からなる，より高度に組織された胚が存在する．次の節で紹介するように，これらの胚葉のそれぞれは成体では神経組織を含む別々の組織を作り出す．海綿は非常に原始的で一風変わっているので，18世紀の後半になってようやく植物ではなく動物であると認められたほどである．

海綿のような最も単純な多細胞動物でさえも，単細胞の動物よりかなり有利な点が2つある．まず第1に，体が大きいことが生育環境における物理的ストレスに対してより大きな抵抗力を与えてくれる．第2に，彼らは実際のところ原生動物の単なる集合体ではなくて，異なった種類の細胞を進化させてきた．つまり，細胞の間の分業によって栄養摂取，防御，といった特定の役割を行う効率が高まったのである．

海綿の行動は容易かつ簡潔に述べることができる．彼らは固着性で，懸濁液を食べる動物である（図2.3）．言い換えると，もしペットとして飼ったとしても海綿は比較的退屈であろう．彼らは移動せず海水あるいは淡水環境の水底などに根を張り，体に循環させている水との間で栄養物（それとともにガスと老廃物も）を交換している．概念的には，彼らの体は非対称的あるいは放射対称的な動きのない単なる袋のようなものであり，その比較的薄い体壁全体にはたくさんの穴または小孔 pores が散在している．これらの小孔を通じて外の環境の水は海綿の体腔（胃腔 spongocoel）に流れ，それから頂上

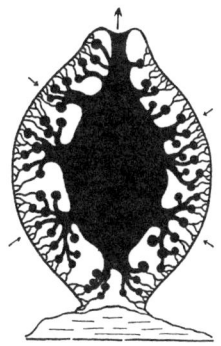

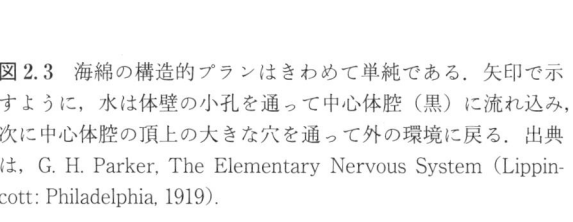

図 2.3 海綿の構造的プランはきわめて単純である．矢印で示すように，水は体壁の小孔を通って中心体腔（黒）に流れ込み，次に中心体腔の頂上の大きな穴を通って外の環境に戻る．出典は，G. H. Parker, The Elementary Nervous System（Lippincott: Philadelphia, 1919）．

に存在する大きな穴（大孔 osculum）を通じて再び外の環境に出る．小孔から胃腔へ，そして大孔を通じてもとに戻るこの水の循環は，胃腔の内面に並んでいる襟細胞 flagellated cells の鞭毛の鞭打ち運動によって促進されている．

海綿の体を通る水流を調節することが，結局は海綿の摂食行動を比較的単純に調節する．この調節はある特殊化したタイプの細胞の働きによってなし遂げられている．その特殊化した細胞とは，「myocyte：ミオサイト」と呼ばれ，後生動物がいかに行動を制御しているかという我々の話題にとって根本的な意味をもつ．この細胞は，決定的に重要な性質である収縮性というものをもっていて，自らの長さを短縮させることによって水流を調節しているのである．たとえば，これらの細長い細胞は海綿体壁の水路の周りを囲むように存在しているので，細胞が収縮すると全体的に括約筋として働く．それによって，体を通過している栄養豊富な水流の速さをコントロールする．

海綿のミオサイトは，我々人間の血管壁をおおい血流を調節している平滑筋のおそらく遠い祖先である．海綿のミオサイトを収縮させて水流を遅くさせるためには，ミオサイトを直接刺激しなければならない．たとえば，ミオサイトを直接引っ張れば収縮するだろう．あるいは，ある化学物質がミオサイトの細胞膜上に存在する対応した受容体に相互作用すれば，収縮したり弛緩したりするだろう．

パーカーは機能の考察からミオサイトを「independent effectors：独立効果器」と呼んだ．すなわち，ミオサイトは（あるいは一般に独立効果器とは）刺激を直接的に受け，ニューロンの介在なしに運動応答する細胞である．

海綿は神経系の無いユニークで単純な多細胞動物である．しかし，彼らの摂食行動は独立効果器によって調節されている．その独立効果器は平滑筋（ミオサイト）であり，機械的あるいは化学的要因や温度変化などに直接的に刺激されて収縮する．刺激に対するミオサイトの反応は，これから述べるニューロンの反応と比べると比較的ゆっくりしており，長く維持される．それに加えてミオサイトでは，刺激に対する反応がニューロンと比べてかなり鈍い．つまり，ミオサイトを反応させるためには，ニューロンに対するよりもっと大きな刺激が必要で，ミオサイトの反応は典型的にはゆっくりずっと長く続くのである．

最初の神経系──ヒドラの体と行動

クラゲや，サンゴ，イソギンチャク，ヒドラなどは，神経系をもつ最も単純な動物である．このため，彼らの神経系は設計原理に関する限りは理解するのが最も簡単である．彼らの属する動物門，刺胞動物門 Cnidaria は放射対称の構造的プランを持ち，海綿を除く他のすべての動物と同じように，3層（胚葉）からなる胚から発生する．外側の層（"皮膚"）は外の環境に直接面し，外の環境と相互に作用しており，「ectoderm：外胚葉」と呼ばれる．内側の層（"腸管の裏地"）は動物内部の体腔を裏打ちしており，「endoderm：内胚葉」と呼ばれる．そして，その2つの間に多機能の中間の層がある．これは刺胞動物における原初的な間充ゲル（中膠）mesoglea なのだが，「mesoderm：中胚葉」と呼ばれる．

神経系のさまざまな要素すなわち細胞種がどのように最初に進化してきたかという問題に関して，普通に実験室で飼われているヒドラが絶好の例を与えてくれる．それには主に2つの理由がある．第1に，ヒドラは優美にさえ見えるほどの単純な体の構成をもっている．基本的には，体の筒の一方の端に口が，そして他方の端に足がある．第2に，海綿と比べると，ヒドラは強く関心をそそるような摂食行動と移動行動を示す（図2.4）．ヒドラは触手を使って食べ物を口に運び，触手を巧妙に用いて宙返りをし，環境中を移動する．これらの複雑だが型にはまった行動のためには，体と触手を上下に通過するようなパターン化された活動の波を必要とする．この活動の波は調和し

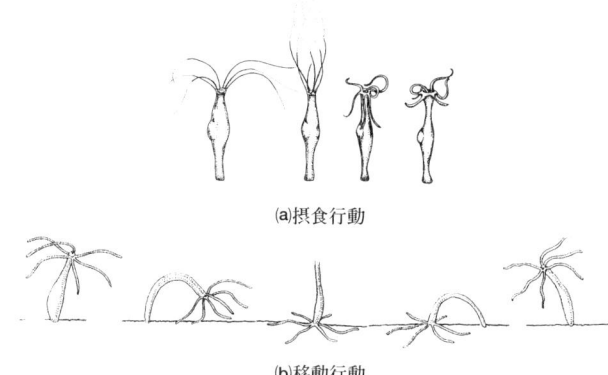

図2.4 神経系をもつ最も単純な動物の1つであるヒドラの2種類の基本的行動．（a）摂食行動．H. N. Lenhoff, Activation of the feeding reflex in *Hydra littoralis*, The Journal of General Physiology, The Rockefeller Press, 1961, vol. 45, p. 333 より．（b）移動行動．J. L. Gould and W. T. Keaton, Biological Science, sixth edition（Norton: New York, 1966, p. 1068）より．

て働くようになっているが，このようなことは海綿では決して見られない．すぐ前に論じたように，海綿には独立効果器はあるけれども神経系は無いのである．

感覚ニューロン——樹状突起と軸索の機能的極性

　ヒドラは櫂のような触手をうねらせて使い，食べ物を口に運ぶ．この触手のリズミカルな動きは，触手の末端近くにある食べ物の検出器が引き金になって開始されるらしい．食べ物の検出器とは感覚ニューロンのことであり，これは3種類の基本的ニューロンの最初の種類である．

　原型的な感覚ニューロンは，動物の外側の層，つまり外胚葉に由来する．感覚ニューロンは双極性の細胞であり，一方を検出器，感覚端，すなわち入力端として外界の環境に向けて突き出し，もう一方を効果器，運動端，すなわち出力端として対応する細胞群（たとえば，ミオサイト）につなげている（図2.5）．海綿のときに出てきた独立効果器は，直接的な刺激を受けて低感度で遅く反応し長く活動するものであったが，ヒドラの効果器は高感度で速

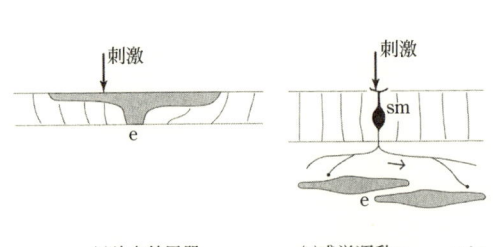

図 2.5 行動を作り出すのに関与する 2 つの基本的な細胞の種類．(a) 独立効果器はニューロンによる活性化を必要としない．(b) しかし，独立効果器はニューロンによっても活性化されうる．この単純な例では，ある感覚運動ニューロンが刺激（矢印）を受けている．略語：小さい矢印は情報の流れの方向を示す；e 独立効果器；sm 感覚運動ニューロン．

く反応するニューロンによって調節されている．これは，ミオサイトのような効果器が今や 2 つの方法で調節されうることを意味する．つまり，以前のように独立して働く場合と，神経系によって制御されて働く場合，の 2 つである．この速さと高感受性に加えて，感覚ニューロンには体のさまざまな部分できわめて狭い範囲に限局しうる（触手の末端の場合のように）という有利な点がある．これによって，限局された特定の入力が，効果器あるいはこれから見るように他の種類のニューロンに伝わることが可能になる．

感覚ニューロンは，神経系解析の心臓部にある 2 つの原理を美しく描き出している．これらの原理が一般的に成立することについては，スペイン科学の至宝であるサンチャゴ・ラモニ・カハールが，イタリアの巨匠カミロ・ゴルジ Camillo Golgi が 1873 年に開発したある組織学的方法を用いて，19 世紀の終わり頃に説得力のある証明をした．最初の原理は「neuron law：ニューロン則（またはニューロンドクトリン）」といい，マチアス・シュライデン Matthias Schleiden とテオドール・シュワン Theodor Schwann の細胞説 (1839) を神経系に適用したものに他ならない．ニューロン則は単純に次のことを述べている．つまり，神経系はそれに含まれている単位すなわち細胞（ニューロン）のネットワークによって形成されており，ニューロンは互いに接触して相互作用しているのであって，連続した合胞体ではない[7] というものである．第 2 の原理は，「functional polarity：機能的極性（あるいは動的な極性）」の原理と呼ばれる．この原理は次のようなことを述べている．ニュ

---

[7] 古代から当時まで，ニューロン同士が吻合している，すなわちニューロン群全体が連続しているという考え方があった．

ーロンの出力側は「axon：軸索」と呼ばれる単一な突起であり，これに対して入力側は「cell boby：細胞体」[8] および1個以上の「dendrites：樹状突起」という細胞体の延長物である．これらの2つの原理を用いると，神経回路を構成するニューロンの形に基づいて，その回路を通る情報の流れをモデル化することができる[9]．

個々のニューロンを伝わる情報の流れは，樹状突起，細胞体，および軸索の原形質膜を伝わって電気的信号として伝導される．これらの信号の振幅は，刺激の強さに比例する場合[10]もあれば，一様な場合[11]もある．しかしながら知っておくべき重要なことは，この情報が「synapses：シナプス」という軸索の特殊化した部位から神経伝達物質が放出されることによって，もう1つの別の細胞（筋細胞や他のニューロンのような）に伝達されるという事実である．さまざまな受容体がシナプス後細胞の膜に存在していて，それが放出された神経伝達物質分子の1団を検出して，(a) シナプス後細胞に電気信号を誘発させ，そして (b) シナプス後細胞に代謝的あるいは分子的な変化を引き起こすのである．

このような電気的な伝導と化学的な伝達の組み合わせと連続性は，ヒドラからヒトに至るまですべての神経系に共通して見られる．実際，基本的な神経細胞の生理学は，ヒドラからヒトまでを通じてよく似ている．進化過程を通じて劇的に変化したものは，本章で議論する3つの基本的種類のニューロンの配列なのである．その配列が，ますます高度に組織されたシステムあるいはネットワークに進化していったのだ．

感覚ニューロンの軸索は，特に重要な構造的特徴である「divergence：分散，発散」を示す．これは，多分すべてのニューロンの軸索にも（感覚ニューロン以外のものにも）当てはまる．すなわち，ひとつひとつの軸索が，通常特定の枝すなわち側副枝を伸ばし，複数のシナプスを作るのである[12]．こうして，個々の感覚ニューロンは複数の効果器細胞を「innervate：神経支配

---

8) これは核とDNAという，細胞のための青写真を伴う．
9) 軸索と樹状突起は，それぞれ特徴的な形態を示すので判別するのは通常容易である．
10) すなわち，樹状突起にしばしばみられる段階的電位 graded electrical potentials．
11) すなわち，全か無かの活動電位 all or none action potentials＝神経インパルス nerve impuls；軸索に生じるが樹状突起に生じることもある．
12) このことは1873年にゴルジにより初めて的確に記述された．

する」（効果器にシナプスを形成する）ことができる．たとえば，個々の感覚ニューロンは単一のミオサイトではなく，1群のミオサイトを収縮させうる．異なる枝が2種類以上の細胞（たとえば，ミオサイトと分泌（腺）細胞のように）を神経支配することさえありうる．独立効果器は単独で役割を果たすのに対して，感覚ニューロンからの入力は1群の"独立"効果器をほぼ同時に活動させることができるのだ．今まで述べたこととは対照的に，複数の感覚ニューロンからの枝が1個の効果器細胞に集まることもありうる．この状態は，神経系の「convergence：集束，収斂」と呼ばれる．1つの感覚ニューロンは複数の効果器を神経支配する場合もあるし，それぞれの効果器が複数の感覚ニューロンによって神経支配される場合もある．

このようにして，比較的感受性が低く，ゆっくり長く続く独立効果器の個別の反応は，感覚ニューロンによって増大させることができる．感覚ニューロンは，極度に感受性が高く，すばやく反応し，効果器細胞群に速く影響を及ぼすことができるのである．これらが，ニューロンが加わることによって得られる主要な適応的利点である．つまり，ニューロンは動物の体内で非常に限局した活動パターンを与えるうえに，さらに高感受性，スピード，拡大，そして機能的協調を与えるのだ．

運動ニューロン——もう1つの特徴的なニューロンの種類

感覚ニューロンだけを考えると，我々は"1層の"神経系を記述してきたことになる．つまり，ミオサイトのような効果器細胞の"層"に軸索を投射して（送って）いる，1層の外胚葉（外界環境に面した外側の層）からできた感覚ニューロン層のことである．実際に，完璧に正確で首尾一貫性のあるように呼ぶならば，図2.5に描かれたような感覚ニューロンは「sensorimotor neuron：感覚運動ニューロン」という．なぜなら，このニューロンは外界環境からの刺激を検出し，効果器細胞に直接投射しているからである．実際のありようとしては，あらゆる刺胞動物は実のところ少なくとも"2層の"神経系をもっている．図2.6に描かれた単純な例では，ミオサイトのような効果器細胞は，基本的ニューロンの2番目の種類である「motor neuron または motoneuron：運動ニューロン」によって神経支配されている．狭い（真の）

図 2.6 "2層性の"神経系の原理．略語：小さい矢印は情報の流れる方向を示す；a 接線方向に伸びるアマクリン突起；e 独立効果器；m 運動ニューロン；s 感覚ニューロン．

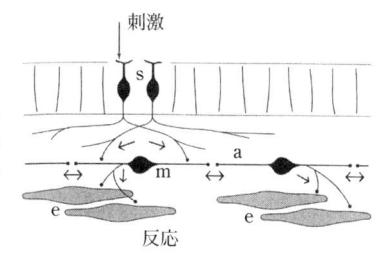

意味での感覚ニューロンは，効果器細胞を直接支配せずに，運動ニューロンを支配しているのである．

ヒドラの神経系に，2番目の種類の基本的ニューロン（運動ニューロン）を付け加えると，いったいどんな適応的利点がもたらされるのだろうか？ 第1に，感覚と運動の機能を分けること，つまり"仕事の分業"によって，これら2つの基本的細胞をそれぞれ独立して調節できるという重要な可能性が加わる．原理的に言えば，さらに調節可能になるならば，もっと複雑な行動が可能になる．第2に，この2段階すなわち2層の神経システムには，（理論的な）1段階のシステムと比べて，より多くの分散と集束がある．なぜなら，典型的な感覚ニューロンと運動ニューロンの軸索は，両方とも，多数のシナプス後細胞の標的に向かう多数の枝をもっているからである．1つの感覚ニューロンが多数の運動ニューロンを興奮させ，今度はその運動ニューロンがそれぞれ多数の効果器細胞を興奮させるような，"興奮のピラミッド"の状況をカハールは「avalanche conduction：雪崩的伝導」と呼んだ．第3に，ほとんどの（すべてではないにしても）ヒドラの運動ニューロンは，接線方向の（"水平"な）突起によって他の運動ニューロンと相互作用している（図2.6）のに対し，感覚ニューロン同士は直接的な相互作用をしない傾向がある．

感覚ニューロンと運動ニューロンにはそれぞれ特徴的な構造と機能が明らかにある．感覚ニューロンはさまざまなタイプの外界環境の刺激（化学物質，温度，光，接触）を検出し，運動ニューロンに投射する．これに対して，運動ニューロンは効果器細胞や他の運動ニューロンに投射し，感覚ニューロンと他の運動ニューロンの両方から入力を受けている．

このことは，ニューロンの異なる種類をどのように分類するか，すなわちどのように同定するか，に関して本質的な結論を導く．それはちょうど，さ

まざまな木の種類を分類したり,いろいろな犬の品種を同定することに似ている.かつて誰もしなかったような経験と思考の末,カハールは「ニューロンを分類するための最も良い基準は,ニューロンの結合および特に軸索の分布である」という結論に達した.あるニューロンの軸索の分布は,最終的にはそのニューロンの機能的意味について多くのことを明らかにする.そのニューロンは何を神経支配しており,何に影響を与えているのか? そのニューロンは,機能的に何をしているのか? ヒドラの神経網で感覚ニューロンと運動ニューロンの基本的結合を比較すると,この原理が明白になる.そしてこの原理はすべての神経系に当てはまりうる.もう1つの素晴らしい例は脊椎動物の小脳皮質の構成である.小脳皮質では,明確な特徴をもった半ダースぐらいの細胞種が,非常に定型的なパターンをもって配列されている.

神経網——アマクリン突起と活動パターン

　ヒドラでは,運動ニューロンは体と触手の全体にわたって多少なりとも一様に分布している.これらの運動ニューロンは接線方向に伸ばした突起によって互いに相互作用をする.これらの突起は段階的電位 graded electrical potentials を伝えるのに役立つ.その結果,神経突起を通じて遠くに広がるにつれて,電位は次第に弱くなる.そのため,ヒドラの神経系を全体として見た場合に,この神経系はこの1世紀ほどの間「distributed:広域性の」,あるいは「diffuse:分散した」「nerve net:神経網」と呼ばれてきた(図2.7).
　興味深いことに,ヒドラの運動ニューロンの突起のほとんどは次の2つの種類のうちのどちらかである.つまり,電気的なインパルスを効果器細胞に伝導する軸索か,あるいは電気的活動を運動ニューロン同士の間で伝えている接線方向の突起か,である.正常な条件では,接線方向の突起の多くはいずれの方向にも電気的活動を伝え,その終末部に1個のシナプスをもっていて,そこでもう1つの接線方向の突起(これもまた終末部に1個のシナプスをもつ)に接合している(図2.6を見よ).言い換えると,これらの突起の多くは,電位が細胞体に向かう方向に伝わるか,あるいは細胞体から離れる方向に伝わるかに応じて,機能的には樹状突起と軸索の両方として活動していることになる.2つの異なる運動ニューロンの突起が接している場所に,シ

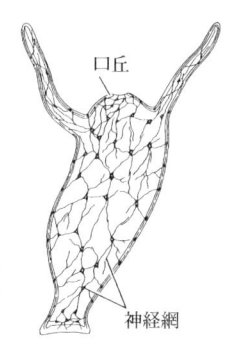

図 2.7 ヒドラの神経網がかなり模式的に示されている．C. F. W. Claus, K. Grobben, and A. Kühn, Lehrbuch der Zoology (Springer: Berlin, 1932, p. 221) より改変．

ナプス前膜とシナプス後膜の両方を同時にもっている"相互（双方向性の）シナプス reciprocal synapses"が存在しているために，ヒドラの運動ニューロンはこのような機能をもつのである．

　正常ではどちらかの方向に刺激を伝え，結局他の似たような突起との間で相互シナプスを作るような神経突起を，カハールはアマクリン突起 amacrine processes と呼び，別の機能的カテゴリーに属するものとして分類した．彼がこのようにしたのは，樹状突起（これは通常軸索に向かって情報を伝える）と区別するためである．軸索は通常，樹状突起および細胞体から離れて行く方向に情報を伝達する．この分類法によると，ニューロンには機能的に特徴のある3種類の神経突起があることになる．すなわち，軸索，樹状突起，そしてアマクリン突起である．

　ヒドラの神経網の設計について機能的意味を考えるのに最も簡単なのは，次のような状態を想像することである．ヒドラの体のどこの部分でも，ある刺激が与えられると，刺激点から神経網を通じて神経活動があらゆる方向に広がるだろう．そしてその強さは，アマクリン突起での伝導が減衰する傾向があるので，刺激点からの距離が遠ざかるにつれて次第に弱くなる．つまり，神経網ではより強い刺激はより遠くに伝わり，より大きな反応を引き起こす．したがって，次のような事態が起きるのは容易に想像できる．触手の先端かその近くに食べ物が置かれたとすると，神経活動がその触手を通じて広がり，食物を口に運ぶための櫂で漕ぐような運動が起こるだろうし，"より良い"（より強い刺激を与える）食物はさらに激しく漕ぐような運動を引き起こすだろう．

ヒドラでさえも神経網のニューロンは体中に完全に一様に分布している，と言えば誇張になってしまう．実際には，ニューロンの細胞体は，足，口，触手の根元といった，ある特定の場所では高密度に存在している——つまり，神経網の合同 consolidation あるいは分化 differentiation がある．そこでは，原初的な"神経環 nerve rings"が識別できるかもしれない．これらの神経環は特別な機能（口の径や，摂食時や運動時の触手運動など）を調節するために特殊化したものである．神経環は，クラゲのようなより複雑な刺胞動物ではもっと明瞭になる．

広範囲に伸びるアマクリン突起を持つ神経網は神経系の進化の最も初期に現れたように思えるのだが，実は動物界にあまねく生き残っている．神経網は，たとえば網膜（アマクリン細胞層）と嗅球 olfactory bulb（顆粒細胞層）のような，人間の脳の限定された重要な部分に見られる．そしてまた，人間の腸管神経系 enteric nervous sysyem（消化管の裏打ち）にも見られる．

介在ニューロン——信号の切り換え役とパターン発生役

第3番目の種類の基本的ニューロンは，介在ニューロンという（図2.8）．ある意味では第3番目の層あるいは第3段階に相当し，あいまいに分化したヒドラの神経環にも見られるかもしれない．介在ニューロンは「感覚ニューロンでもなければ運動ニューロンでもない」と定義される．結合様式に基づけば，介在ニューロンは，感覚ニューロンと運動ニューロンとの中間に存在する．介在ニューロンには無限に思えるほどの多様な種類が存在する．しかしながら，便宜的に介在ニューロンは2つの種類に大きく分けられる．すなわち，局所性介在ニューロン local interneurons と投射性介在ニューロン projection interneurons である．局所性介在ニューロンでは，その軸索の枝分かれは，当の軸索を出している細胞群あるいはその領域内に完全に留まっている．投射性介在ニューロンでは，局所的な軸索の枝もあるかもしれないが，必ず他の細胞群や離れた場所に軸索を投射している．

3番目の，そして最後のニューロンの種類が加わると，動物が複雑になるにつれてより多様性が増し，より適応的な利点が与えられる．その主な理由は，このニューロン種が加わると，神経回路の構成が次第に精妙なものにな

介在ニューロン――信号の切り換え役とパターン発生役　27

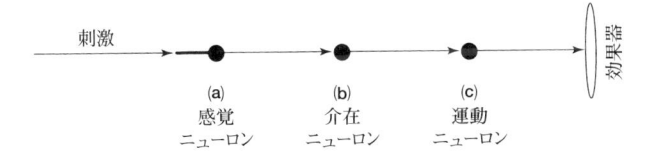

```
        刺激              →      →      →       効果器
                        ●      ●      ●
                       (a)    (b)    (c)
                       感覚    介在    運動
                      ニューロン ニューロン ニューロン
```

図 2.8　介在ニューロンは，感覚ニューロンと運動ニューロンの間に位置する．

ってきて，したがって行動も精妙なものになるからである．第3番目のレベルの制御が加わることにより，分散と集束の潜在力が，おそらく指数関数的にさらに増大・拡張されるのだ．

　その他に，介在ニューロンには2つの付加的特徴がある．それらは神経系の機能にとって決定的に重要なものであるが，これまでは議論してこなかった．その特徴とは，興奮／抑制のスイッチ切り換えおよびパターンの発生である．ニューロンの間（シナプス）での化学伝達について論じたとき，これまでは，ある感覚ニューロンを刺激すると運動ニューロンを刺激することになるとした．つまり，感覚ニューロンからの入力は運動ニューロンを興奮させるとこれまでは仮定してきた．しかしながら実際には，神経回路または神経網における伝達には，興奮性と抑制性の両方のシナプスがある．もし，ある感覚ニューロンの軸索の1つの枝がある運動ニューロンに直接シナプス結合していて，もう1つの枝が抑制性介在ニューロン（これは2番目の運動ニューロンを神経支配している）にシナプス結合しているとすると，最初の運動ニューロンは興奮するだろうが，2番目の運動ニューロンは介在ニューロンのために抑制されるだろう．この単純な例で分かるように，神経回路において，ある抑制性介在ニューロンはこのように興奮から抑制へのスイッチ切り換え役として働いている．最も単純な形では，この神経回路は中心部を興奮させ周辺部を抑制する．さらに，ここで議論した抑制性介在ニューロンは単純なパターンの発生装置だと考えてもよい．今議論している感覚ニューロンが興奮すると，最初の運動ニューロンは興奮し反応するけれども，2番目のものは抑制されるために反応を引き起こさない．これは，ある感覚ニューロンを刺激したときに引き起こされる，定型的行動パターンである（もちろん著しく単純ではあるが）．

神経網および神経回路（神経ネットワーク）の動的特性は，なおいっそう興味深い．感覚ニューロン，運動ニューロン，そして介在ニューロンの多くは自発的な神経活動を示すようだ．もし放っておくと，これらのニューロンは，ある電気的インパルスのパターンをほとんどいつも作り出すことができるようである．このために，興奮性シナプスはニューロンの発火パターンを増加させる傾向があるのに対し，抑制性ニューロンは発火パターンを減弱させる傾向がある．この"バックグラウンド"の電気活動の1つの結果として次のようなことがある．つまり，運動ニューロンの興奮は筋肉の収縮を増強させる傾向があるのに対し，運動ニューロンの抑制は筋肉の収縮を減弱させる（すなわち，弛緩させる）傾向がある．要するにシナプス入力は，ニューロンの発火率をある"自発的な"あるいは基準線の数値に，すなわち設定値 set-point の周辺に合わせるように調節する傾向がある．

神経系の活動が自発的で内在的であるということは，問題の核心をつく概念である．なぜなら，これが20世紀前半に行動主義者の間で流行していた動物に対する見方を無効にするからである．行動主義者の見解によると，動物は外からの刺激を受動的に待っていて，刺激が来ると反射的に行動が引き起こされるのだという．しかしこの見解とはまったく反対に，動物の神経系は自発的に活動し，生き生きとしており，外界の刺激によって完全に制御されているのではなく単に調整を受けるだけなのである．

すでに述べたように，介在ニューロンの突起は，その組織構造のおかげでパターン発生元を神経回路の中に作ることができる．それに加えるに，介在ニューロンの自発的活動は真に巧妙な方法で使われうる．たとえば，リズムをもった活動パターンを作ったり（触手の場合のように），また多くの動物では"生物時計"さえも作ったりしている．

全体の概観——建築ブロックではなく，建築様式の進化

進化過程でニューロンが刺胞動物で最初に出現して以来，人間を含む他の動物界のすべてにわたって，その基本的構造と機能は著しく不変のままに留まってきた．すべての動物のニューロンは3つの基本的種類に分けられる．つまり，感覚ニューロン，運動ニューロン，そして介在ニューロンである．

一般的に言うと,情報は原形質膜を伝わる電気的インパルスによってニューロンに沿って伝導され,ニューロン間やニューロンと他の細胞との間では,情報は化学伝達物質の混合物を用いる化学シナプスを通じて通常伝達される[13].進化を通じて劇的に変化したのは,神経系の構成の複雑さであり,神経系の個々の単位(ニューロン)ではないのである.

第2章のための読み物

1. Barrington, E. J. W. Invertebrate Structure and Function, second edition. Wiley: New York, 1979. 生物学の基本的諸原理を理解したいのなら,手始めには最も良い本と言ってよい.
2. Brusca, R. C., and Brusca, G. J. Invertebrates. Sinauer: Sunderland, 1990. 無脊椎動物の構造と機能に関する優れた概説.
3. Bullock, T., and Horridge, G. Structure and Function of the Nervous System of Invertebrates, 2 vols. Freeman: San Francisco, 1969. 学識と書籍作りの大傑作である.
4. Gould, S. J. Wonderful Life: The Burgess Shale and the Nature of History. Norton: New York, 1989. 生物の多様性がいかに爆発的に進化してきたかに関して魅力的な説明がされており,形態学への愛好心も表明されている.
5. Grimmelikhuijzen C. J. P., Leviev, I., and Carstensen, K. Peptides in the nervoussystems of Cnidarians: structure, function, and biosynthesis. Int. Rev. Cytol. 167: 37-88, 1996. 神経伝達が動物界を通じていかに似ているかについての1例.
6. Hinkle, D. J., and Wood, D. C. Is tube-escape learning by protozoa associative learning? Behav. Neurosci. 1: 94-99, 1994. 実際には連合学習ではないが,原生動物の「学習」について注意深く考えるのは重要である.
7. Kandel, E. R., Schwartz, J. H., and Jessel, T. M. Principles of Neural Science, fouth edition. McGraw-Hill: New York, 1999. 標準的な入門的教科書.
8. Nakagaki, T., Yamada, H., and Tóth, A. Maze-solving by an amoeboid organism. Nature 407: 470, 2000.
9. Oami, K. Distribution of chemoreceptors to quinine on the cell surface of *Paramecium caudatum*. J. Comp. Physiol. A 179: 345-352, 1996. 単細胞生物の"感覚"能力について,何が分かりつつあるかを述べている優れた入門書.
10. Parker, G. H. The Elementary Nervous System. Lippincott: Philadelphia, 1919. 本物の古典かつ読む喜び.
11. Sakaguchi, M., Mizusina, A., and Kobayakawa, Y. Structure, development, and

---

13) 「electrical synapses または ephapses:電気的シナプス」というものも知られているが.

maintenance of the nerve net of the body column in hydra. J. Comp. Neurol. 373: 41-54, 1996. 神経網は驚嘆すべき動的な系である．我々の脳の再生のために，分子的に学ぶべきことがあるのではないか？

12. Swanson, L. W. Histochemical contributions to the understanding of neuronal phenotypes and information flow through neural circuits: the polytransmitter hypothesis. In: K. Fuxe, T. Hökfelt, I. Olson, D. Ottoson, A. Dahiström, and A. Björklund (eds.) Molecular Mechanisms of Neuronal Communication. Pergamon Press: New York, 1996, pp. 15-27. ニューロンの種類を決定するにはどうしたら一番良いか？　そして神経回路における神経伝達物質の分布の背後にある論理とは何か？

13. Szathmáry, E., and Smith, J. M. The major evolutionary transitions. Nature 374: 227-232, 1995. 進化と複雑性との間の関係は何か？

14. Weiss, P. Autonomous versus reflexogenous activity of the central nervous system. Proc. Amer. Phil. Soc. 84: 53-69, 1941. 素晴らしい論文．

15. Zigmond, M. J., Bloom, F. E., Landis, S. C., Roberts, J. L., and Squire, L. R. (eds.) Fundamental Neuroscience. Academic Press: San Diego, 1999. もうひとつの優れた入門的教科書．

第3章

中枢化と対称性 ── 神経節と神経

　　適切に統合するような概念が無いと，比較神経学は，一見すると無関係で，
　　雑多で，そして途方に暮れるほどの形態的多様性に関する瑣末な記述に過
　　ぎなくなってしまう．そしてその記述は，あいまい模糊とした"機能的"
　　な観念という1本の糸によってゆるやかに括られているだけになるだろう．
　　　　　　　　　　　　　　　　　　　　　　　—Hartwig Kuhlenbeck（1967）

　これまで我々が考察してきたのは，原生動物と海綿，つまり神経系が無い単細胞生物と多細胞動物であり，それに加えて神経系をもつ最も単純な動物── クラゲや，サンゴ，イソギンチャク，ヒドラといった多かれ少なかれ分散的な神経網をもつもの ── であった．これらのすべての動物は，対称性を欠いているかあるいは放射対称性であり，彼らの体はあまりにも単純なために明確に分化した組織を欠いている．これらの特徴は，進化樹の次の主要な枝と一般的にみなされている動物，つまり扁形動物 flatworms（扁形動物門 phylum Platyhelminthes）になると劇的に変わる．

扁形動物 ── 左右対称の捕食者

　これらの扁平で分節性のない蠕虫 worms[1] は，食物や配偶相手を求めたり捕食者から逃れるために非常に効率よく水中を前方に進む．この動物の前端（専門的には吻端 rostral[2] end と呼ぶ）には，特殊化した感覚器官がある．こ

　1）　ウジムシのような足のない無脊椎動物の総称．
　2）　ラテン語の rostrum すなわち beak くちばしに因む語．

の感覚器官は，泳ぐときに近づいてきた対象物を検知識別するためのものである．今我々がはじめて出会うのは，吻端から尾端 caudal[3] end にまで縦走して伸びる正中線をもち，それが左側と右側を分けているような左右対称性の構造的プランである．これに加えて，体が扁平なために，この構造的プランにはきわめて明確な上と下，専門的には背側 dorsal[4] および腹側 ventral[5] 表面と言うのだが，その2つがある．吻側／尾側と背側／腹側は基本的な方向用語で，ヒトを含むあらゆる左右対称的な動物に関して位置的あるいはトポロジー的（位相幾何学的）関係 topological relationships[6] を記述するのに使われる．しかし，実際の幾何学的な関係はしばしば混乱されがちである（補遺Aを見よ）．これらの用語は，地図における北-南と東-西を示す指示棒に似ている．言い換えると，直交する吻尾軸と背腹軸がある．第3番目の軸，つまり内外軸は最初の2つと直交し，かくて体軸系を完成させる．「medial：内側」というのは，正中線に向かう（正中線に近い）位置を指しており，「lateral：外側」というのは，その反対方向の正中線から遠い位置を示す．

　図3.1をさっと見るだけで，刺胞動物の神経網と比較して，扁形動物の神経系が非常に組織だっていることが分かる．神経要素が大量に集中して形成された一連の縦 longitudinal（吻尾側に走る）と横 transverse（内外側に走る）に連なる神経索 nerve cords と神経 nerve が存在するのが明瞭に見て取れる．神経組織の大きな集中部位はまた，この動物の吻側，つまり"頭部"の領域にも見られる．この動物は遊泳中に近づいて来るものを走査しているのだが，この神経組織の頭部集中は，頭部における特殊化した感覚と運動のメカニズムにおそらく関連したものだろう．

　神経組織が集中する傾向を「centralization：中枢化」と言う．これには，軸索（または神経線維）とニューロン細胞体[7] の両方の集団化を伴う．扁形

---

[3]　ラテン語の cauda すなわち tail 尾に因む語．
[4]　ラテン語の dorsum すなわち back 背中に因む語，この場合は"上"．
[5]　ラテン語の venter すなわち belly 腹に因む語，この場合は"下"．
[6]　訳注；トポロジー，位相幾何学 topology は比較神経解剖学にとっては重要な概念である．トポロジー的変換では，ある構造同士の間の相対的位置は不変なまま，その間が引き伸ばされたり曲げられたりして変形が行われる．ある構造物同士の局所的な関係，トポグラフィー topography と混同しないように注意．
[7]　たんに「soma：細胞体」とも言う．またはときに「perikaryon：核周囲部，つまり実際には細胞体から核を抜いたもの」と呼ばれることもある．

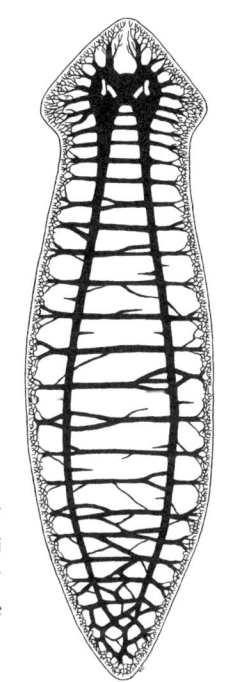

図 3.1 扁形動物（プラナリア）の神経系の基本プランを上方（背側）から見た図．頭部領域（図の上方）に 1 つの大脳神経節を伴う，縦走する 2 本の神経索があり，そこから多数の横走する神経索が出る．T. L. Lentz, Primitive Nervous System（Yale University Press: New Haven, 1968, opposite p. 73）より．

動物では，多少とも純粋な神経線維の集合物は通常「nerve：神経」，ニューロン細胞体の集まりは「ganglion：神経節」，そして線維と細胞体の大きくて複雑な混合物は「nerve cord：神経索」と呼ばれている．19 世紀にイギリスの著名な哲学者ハーバート・スペンサー Herbert Spencer，そしてその後カハールは，入念な論法を用いて中枢化によって次のような事態が起こることを説得力をもって示した．(a) 神経回路を作り上げるにあたって，生物材料が節約して，つまりより効率良く使われること，(b) 神経突起がより短い距離を進むだけで，トポロジー的に同じような回路結合が出来上がること，そしてその結果，(c) 他の条件は同じであっても，電気的インパルスがより短い時間で伝導すること．これら，材料，距離，時間の効率性は，長期間にわたる莫大な時間をかけた進化のほとんど不可避の帰結のように思われる．これらの効率性は，ダンテ Dante の不滅の警句，「Omne superfluum Deo et Naturae displiceat（あらゆる余分なものは神と自然にとって不愉快なものである）」によって前もって示されていた．スペンサーは，彼の有名な立論の中

でダーウィンに先立つという栄誉に浴した．スペンサー曰く，「一般的な規則として，有機体の進化を全体的に見ると，均質なものから異質なものへ，そして単純なものからより複雑なものへという変化を伴う」．

　図 3.1 をもっと注意深く見ると，神経系は体の基本構造の輪郭を描いているのが分かる．動物の吻側端には頭があり，左右それぞれの側にはニューロンの巨大な塊がある．この巨大な塊は，かなり左右対称的で正中線を横切る狭い場所でつながっている．この吻側端の塊は脳で，その急激な増大は頭部における特別な感覚系と運動系の集中化に伴うものである．進化の過程で体の吻側端が次第に分化することを「cephalization：頭化」と言う．

　明瞭で太い神経索が脳のそれぞれの葉から体の右半分と左半分を下り伸びており，これら 2 つの神経索は動物の尾の近くで合流（あるいは吻合）している．体に占める体積から見て明らかなように，脳と 2 つの縦走神経索は扁形動物の神経系の中心部分を形成している．放射対称性の比較的不活発な刺胞動物では，多少集合した神経網は見られるものの，これほど分化した（あるいは凝縮された）神経系の配列はまったく見られない．

　扁形動物の前方の環境についての感覚情報は，さまざまな受容器によって集められ，それから脳で処理され，次にそれを命令として神経索に送り出すことによって遊泳行動をコントロールしている．この遊泳行動は，動物の体軸に沿って通り過ぎる筋肉収縮の波によって引き起こされる．そして，これらの波の正確なタイミングが動物の通り道と通過速度を決定する．体に沿って筋肉が次々に活性化されることは，実際には梯子状に配置された，より細く，横に配列された神経によって調整される．これらの横走する神経はまた，体からの感覚情報をより太い縦走する神経索へ運んでいる．横走する神経が正中線を横切るところでは，それらの神経は「commissures：交連」と呼ばれる．これらの交連神経が，体の一方の側から他方の側に情報を受け渡すことを可能にしているのは明らかだ．これらの横走する神経は，神経系の中枢部分ではなく，神経系の末梢部分である．

　扁形動物の脳，神経索，および神経は吻合的なネットワークすなわち細網 reticulum を形成しているように見える．しかしながら，ちょうどヒドラの場合のように，この神経系の実際の回路は小さな個々のニューロンによって作られており，それらのニューロンは複雑なネットワークの中で化学的シナ

プス（またはスイッチ）によって互いに連結されている．つまり，細胞レベルでは吻合した網目ではない．ある特定のニューロンあるいはニューロン集団からの軸索は，実際にはどんな経路をたどり，梯子状に配列された吻合的な神経索，神経，脳の中をどのように通って行くのか？　それを解明することは非常に困難な課題である．多くのことがまだ分からないままに残っている．

　進化の過程で神経要素が凝集し集中化するにつれて，神経要素は大まかに2つの種類の構造を作る傾向がある．ニューロン細胞体の集合物で「ganglia：神経節」と呼ばれるもの，そして軸索の束で「nerves：神経」と呼ばれるもの，の2つである．ニューロン細胞体の集合物が中枢にある場合，それを神経節と呼ぶのは時代遅れになりつつある．神経節という用語は，中枢ではなくて，末梢神経系におけるニューロン細胞体の集合物に対して使用するのが好ましい．そこで現今では，たとえば"大脳神経節 cerebral ganglion"は"脳"とみなされている．少なくとも非常に概括的には，扁形動物から人間までのあらゆる動物で，大脳神経節と脳には同一の行動制御機能がある．

　ニューロン間のシナプスの大半が存在している場所は，神経節と中枢神経系の内部である．無脊椎動物の神経節では，細胞体は神経節の周辺部近く存在する傾向がある．これに対して，ほとんどのシナプス（軸索-樹状突起間のもの）は神経節の中心部に存在する傾向がある．この神経節中心部の組織は「neuropil：ニューロピルまたは神経絨」[8]と呼ばれる．また，無脊椎動物の神経系の中枢部分には，かなりの領域のニューロピルがある．しかしその配置は，典型的な神経節の場合と比べるとはるかに不規則で複雑である．

　扁形動物および他のあらゆる無脊椎動物（刺胞動物を除く）では，介在ニューロンと運動ニューロンのほとんどは「unipolar：単極性」である（図3.2）．それらの細胞は，かなり長い[9]，あるいは比較的短い[10] 1本の立派な突起（＝

---

[8]　軸索，樹状突起，およびシナプスの複雑な混合物のこと．細胞体はほとんど含まれない．
[9]　たとえば，運動ニューロンと投射性介在ニューロンの場合．
[10]　たとえば，局所性介在ニューロンの場合．

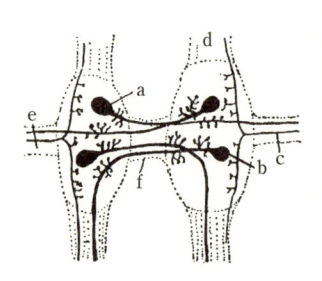

図3.2 無脊椎動物の神経節の単極性ニューロンの典型的様子．略語：a 交叉性の運動ニューロン；b 交連性の，または感覚性連合ニューロン；c 外皮からの感覚線維；d 縦走性の交連；e 遠心性の運動線維と求心性の感覚線維を含む神経；f 横走性の交連．S. R. Cajal, Histologie du systèma nerveux de l'homme et des vertébrés, vol. 1 (Maloine: Paris, 1909) から（訳注；この図で使われている用語はカハールによって用いられたもので，現代では一般的ではないものも含む）．

軸索）と，軸索の基部から（細胞体からの軸索起始部に最も近接した所から）横方向に伸びる多数の細い樹状突起，そして卵形の細胞体をもっている．これは脊椎動物とはまったく対照的である．脊椎動物ではこれとは異なり，介在ニューロンと運動ニューロンの圧倒的多数は多極性であり，細胞体から伸びる1つあるいはそれ以上の樹状突起をもち，軸索は細胞体あるいは樹状突起のうちの1つから生じている．

無脊椎動物のほとんどのシナプスは信じられないほど細かい粒子状のニューロピルの中に形成されるのに対して，脊椎動物のほとんどのシナプスはニューロンの大きな樹状突起上に形成され同定しやすいという事実がある．この事実によって，「神経回路を解明するためには無脊椎動物より脊椎動物の方がずっと容易である」とカハールは結論した．カハールは，彼の最高傑作である脊椎動物の神経系全般の組織学の本を出版した後，アリの神経解剖学を実施しようとした．しかしがっかりしたことには，アリのシナプスが微小なためにその神経解剖学は実施困難であった．上述のカハールの結論は，個人的には落胆的なものだったが，彼のアリについての勇敢な研究に基づいたものであった．

分節化した蠕虫（ウジムシ状無脊椎動物）——内部の腹側神経索

ミミズとヒルは，環形動物門 Annelida phylum のおよそ1万5000種の分節化した蠕虫の典型的な例である．環形動物は単純な扁形動物よりさらに分化した構造的プランを持ち，その神経系はさらに中枢化されている．扁形動

分節化した蠕虫（ウジムシ状無脊椎動物）——内部の腹側神経索　37

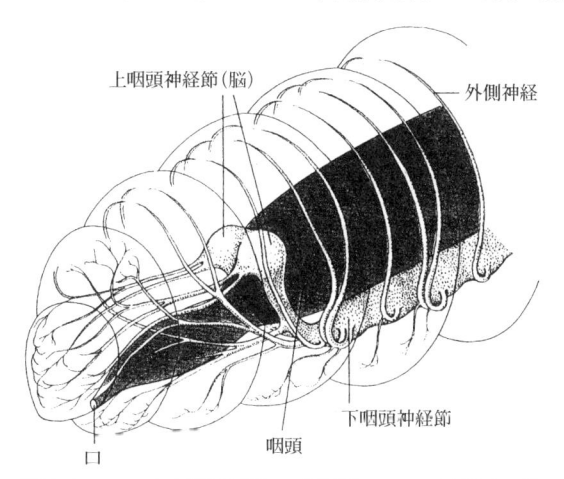

図3.3 ミミズ（環形動物）の吻側端における神経系の基本的配置．消化管（黒）に対して，脳は背側にあり，下咽頭神経節によって形成された神経索は腹側にある．末梢神経の分布が，動物の吻側端（"頭部領域"）ではより複雑であることに注意．J. L. Gould and W. T. Keaton, Biological Science, sixth edition (Norton: New York, 1966, p.1001) より．

物と同じように，背側に1つの脳がある[11]．しかしながら脳の尾側への続きを見ると，刺胞動物を除く他のあらゆる無脊椎動物や分節化した蠕虫では，左右一対の大きな縦走する神経索があり，それらは消化管の腹側で互いに並んで位置している．場合によると，それらは融合して単一の腹側神経索 ventral nerve cord となり，やはり消化管のすぐ腹側に位置している（図3.3）．

分節化した蠕虫における腹側神経索の構成は興味深く，その発生的起源は類似した脊椎動物の脊髄とは根本的に異なるように思われる．名前が表すように，分節化した蠕虫が扁形動物とは異なる基本的な点は，その体が全長にわたって「segment：分節」と呼ばれる横走的単位の連続的繰り返しによって形成されるところにある．この方法は遺伝的に効率が良い．というのは，本質的に同一の遺伝的プログラムをそれぞれの分節（あるいは体節 meta-

---

11) 消化管の口節の最も奥（尾側）の背側に位置しているために，ときには「suprapharyngeal ganglia：上咽頭神経節」と呼ばれる．

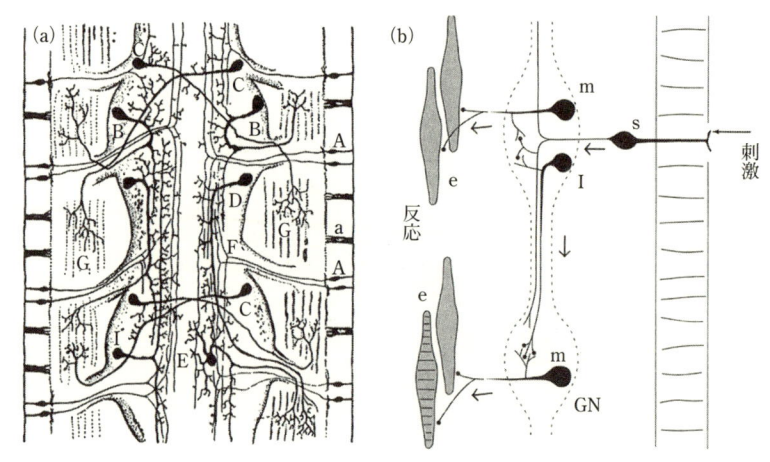

図 3.4 上方（背側）から見たときのミミズの神経系の構成．(a) ゴルジ法で鍍銀された組織に基づいた図で，体の左右両方の側を示している．(b) さらに模式化した図で，動物の右側だけを示している．略語：小さい矢印は情報の流れる方向を示す；a　上皮細胞；A　皮膚の感覚細胞；B　中心神経節内の同側性運動細胞；C　横走する突起をもった運動細胞；D　縦走する同側性の突起をもった運動細胞；e　効果器；E　多極性運動細胞；F　感覚性軸索の2本に分かれた枝；G　運動ニューロンの筋肉上における神経終末分枝；GN　神経節；I　神経節間の連合細胞；m　運動ニューロン；s　感覚ニューロン．(a) の図は S. R. Cajal, Histologie du système nerveux de l'homme et des vertébrés, vol. 1 (Maloine: Paris, 1909) から（訳注；この図で使われている用語はカハールによって用いられたもので，現代では一般的ではないものも含む）．

mere）で繰り返して使うことができるので，より複雑な動物の発生をプログラムすることができるからである．

　たとえば，ミミズのそれぞれの体分節は1つの腹側神経節と左右1対の神経を持っており，その神経はそれぞれ背側と腹側に分かれて分節の周りを走行し，その分節のさまざまな部分を神経支配している．成体では，これらの分節ごとの神経節は多かれ少なかれ融合しており，無数の縦走する神経（軸索）によって連結されて1つの索になっている．この腹側神経索におけるニューロン間の結合関係は，扁形動物の神経節のところで論じた結合関係よりはるかに複雑である．すなわちこれは，この神経回路によってもっと複雑な行動がもたらされるということを意味している（図3.2と図3.4を比べよ）．

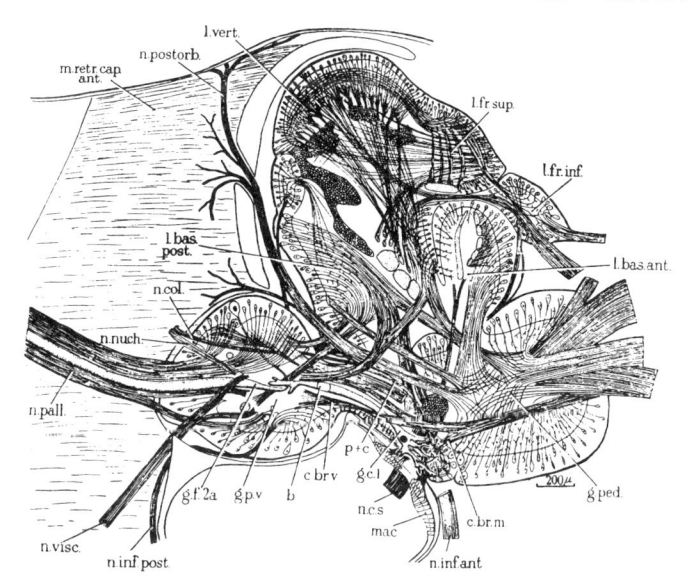

図 3.5 傍正中矢状断面で見た若いタコの脳. 吻側は右側. タコの脳には, ほぼ 1 億 5000 万個のニューロンがある. J. Z. Young, Fused neurons and synaptic contacts in the giant nerve fibres of Cephalopods, Phil. Trans. R. Soc. B, 1939, vol. 229, p. 471 から.

さらに進化した無脊椎動物

　扁形動物と分節化したウジムシ状無脊椎動物よりも, さらに高度に分化した構造的プランをもっている多くの無脊椎動物の門がある——昆虫, 甲殻類, 軟体動物, 棘皮動物, などである. スペクトルの一方の端にはちっぽけなショウジョウバエ[12]がいる. スペクトルの他方の端には巨大なタコがいて, 脳の大きさと複雑性の観点から少なくとも外見的には多くの脊椎動物が顔色を失う (図 3.5). しかし, 彼らはすべて消化管の背側に位置する脳, そして消化管と腹側体壁との間に存在する 1 つの腹側神経索をもっている. 注目すべきなのは, 無脊椎動物の脳と腹側神経索は胚の外胚葉から発生する点である. ヒドラの神経網の感覚ニューロンと運動ニューロンもまた, 外胚葉から作られている. これらの外胚葉由来のニューロンは, 胚の発生の過程で移動して

---

12) これは 1 世紀にわたって神経遺伝学者達の"お気に入り"になっている.

動物の内部に（すなわち，中胚葉層に）位置するようになる．この外胚葉由来のニューロンが内部に移動する過程は，「delamination：葉裂」と呼ばれる．

全体の概観——極性，区域化，左右対称性，分節

　脊椎動物の神経系を徹底的に調べる前に，ここでしばらく休んで，"より単純"な生き物の生物学について，学んだことを整理しておこう．まず第1に，原生動物のような単細胞の動物でさえもきわめて精巧な3種類の行動を示すことを思い起こそう．それらの行動は，生存に必須なため，事実上あらゆる"いわゆる高等動物"[13]にも共通して見られる．つまり摂食行動（または欲求行動），防御行動，および生殖行動である．

　第2番目に，最も原始的な多細胞動物（海綿）は，神経系が無いのだけれども，それでも同じ3種類の行動を示す．これらの動物は，特定の任務のために特殊化した複数の種類の細胞を進化させた．つまり，彼らは分業の原理に伴う利益をうまく利用したのである．ミオサイトはこれらの細胞種の1つで，直接刺激されたときに収縮することができる．これら独立効果器の活動によって，海綿は原生動物よりもずっと効果的にさまざまな行動を調節することができる．

　第3番目に，放射対称性の刺胞動物では新しい種類の細胞，つまりニューロンが現れる．ニューロンは多かれ少なかれ分散的な神経網に配置され，神経網が今度は（前述の）独立効果器の活動をさらに効果的にコントロールし，より精巧な行動をとらせる．個々のニューロンについての根本的な形態学／生理学／化学，ならびにニューロンと他の細胞との機能的接触の方式については，あらゆる動物を通じてきわめて類似している．

　そして第4番目に，動物界（最初は扁形動物）で左右対称性が進化すると以下の特徴が生じる．(a) 神経系の局所的な凝集，すなわち中枢化による神経節，神経，神経索の形成，(b) 頭が一方の端にあり，他方の端に尾がある

---

13) 訳注；日本では高等動物と下等動物という言葉が今もよく使用されているが，1970年代以降世界的には死語になっている．進歩と進化は異なる概念だからである．つまり，さまざまな動物はその体制の複雑さの程度に関わらず，それぞれの環境にうまく適応している．そのため，著者は高等動物をかぎ括弧にしている．

という意味での極性，(c) 高度に分化した脳が頭に，そして神経索が体と尾にあるような，神経系の領域化，(d) 神経系と体の他の部分の分節化，である．神経網と同じように，神経も，神経節も，神経索も"いわゆる高等動物"に見られる．ヒトでは，神経と神経節は末梢神経系の主要な成分である．そして，交感神経幹 great sympathetic chains[14] が両側性の神経索である．

第3章のための読み物

1. Barrington, E. J. W. Invertebrate Structure and Function, second edition. Wiley: New York, 1979.
2. Brcidbach, O., and Kutsch, W. (eds.) The Nervous Systems of Invertebrates: An Evolutionary and Comparative Approach. Birkhäuser: Basel, 1995. 幾つかの無脊椎動物のグループにおける詳細な研究について，何人かの専門家による総説を集めたもの．
3. Brusca, R. C., and Brusca, G. J. Invertebrates. Sinauer: Sunderland, 1990.
4. Bullock, T., and Horridge, G. Structure and Function of the Nervous System of Invertebrates, 2 vol. Freeman: San Francisco, 1969.
5. Cajal, Santiago Ramón y. Histologie du systèma nerveux de l'homme et des vertébrés, 2 vols. Translated by L. Azoulay. Maloine: Paris, 1909, 1911. 米語訳は次を見よ．N. Swanson, and L. W. Swanson, Histology of the Nervous System of Man and Vertebrates, 2 vols. Oxford University Press: New York, 1995. 第1章には神経系の基本プランについての優れた小論がある．その他の章は，19世紀末から20世紀初頭にかけての神経解剖学的な知識の宝庫である（その多くが今日でもなお適正である）．
6. Kuhlenbeck, H. The Central Nervous System of Vertebrates: Vol. 2, Invertebrates and the Origin of Vertebrates. Karger: Basel, 1967. これは Bullock と Horridge の本とは刺激的なほど対照的である．
7. Lentz, T. L. Primitive Nervous System. Yale University Press: New Haven, 1968. 巧みな全体的概観．
8. Spencer, H. Illustrations of Universal Progress. Appleton: New York, 1890.
9. Strausfeld, N. J. Atlas of an Insect Brain. Springer-Verlag: Berlin, 1976. ハエの脳の構造的構築を紹介する，目を見張らせるような本．
10. Young, J. Z. A Model of the Brain. Oxford University Press: London, 1964. これはタコの脳の（そして脳一般の）機能的構築を理解しようとする優れた挑戦である．

---

14) または sympathetic trunks（訳注；我が国では，こちらの英語が一般に使用されている）．

第4章

脊椎動物の基本プラン
―― 神経系のトポロジー

　構造図というものの中に描かれている構造は絶えず変化する．構造図はときに応じてあちこちと改善されなければならない．ある部分は捨て去り，再び書き直す必要がしばしばあるだろう．神経系の構造についての知識のように，著しく空白部の多いテーマでは構造図を使用すべきではない，ということが強く主張されてきた．しかし，ブルダッハ Burdach 翁とともに，むしろ我々は以下のように断言しようではないか．ブルダッハは1819年に次のように書いたのであった．「建築物のための材料を最初に全部集めることは，必ずしも必要ではない．新しい材料が手に入ったその都度に，我々は企てを一新し，その材料がその建造物にうまくはめ込まれるようにする．このようにして建造物に形を与えながら，研究の精神は前進を続けていくのである．反対に，我々が全体像を最初に得るときこそが我々の知識の空白部を見るときであり，将来研究すべき方向を知るときなのである．この建造への挑戦が絶えず新たになされて欲しい．この建造に携わらない人には，我々の知識に何かを付け加えることはできないのだ．」

―ルートヴィッヒ・エディンゲル Ludwig Edinger（1891）

　ときとして科学は，冒瀆的あるいは反乱的だと多くの人々にみなされるような概念を作り出す．それは，人間とそれ以外の宇宙との間の関係についての，昔ながらの文化的伝統を覆すものの見方である．しかし，その見方は長期にわたって見れば正しいことが事実によって証明される．この趣旨に沿うような，最初の偉大な知的革命は――この革命は最終的には勝利した――，1543年にポーランドの天文学者かつ医者であるニコラウス・コペルニクス Nicolaus Copernicus によって始められた．彼の本『De Revolutionibus…：天

球の回転について』[1] の中での彼の基本的な結論は，人間は宇宙の中心に位置しているのではないというものであった．アリストテレスと聖書は，それぞれ，人間は宇宙の中心的な場所を占めていると述べたし，あるいは少なくともそのように示したように思われたのだが，コペルニクスの結論はこれとは異なっていた．「我々は，太陽の周りを回っているある惑星の上に住んでいるだけだ」というのが彼の結論であった．いちばん最近の革命，それは1859年に始まり今なお公衆の意見は論争中[2] なのだが，チャールズ・ダーウィンの著した『The Origin of Species：種の起源』によって燃え上がったものである．我々がよく知るように，この不朽のイギリスの自然誌学者（博物学者）naturalist は，人間は特別な創造の産物ではなく，むしろ，想像もできないほどの長い時間をかけて"原始的な動物（いわゆる下等動物）"から"偶然的"な進化を遂げた結果の産物なのだ，と気高く力強く主張する勇気をもっていた．

　第1章で，進化的な考え方は古代まで遡れることを指摘した．たとえば，アリストテレスは，生物形態の大きな多様性が少数の基本的な構造的プランによって説明可能であることをよく知っていた．つまり，音楽で1つの楽曲の主題についての多くの変奏曲があるのと同様に，少数の基本プランの多彩な変化によって大きな多様性が生じることを理解していた．しかしながら，この考え方には我々人間自身は含まれていなかった．そこで，図4.1に示された描画が1555年にピエール・ベロン Pierre Belon によって出版されたときに，その図が思慮深い公衆に与えた衝撃についてはただただ想像するしかできない．彼は，現代的比較解剖学の創始者――アリストテレス以来の，この当該科学の分野における最初にして偉大な実際的専門家――であると多くの人々によって考えられている．彼は，優れた識見をもって同じ大きさでトリの骨格をヒトの骨格と比較した．そのようにすることにより「この2つの骨格は本質的に相応している」という彼の発見を人々によく知らしめた．これは何を意味しているのだろうか？

---

1) この本は彼が死んだ年に出版された．
2) 訳注；キリスト教の教派の中でも，カトリックやオーソドックスのように，聖書を比喩的に解釈する伝統のある派は進化論を受け入れているが，プロテスタントの一部のように字義通り解釈する派は激しく拒否している．このため，アメリカの南部の州では生物学の教育をめぐって反進化論的な州法が制定されたりした．

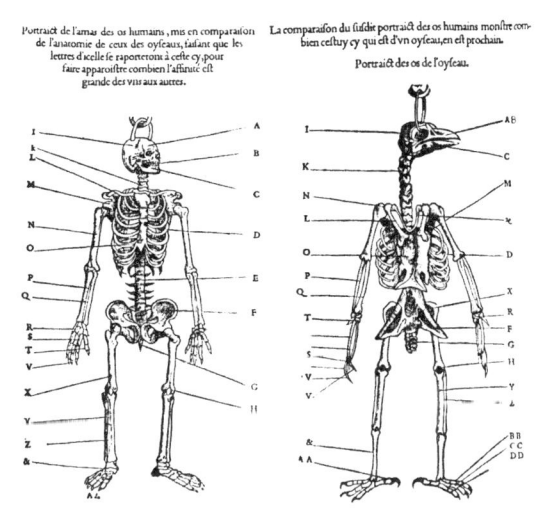

図 4.1 人間と鳥（ニワトリ）の骨格を比較した珍しい図．1555 年にピエール・ベロンにより彼の有名な本 L'histoire de la nature des oyseaux, avec leurs description, & naïfs portraicts retirez du naturel の中で出版されたもの．相同な骨は同じ記号で標記されている．

もし骨の長さと太さの微妙な違いや正確な形を除けば，明らかに 2 つの種の頭，頸，胴，上肢（トリでは翼，人では腕），下肢の骨はよく似ていることが見て取れる．言い換えると，個々の骨格各部の正確な幾何学的構造とその集合体としての幾何学的外見はトリとヒトで違うかもしれないけれども，骨格各部のトポロジー，つまり骨格各部同士の互いの相対的位置関係は，トリとヒトで基本的には同一なのである．もしこの原理を受け入れれば，トリとヒト（哺乳類）の筋肉系もまた基本的な構築としては相同であると仮定するのに大きな創意を必要としない．なぜなら，筋肉は骨格に付着してそれを動かしていると単純に考えられるからである．実際のところ，あらゆる体の重要なシステム（神経系を含む）は，ある根本的な設計を共有していると仮定するのは理に適うことかもしれない．

ベロンの後の数世紀にわたる生物学的研究の結果，脊索動物門 Chordata の亜門としての脊椎動物 Vertebrata[3] のすべては，図 4.2 に示された基本的

---

3) これには，鳥類と哺乳類に加えて，魚類，両生類，爬虫類などが含まれる．

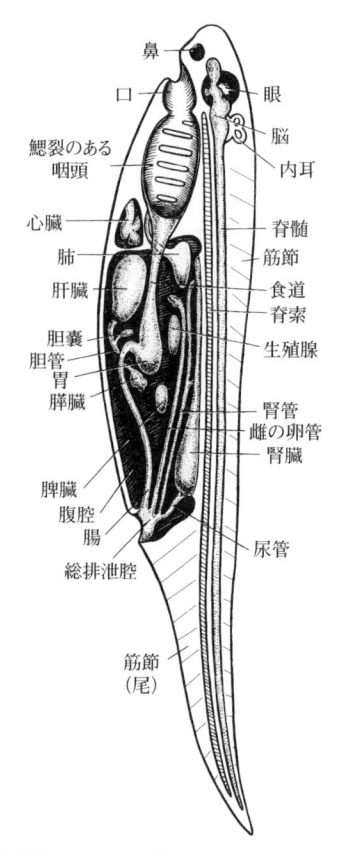

46　第4章　脊椎動物の基本プラン —— 神経系のトポロジー

図 4.2　脊椎動物の基本的な構造的プラン（ボディープラン）．Brooks/Cole, an imprint of the Wadsworth Group, a division of Thompson Learning, from A. S. Romer, The Vertebrate Body, fifth edition (Saunders: Philadelphia, 1977, p. 3) より．

な構造的プランをもつ，と広く一般化できるようになった．この構造的プランは，その核心部分として，動物の生活環のうちのどこかの時期に以下の4つの要素を必ず含んでいる．第1に，脊索 notochord がある．これは体の正中線に沿って伸びる堅い棒で，運動（遊泳または歩行）している間，体が過度に短くなったり曲がったりするのを防いでいる．これは非常に効率の良い配置法である．第2に，背側（消化管の背側）の中枢神経系がある．これは中空な構造物で，頭にある大きな脳と胴部に向かって伸びる細い脊髄とから

なる．無脊椎動物には消化管の腹側に腹側神経索があり，脊索はないことを思い出してほしい（第3章）．第3に，脊椎動物は一連の咽頭弓 pharyngeal arches または鰓弓 branchial arches[4] をもつ．これは呼吸と採餌のためのもので，腹側に位置する消化管[5]に付随するものである．第4に，脊椎動物には体および肛門後方の尾に分節化した骨格筋がある．進化の初期の頃は，あらゆる骨格筋は実質的に遊泳のために使われたが，陸棲動物では四肢と頭がさらに分化し可動的になった．

今の地球上の動物種のうちの0.1％以下しか占めていないけれども，脊椎動物は動物界の中でも最も複雑で変更可能な行動を顕著に示し，我々にとって疑いもなく最も大きな関心の対象である．最後に付け加えると，実のところヒトはただ特殊化しただけの脊椎動物である．そして我々の神経系（肝心なその脳を含めて）の構成は，神経系以外の我々の身体の各部が脊椎動物の他の綱および種と比較してどのように特殊化しているかを単に反映しているに過ぎない．基本的な脊椎動物プランを音楽の主題曲にたとえると，我々ヒトの構造的プランは変奏曲なのであり，そのプランが神経系の胚発生を通じて現れてくる様子をこれから我々は調べていく．胚は単純なもの（単一細胞である受精卵）から出発し，時間とともにより分化したものになる．それはちょうど，神経系が進化の過程で進歩的な分化を経験した（第2章と第3章）のと同様である．これが生物学における由緒ある立派な研究方法，つまり個体発生 ontogeny（個々の個体の発生）と系統発生 phylogeny（種の進化の歴史）による比較である．なぜなら，いずれの研究でも物事は単純から複雑へと進行するからである．

発生学的観点から

第1章で述べたように，もし時間をかけて胚の分化と特殊化を追ってみるならば，胚が基本的な構造的プランを現してくることにアリストテレスは気付いていた．言うまでもないが，彼の時代にはこの線に沿った研究を進展させるために必要な道具（顕微鏡のような）がなかった．この研究分野におけ

---

4) 魚類と両生類では対性の鰓裂 gill slits.
5) 口から始まり肛門あるいは総排泄腔 cloaca まで続く．

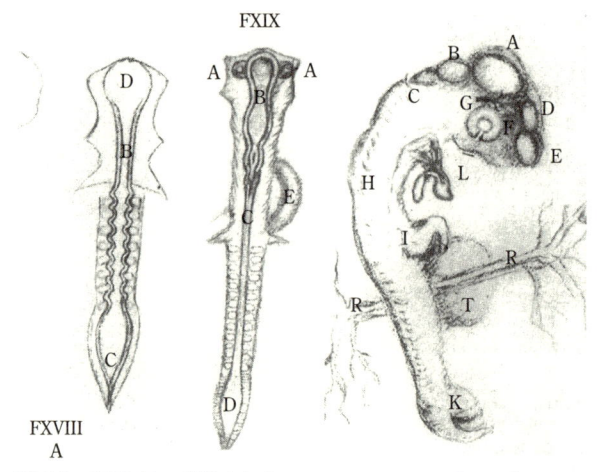

図4.3 1673年に出版されたマルセロ・マルピギーによるニワトリ中枢神経系の初期発生の図．左側の図で，彼は神経板を将来の脳領域（D）と脊髄領域（B）と共に示し，その下に8個の体節の兆候も示している．中央の図は，神経管（B）の3脳胞期と眼（A）を示している．右側の図は，5脳胞期を示し，現在では以下のように呼ばれる脳部域も示している．対性の終（端）脳胞（E），間脳胞（D），眼杯と眼杯裂（F），中脳胞（A），橋（または後脳胞 metencephalon, B）と延髄（または髄脳胞 myelencephalon, C）に分化した菱脳胞．

るアリストテレスの最初の偉大な後継者は，イタリアの解剖学者マルセロ・マルピギー Marcello Malpighi（1628-1694年）であった．彼はロンドン王立協会会員でローマ法王の侍医であり，彼の発生学上の最高傑作（ニワトリ胚の発生に関する研究）は，彼の研究者としての成熟期（1673年）に出版された．彼はこの研究のために簡単な複合顕微鏡を用い，以下のことを発見した．最も早く認められる神経系の形態は，特定の領域がスプーン形の板状になったものである（図4.3）．次に，縦に配列した3つの膨らみが脳の領域に現れる時期が続き，その後縦に並ぶ5つの膨らみが現れる時期が続く（図4.3）．初期の板状の時期では，胚の吻側端に近い場所に幅広い領域があり，これが将来の脳に対応する．これに対して，狭い柄の部分はより尾方にあり，将来の脊髄に対応している．マルピギーは，脳領域は一連の膨らみを形成し続けるけれども，脊髄領域はより単純で滑らかで幅の狭い形のままであるという

ことに気付いた．

　その後，カール・フォン・ベーアの画期的な研究が1828年から1837年の間に出版されるまでの1世紀半の間，マルピギーの記載を超える本当に意味のある報告はまったくなかった．ベーアはニワトリの発生について最初の適切な記載を行った．しかしそれにもまして重要なのは，このあとに続けて大家の名に恥じない入念に仕上げた法則，つまり脊椎動物の発生を一般的に支配している法則を彼が提供したことである．その中で，彼は現在我々が知っている発生の肉眼的な特徴について，実質的にそのすべてを整理して提示したのである．これらは細胞説に基づいたものではない．細胞説は1839年になってマチアス・シュライデンとテオドール・シュワンによって初めて明確に提唱されたものであった．

　ベーアが述べた説は根源的なものである．分化の初期の段階では，脊椎動物の胚は3層である．すなわち，きわめて単純に3枚積み重なった，ほぼ卵形をしたシートからなる．それらの層は背側が外胚葉 ectoderm で，腹側が内胚葉 endoderm，中間が中胚葉 mesoderm である．さらに，神経板 neural plate は外胚葉が正中部で左右両側性に分化したものである．外胚葉というのは，のちに動物の外表面（皮膚）を作るようになる層である．発生の後期の間に，3つの胚性の（"胚芽性の"）層は円筒形に丸くなって管になり，腹側で融合する．その結果，表面の（"体性の somatic"）外胚葉が外表面に，内胚葉が消化管に沿って存在するようになり内表面になる．中胚葉はのちに骨，筋肉，血管，他の組織を作るようになる．

　これをもっと一般化して，ベーアはあらゆる脊椎動物の胚に3つの大まかな分化段階を設定した．まず，一次分化つまり3つの胚層形成の段階，すなわち3葉性胚盤の段階 trilaminar disc stage があり，その段階はそれらの胚層が同心性の円筒管を形成すると終わる．次に，二次分化つまり胚層の中での組織学的分化 histological differentiation がある．最後に，三次分化つまり原初的な器官の形態学的な分化 morphological differentiation がある．彼は，ほぼすべての原初的な器官について，それらの形態学的な分化をきわめて適切に記述した．ひと言で要約すると，ベーアが示したのは図4.2に描かれた脊椎動物の体の基本的プランが初期胚の3つの積み重なったシートからどのように建造されるか，であった．彼の本質的結論「胚発生においては一般的

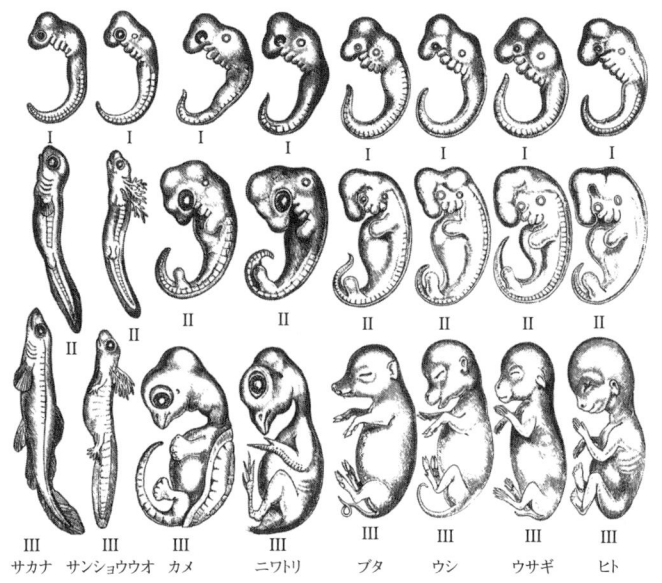

I	I	I	I	I	I	I	I	I
II	II	II	II	II	II	II	II	II
III	III	III	III	III	III	III	III	III
サカナ	サンショウウオ	カメ	ニワトリ	ブタ	ウシ	ウサギ	ヒト	

図4.4 ベーアの法則、「脊椎動物の胚形成では、一般性が特殊性に先立って発達する」がうまく描かれている。ほぼ4週（上段：I、3脳胞）、5週（中段：II、5脳胞）、8週（下段：III）のヒト胚が示されている。C. J. Romanes, Darwin, and After Darwin (Open Court: Chicago, 1901) より。

な特徴が特殊な特徴より前に現れる」は、彼の最高傑作（1828年）の第1巻の中に出てくる、ある逸話に余すところなく表現されている——「私はアルコールの固定瓶に小さな2つの胚を入れているが、それらにラベルを付けるのを忘れてしまっていた。今、私はいったいどれがどの属に属するのかを決めることができない。それらはトカゲか、小さなトリか、あるいは哺乳類でさえあるかもしれない」。図4.4は、この問題の要点を図によって明らかにしている。この図は、ベロンによって最初に示された脊椎動物の成体の構造的プラン（図4.1を見よ）に関して、新しい意味をもたらすものである。

哺乳類発生の最も初期の段階

それでは、ベーアの胚の一次分化段階に戻り、ヒトを典型的な例としてあげながら、哺乳類でいかにして3葉性胚盤が実際に形成されるか、という魅

哺乳類発生の最も初期の段階 51

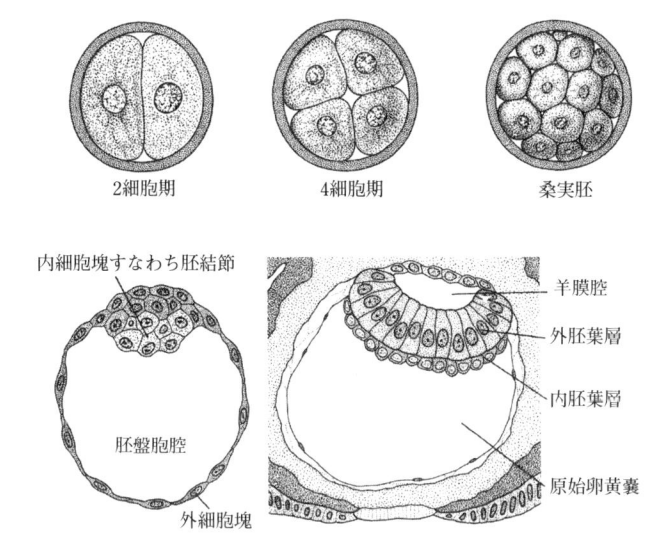

図 4.5 ヒトの 2 葉性胚盤の形成．この一連の絵で 2 細胞期（上左）からはじまる 2 葉性胚盤（下右）の形成が示されている．内細胞塊は，受精後 4 日の間に発達し，胚盤胞（下右）は約 9 日で発生する．J. Langman, Medical Embryology, third edition (Williams and Wilkins: Baltimore, 1975, pp. 27, 29, 41) より改変．

力的な問題を見ていこう（図 4.5）．このアプローチの力はその単純性にある．出発点は単一細胞，つまり受精卵 fertilized egg である．この細胞は，精子から 1 コピーの DNA（発生のための，および成熟したときの遺伝的プログラム）を，そして卵自身からもう 1 コピーの別の DNA をもらっている．受精卵は何回も分裂し，多少なりとも互いに似ている細胞から出来ている球状物つまり「morula：桑実胚」となり，その後劇的なことが起こる．つまり，1 つの大きな，液体で満たされた空洞が桑実胚の内部に発達する．この空洞は胚盤胞腔 blastocyst cavity で，後の発生段階で卵黄嚢 yolk sac になるものである．これとは対照的に，細胞自身は配列して，卵黄嚢を囲む薄い外細胞塊 outer cell mass および将来の胚自身となる内細胞塊 inner cell mass を形成する．

　その後，2 番目の空洞，つまり羊膜腔 amniotic cavity が内細胞塊の内部に発達する．注目すべきことがこの胚盤胞の発生段階 blastocyst stage で起こる．内細胞塊のうち，2 つの空洞の間にある部分が 2 つの細胞層となるので

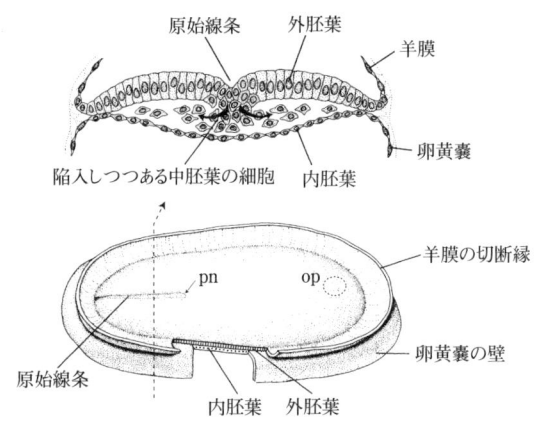

図 4.6 ヒトの 3 葉性胚盤の形成. 上の図は横断切片で, その横断位置は下図の破線（原始線条を通る）の矢印で示される. 下の図は胚盤を背側から見たもの（吻側が右）. このような発生段階は 16 日胚で見られる. 略語：op 口咽頭膜；pn ヘンゼンの原始結節. J. Langman, Medical Embryology, third edition (Williams and Wilkins: Baltimore, 1975, p. 51) より改変.

ある．つまり 2 葉性胚盤 bilaminar embryonic disc になるのだ．羊膜腔に面した"上の"層は外胚葉で，慣例により胚の背側と呼ばれる．逆に，原始卵黄嚢に面した"下の"層は内胚葉で，この発生時期の胚の腹側と呼ばれる．

さらにその後，神経系形成にとって最も重要な 1 つの出来事が起こる．この出来事を理解するための舞台を整えるためには，2 葉性胚盤を上（背側）から見て，外胚葉を左右半分に分けているはっきりした 2 つの特徴を確認しなければならない．1 つは，胚盤の一方の端の近くに円状の部分があり，そこでは外胚葉と内胚葉とが共に融合あるいは"溶接"されているように見えること（図 4.6）である．もう 1 つは，胚盤の他端に 1 本の溝をもつ膨らみがあること（図 4.6）である．胚盤の吻側端近くの円状の部分の運命は，幾分退屈である．この円状構造物は「oropharyngeal membrane：口咽頭膜[6]」と呼ばれ，将来消失し，口と咽頭の間の開口部，つまり消化管の吻側端になる．これとは対照的に，溝と膨らみは尾方に存在し，それぞれ「primitive streak：

---

6) 訳注；bucco-pharyngeal membrane ともいう．

原始線条」および「primitive node (of Hensen)：原始結節（ヘンゼンの）」と呼ばれる．これらは外胚葉正中部の特殊化した領域であり，注目すべきことを行っている．つまり，外胚葉と内胚葉との中間を移動する細胞群を産み，中胚葉を形成するのである．

　神経系形成のための最も重要な出来事は，ヘンゼン結節 Hensen's node[7]の分化である．ヘンゼン結節は，ハンス・シュペーマン Hans Spemann とヒルデ・マンゴルト Hilde Mangold が 1920 年代に示したように，神経系の一次"オーガナイザー organizer"である．オーガナイザーが除去されると，神経系は全然発達しないのに対して，オーガナイザーを別の胚に移植すると，その胚に 2 番目の神経系が構築される．神経系の分化に伴う細胞レベルの出来事に関しては，かねてからかなり詳細な記述がなされてきた．しかし，オーガナイザープログラムについて分子的に説明することは，神経科学において未だに獲得されていない聖杯[8]の 1 つとして残っている．

　まずはじめに，ヘンゼン結節の吻側端の細胞は，口咽頭膜に向かって正中線に沿って吻方へ移動する．口咽頭膜は，細胞がそれ以上吻側へ動くのを防ぐ障害物になっている．ヘンゼン結節から口咽頭膜まで伸びたこれらの正中部の細胞群は，脊索突起 notochordal process を作る中胚葉になる．この突起[9]は，それが次に脊椎動物を特徴づけるものの 1 つである脊索を作るという理由で，非常に興味深いものである．しかし，状況はさらに興味深い．というのは，脊索細胞から分泌された何らかの因子（または因子群の組み合わせ）が，その後背側に拡散し，その上にかぶさっている外胚葉の正中部に変化を誘導するからである．そして実際のところ，これらの変化が「背側に存在する中枢神経系」という，もう 1 つの脊椎動物の主要な特徴物の誘導に対応しているのである．現在までに最も徹底的に調べられた候補因子は「sonic hedgehog：ソニック・ヘッジホッグ」というタンパク質である．ソニック・ヘッジホッグとは，ショウジョウバエ（*Drosophila*）で発見されたあるタンパク質の脊椎動物ホモログであり，このタンパク質はハエの胚形成時の分節

---

7) 訳注；ヘンゼンの原始結節と同義．
8) 訳注；ヨーロッパ中世の「アーサー王伝説」の中に出てくる聖なる杯．
9) これは，英語でプロセス（過程，製法）という名前にもかかわらず，形態学的な構造である．

化に関与している．胚盤（中胚葉の出現によって今や3葉性である）が成長するにつれて，細胞は脊索突起の尾端に，すなわち，ヘンゼン結節に隣接した端に付け加わる．言い換えると，脊索突起は吻側から尾側に向けて成長し，その上にかぶさっている外胚葉から吻側から尾側に向けて神経上皮が誘導される．神経上皮形成には時間的な勾配があり，吻側端が最も早く（古く），尾側端が最も遅い（若い，新しい）のである．

神経板——脳と脊髄

今や，我々はマルピギーによって発見された神経板の発生段階に戻り（図4.3左），その運命を細胞の観点から述べることができる．まず始めに，脊索突起の誘導的影響が少なくとも部分的原因となって，外胚葉を正中のスプーン形の神経性外胚葉 neuroectoderm，そして周辺の体性外胚葉 somatic ectoderm（これは皮膚を形成するようになる），の2つの領域に分ける．その2つは容易に区別可能である．なぜなら，神経性外胚葉は体性外胚葉より厚いので，横断切片で調べると，神経性外胚葉の細胞は体性外胚葉の細胞より背が高いからである．そのために，神経板は容易に区別できる（図4.7(b)）．すでに数回述べたように，スプーンのくぼみ部分（これは吻側にあり，最も早期に形成される）は将来の脳なのに対して，スプーンの柄の部分（これは尾側にあり，よりあとになって形成される）は将来の脊髄である．もっとも，この時期ではその2つの間に明確な境界線はない．それに加えて，1つの溝，つまり神経溝 neural groove が存在する．神経溝は神経板の正中に沿って伸び，神経板を左右半分に，つまり「neural folds：神経ヒダ（襞）または神経褶」と呼ばれるものに分ける．

簡単に言うと，極性の（吻尾の）ある，左右対称な，区画化された細胞のシートが出来上がる．このシートは将来の脳と脊髄領域からなる中枢神経系に相当している．それらの細胞は先祖細胞 progenitor cells，すなわち幹細胞 stem cells からなる単層を作り，それらの細胞は繰り返し分裂し，より多くの幹細胞を指数関数的な速度で作り出す．ニューロンの産生は，すぐあとで学ぶように，発生のあとの方の段階で起こる．

言い換えると，中枢神経系の設計は，その最も初期の発生段階では信じが

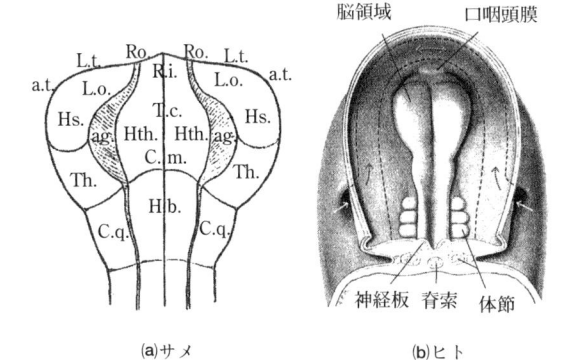

図 4.7 サメ胚（a）とヒト胚（b）の神経板（神経外胚葉）を背側から見た図．図（a）における記号表示は，ウィルヘルム・ヒスのサメ神経板運命地図を示す．略語：ag. 眼杯茎；a.t. terminal angle；C.m. 乳頭体；C.q. 四丘体；Hb. "被蓋"隆起；Hs. 外套半球；Hth. 視床下部；L.o. 嗅葉；L.t. 終板；R.i. 漏斗陥凹；R.o. 眼溝；T.c. 灰白隆起；Th. 視床；そして視交叉は漏斗陥凹と眼溝の間に位置する．標本（a）は W. His, Arch. Anat. Physiol. Leipzig, Anat. Abth. pp. 157-171, 1893 より（訳注；この図で使われている用語はヒスによって用いられたもので，現代では一般的ではないものも含む）．標本（b）は W. J. Hamilton, and H. W. Mossman, Human Embryology, fourth edition（Williams and Wilkins: Baltimore, 1972, p. 77）より改変．

たいほど単純なのである．トポロジー的には，この時期の中枢神経系は平坦で1細胞の厚さの左右対称的なシートである．当然のことだが，大きな興味がもたれてきたのは，後に分かってくる神経系の領域的区画 regional subdivisions が早期の神経板の時期に検出されうるかどうかである．この難問に対する最初にしておそらくは最も洞察力に満ちた挑戦は，19世紀の最も偉大な神経発生学者であるウィルヘルム・ヒス Wilhelm His によって行われた．膨大な脊椎動物胚のコレクションを調べるうちに，サメの神経板では主な脳区画が十分区別可能だと彼は信じるようになった．もっと進化した他の脊椎動物では，主な脳区画はもっと後期発生段階になってからようやく分かってくる．このサメという動物モデルでは，神経板の吻側端は漏斗 infundibulum，つまり下垂体茎 stalk of the pituitary gland の高さにある（図4.7（a））．

下垂体は，ちょうど口咽頭膜の高さで正中線に発生する（図4.7(a)）．ここでは詳しく触れないが，ヒスは一連の縦方向の区画と横方向の区画をサメの神経板で識別したということに少し注意しておきたい．

哺乳類では，確実に識別可能な神経板の最初の分化は，脳領域の2ヵ所で起こる．その場所は，(a) 網膜と視神経を形成する吻側領域，(b) 内耳に関連する尾側領域である．いくつかの証拠が示唆することによると，これらにいくらか遅れて神経板の中脳領域が識別できるようになる．これは，その中脳領域の吻側の神経板が前脳で尾側の神経板が菱脳である，ということを意味しているのだろう．

現在，遺伝子発現に関して哺乳類の神経板で領域的なパターンがあるかどうか，という問題に決着をつけることに強い関心が払われている．もしそのようなパターンがあるとすれば，神経板の領域化のための分子メカニズムが存在することを示唆するのかもしれない．したがって，ニューロン自体の実際の産生よりも以前の，それどころか神経管が形成されるよりも前の神経上皮細胞について，その領域的分化のための分子メカニズムが存在することを示唆するのかもしれない．そのようなパターンは，その意義はまだなお不明瞭であるものの，浮かび上がり始めている．その意義がまだ不明瞭な理由は，部分的には，遺伝子発現パターンと先ほど述べた脳領域の形態的様相との関係が完全には明確ではないからである．我々は，近い将来この分野での大きな進展を期待できるだろう．

神経管──横方向の脳部域（局部的膨らみ）

脳と脊髄が，体の表面ではなく内部にあることは誰でも知っている．どのようにして神経板は，最終的には体内に中枢神経系を形成するようになるのだろうか？　その答えは基本的には次のように言える．神経溝を挟んで左右の神経板（神経ヒダ）は垂直の向きになり，その背側の縁が融合し，その結果生じた管が体の内部に沈み込んで外胚葉の背側表面（将来の皮膚）と脊索の間に位置するようになる（図4.8）．神経板が神経管 neural tube に変化するこの過程は「neurulation：神経管形成」と呼ばれる．哺乳類では，神経板の背側の融合は脳と脊髄の移行部，つまり将来の頸部から始まる傾向があり，

神経管──横方向の脳部域（局部的膨らみ）　57

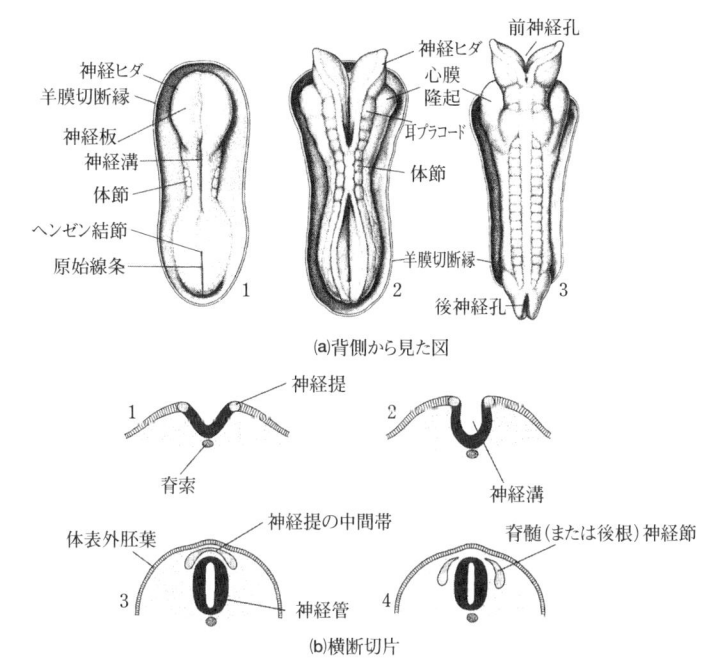

図 4.8 ヒトの神経管形成．背側からみた図（a）と横断切片（b）．背側から見た図の 1 は 19 日齢，2 は 22 日齢，3 は 23 日齢．J. Langman, Medical Embryology, third edition (Williams and Wilkins: Baltimore, 1975, pp. 62-63) より改変．

　それから吻側と尾側に進み，ついには閉じた管が形成される．トポロジー的な観点から注意すべき重要なことは，神経板の正中線が神経管の腹側正中線になるのに対して，神経板の外側の縁が神経管の背側正中線になるという点である．

　神経管の脳領域がその吻側端で最終的に完全に閉じられる，まさにそのときに，マルピギーが最初に提唱したように，神経管はかなり明瞭な 3 つの膨大部（脳胞）を示す（図 4.9）．したがって，これらの 3 脳胞，少なくともその徴候が神経板の成長の後期に検知されるとしても，大きな驚きではないはずである．ベーアは，これらの吻尾方向に並んだ横方向に（局部的に）膨らむ脳胞に単純で明確な名前を与えて，神経解剖学に実際的な大きい貢献をした．それらの名前は，前脳（胞）forebrain，中脳（胞）midbrain，菱脳（胞）

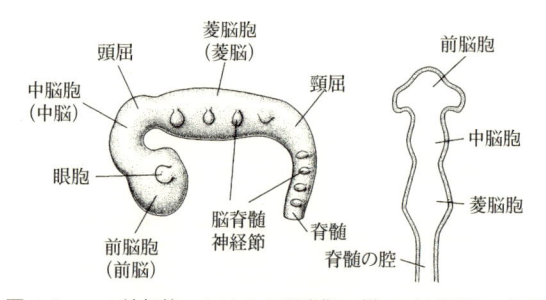

図4.9 ヒト神経管における3脳胞期の様子（4週胚）．外側から見た図（左）と"真直ぐに模式化した"神経管の水平断切片（右）．J. Langman, Medical Embryology, third edition (Williams and Wilkins: Baltimore, 1975, p. 320) より．

hindbrain or rhombencephalon である[10]．マルピギーに始まる，もっと古い時代の命名法は，まだよく分からない成体の脳の部域名を早期の神経管に当てはめようとしたもので，深刻な混乱をもたらしていた．今日では，ベーアのつけた名称と解釈は，局所神経解剖学 topographic neuroanatomy の命名法における要石になっている．そのことは，前世紀に出版されたほとんどの教科書の目次をざっと見ただけで分かる．彼が提唱したのは，3つの一次脳胞 primary brain vesicles が存在し，それらはさらに細分割されて一連の5つの二次脳胞 secondary brain vesicles になる，ということであった．この枠組みによると，網膜領域は前脳胞に，そして耳胞領域 otic region は菱脳胞に存在する．

神経管の5脳胞段階は前脳胞と菱脳胞の細分割から生ずる（図4.10）．上または下から見たとき，菱脳胞はだいたいトランプのダイヤ形（菱形）になる――それゆえ菱形の脳「rhombencephalon：菱脳」と呼ばれる．菱脳胞の吻側半分は橋 pons と小脳 cerebellum を，そして尾側半分は延髄 medulla (oblongata) を作るようになる．前脳胞の分化はさらにほんの少し複雑であるが，要するに，1つの深い溝（外表面からみて）が吻背側にできて，終（端）

---

10) 訳注；この一次脳胞の命名方式は，国際的解剖学用語や多くの教科書に広く採用されているほど有名なものであるが，実は著しく概念的なものである．その歴史的経緯については，Streeter: J. Comp. Neurol., 57, 455-475, 1933 に解説されている．また実際には，3つの脳胞がすべての脊椎動物にわたって普遍的かつ明確にみられるとは限らない．たとえば，メダカ（真骨魚類）の胚の脳に関しては Kage et al.: J. Comp. Neurol., 476, 219-239, 2004 を見よ．

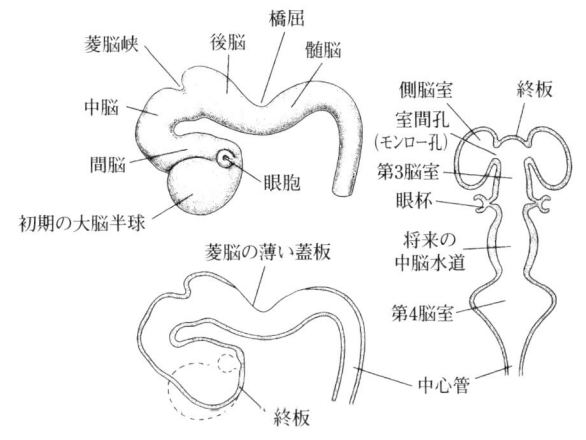

図4.10 ヒト神経管における5脳胞期の様子（6週初めの胚）．外側から見た図（左）と"真直ぐに模式化した"神経管の水平断切片（右）．J. Langman, Medical Embryology, third edition (Williams and Wilkins: Baltimore, 1975, p. 321) より．

脳胞 endbrain vesicle とそれに続く間脳胞 interbrain vesicle を作り出す．端脳（または「telencephalon：終脳」）は「cerebral hemisphere：大脳半球」とも呼ばれ，両側に1つずつある．すなわち，終（端）脳胞すなわち大脳半球は神経管の吻側端で対をなしている．間脳 interbrain は，また「diencephalon：間脳」という名前でも知られており，網膜と視神経を作り出す神経上皮の一部がその中に存在する．

要約すると，神経管の分化の最も早いステージで，3つの横方向の（局部的な）膨らみが吻側から尾側に並んで存在する．前脳胞，中脳胞，菱脳胞である．その次の発生段階で，前脳胞と菱脳胞の膨らみが再び分割して，5つの吻尾方向に並んだ二次脳胞になる．終（端）脳（対性），間脳，中脳，橋と小脳[11]，延髄[12] であり，もちろんその尾方に脊髄が続く．驚くべきことに，早期の5脳胞期の神経管の壁は，全体的に単層の神経上皮のままである．その時期に，遺伝子発現に関して区画化されたパターンが存在することが報告されているが，このときニューロンはまだ生まれていないのである．

早期の神経管は明瞭に分節的な外見をしているが，それは神経管を人工的

---

11) 訳注；両者を合わせて後脳 metencephalon と呼ぶ．
12) 訳注；髄脳 myelencephalon とも呼ばれる．

に真直ぐにして水平に薄く切るとさらに容易に見て取れる（図4.9と図4.10の右側）．19世紀後期の発生学者達はこれらの横方向の区分を「neuromere：神経分節」と呼んだ．そして，神経分節が「共通な遺伝子発現プログラムによって形成される一連の相応的単位」という真の意味で分節（体節metamere）であるかどうかについては，未だに明確になっていない．いずれにせよ，神経分節はこれまで大いに注目されてきており，それらはニューロン発生における増殖ゾーンであることが今では明確になったように思われる．菱脳における一連の一過性の神経分節，つまり菱脳分節 rhombomere は特に興味をそそるものであり，それらは脳神経核とそれに隣接した鰓裂に関係しているようにみえる．鰓裂のある咽頭は脊椎動物のもう1つの核心的特徴で，鳥類と哺乳類では「pharyngeal arch：咽頭弓」または「branchial arch：鰓弓」と呼ばれている．

神経堤とプラコード——末梢神経系

　神経板は，脳と脊髄から構成される中枢神経系になる．しかしながら，狭い"移行ゾーン"が神経板と体性外胚葉との間に存在し，そのゾーンは，神経管が表面の外胚葉から分離して胚体の内部に沈み込むときに切り離される（図4.8）．この神経性外胚葉の頂上領域，すなわち神経堤 neural crest[13]は末梢神経系のほとんどの神経節を形成するようになる．外胚葉層からちぎれたあと，神経堤細胞は発生中の体内を腹側に移動して遠距離あるいは近距離にまで到達する（図4.11）．大雑把に一般化すると，神経管の最も近くに留まる神経堤細胞は感覚性神経節 sensory ganglia を形成し，最も遠くまで移動する神経堤細胞は消化管の壁で大量の腸管神経系 enteric nervous system を構成するようになり，それらの中間の神経堤細胞は自律神経の神経節 autonomic ganglia を形成する．

　対性の感覚性神経節は，脳幹と脊髄の左右に沿って多かれ少なかれ規則的に配列している．名前が示すように，感覚性神経節は体のさまざまな部分（皮膚，筋肉，血管，内臓，など）からの情報を中枢神経系に伝達する感覚ニ

13）　訳注；日本語では神経冠とも言う．

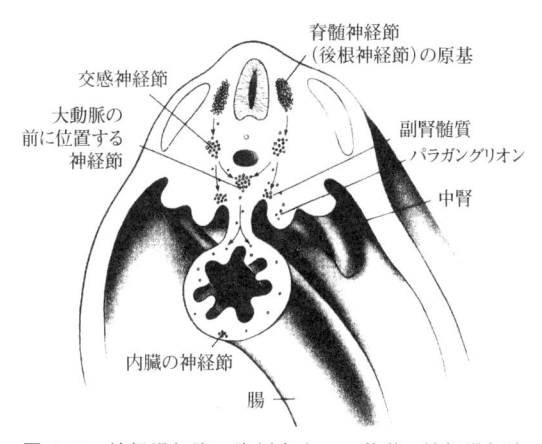

図4.11 神経堤細胞の腹側方向への移動．神経堤細胞は，発生初期には神経管のすぐ外側にあるが，その後内臓に向かって移動する．本文に述べたように，神経堤細胞は，感覚神経節（脊髄神経節の原基），自律神経の神経節（交感神経節，椎前神経節，パラガングリオン para-ganglia），そして腸管の神経系（腸管神経節）を形成する．神経堤細胞は副腎髄質（これは著しく変化した自律神経の神経節である）も形成する．M. B. Carpenter, and J. Sutin, Human Neuroanatomy, eighth edition (Williams and Wilkins: Baltimore, 1983, p. 69) より．

ューロンの集まりである（第9章）．感覚性神経節の細胞の突起は，末梢神経の重要な構成要素である．若き医学生時代の最初の論文で，ジークムント・フロイト Sigmund Freud は興味深い発見を記している（1877年）．それは，最も原始的な脊椎動物（ヤツメウナギ）では，感覚性神経節の細胞は脊髄に隣接した感覚性神経節にも当然見られるが，脊髄そのものの中にも存在するというものである．およそ14年後，スウェーデンの偉大な神経解剖学者であるグスタフ・レッチウス Gustav Retzius は，もっと原始的な動物であるナメクジウオ（これは頭索亜門 Cephalochordata に属す）では，すべての感覚性"神経節"の細胞は脊髄内に見られることを発見した．現在では，哺乳類の脳幹内にさえも1つの感覚性神経節が存在するのを我々は知っている．それは三叉神経中脳路核 mesencephalic nucleus of the trigeminal nerve である．

自律神経の神経節は，実際には内臓を神経支配している運動ニューロンの集まりである．それらの分布と線維結合の構成は，非常に複雑でよく分かっ

ていない.大雑把にいうと,それらは解剖学的にも機能的にも異なる2つのサブシステムに分けられる.つまり,交感神経系 sympathetic nervous system と副交感神経系 parasympathetic nervous system であるが,これらについては第6章で論じる.これらの系は,睡眠時でも覚醒時でも,一般に不随意の(無意識の)内臓運動を制御している.そして,自律神経の神経節に出入りする軸索は,自律神経系の末梢神経の基本的構成成分である.感覚神経節と同じように,自律神経の神経節は脊髄と脳幹 brainstem の両方に付随している.

腸管神経系は消化管壁の中に存在し,同心円状に配列した3つの層に集中している.外表面近くにあるアウエルバッハの腸筋(または筋層間)神経叢 myenthelic plexus of Auerbach と,内表面近くにあるマイスナーの粘膜下神経叢 submucosal plexus of Meissner,そして内表面直下にある粘膜神経叢 mucosal plexus である.この系は巨大なシステムで(脊髄のニューロン数とほぼ同じ数のニューロンをもつ),消化管において蠕動波 peristaltic waves および他の多くの活動を作り出すような内因性活動を示す.腸管神経系の活動は自律神経系からの入力によって調整されている.腸管神経系は,第2章で述べたように複雑な神経網の多くの特徴を示しているように思われる.

説明を完全にするためには,もう1つ別の神経系発生の様子について触れておく必要がある.感覚プラコード sensory placodes とは,標準的な神経板と神経堤の外部にある外胚葉の小さな塊すなわち孤島であり,感覚ニューロンを作り出すように特殊化しているものである.これまでに2つの種類の感覚プラコードが識別されてきた.1つの種類は,神経堤の菱脳分節に隣接した一連の約5つのプラコードからなるものである.これらの上鰓プラコード epibranchial placodes は,脳神経 V(三叉神経 trigeminal nerve)と,VII(顔面神経のうちの中間神経の成分 facial, intermediate part),VIII(内耳神経または前庭蝸牛神経 vestibulocochlear nerve),IX(舌咽神経 glossopharyngeal nerve),そして X(迷走神経 vagus nerve)の感覚性神経節を作り出すか,あるいはそれらの形成に寄与する[14].もう1つの種類は,嗅プラコード olfactory placode であり,これは神経板の将来の終脳領域近くに存在し嗅覚受容

---

14) 訳注;脳神経は伝統的にローマ数字で番号付けられる.

ニューロン（嗅細胞：脳神経Ⅰの嗅神経の線維を出す）を作る．

さまざまな種類のニューロンとニューロン集団の出現
――縦方向の脳部域

　神経管が分化して，ちょうど5脳胞と脊髄を十分識別できるようになった発生段階でも，神経管の壁は，まだなお単純な神経上皮である．ニューロンはまだ作り出されていないのである．しかし，この状態はすぐに変わる．この変化の様子は，中枢神経系の基本プランについて基礎となる洞察を与えるもので，ウィルヘルム・ヒスが非常に見事に記述した．

　パターンが特に明確な脊髄から始めることにしよう（図4.12）．横断切片で脊髄を見ると，早期の脊髄には実際には4つの部分があるのが分かる．つまり，背側正中部の薄い蓋板 roof plate と，腹側正中部の薄い底板 floor plate，そして左右に存在する2つのもっと厚い壁である（訳注；基板 basal plate と翼板 alar plate）．発生中の特別な期間，神経上皮細胞のあるものは分裂するのをやめ，神経上皮[15]から離れて外表面に向かって移動し，神経管の「mantle layer：外套層」という，1つの新しいゾーンを形成する．これらの細胞は，「determination：決定」という不可逆的な発生過程を経るために，将来再び分裂することは決してない．つまり，それらの細胞は若いニューロンになるのである．若いニューロンからなる外套層は，他の2つの層の間にサンドウィッチ状に包まれていることに注意してほしい．その内腔に近い側の層は上衣層 ependymal layer[16] と呼ばれ，比較的細胞の少ない外表面の層は「marginal layer：辺縁層」と呼ばれる．辺縁層には，さまざまな種類の細胞から出る突起が存在する．

　しかし，一見単純に見える図4.12はもっと多くのことを示している．よく見てみると，この早期の発生段階では外套層は腹側の方が背側より厚いことが明白である．事実，ニューロン発生 neurogenesis は腹側から始まり次第に背側に広がる．脊髄では，ニューロン発生について腹側から背側に向か

---

15) 「ventricular layer：脳室層」または「ependymal layer：上衣層」とも呼ばれる．
16) この層は多列円柱上皮のように見え，液体に満ちた神経管の中心部分，つまり将来成体の脳室系 ventricular system になる部分を縁取っている．

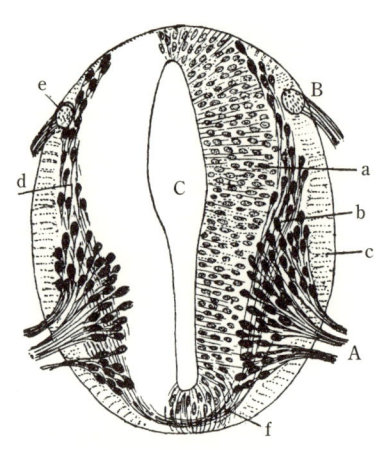

図 4.12 脊髄と菱脳では，神経管の壁は腹側から背側に向かう分化の勾配を示す．ニューロンは最初に腹側で生まれ，それらは運動ニューロンとなる．運動ニューロンはその軸索を神経管から外に向けて伸ばして，前根（A）を作る．この初期脊髄の横断切片では，上衣層すなわち脳室層（a）は背側に向かうにつれて次第に厚くなり，それとは逆に，若いニューロンからなる外套層（b, d）は腹側に向かうにつれて次第に厚くなるのが容易に見て取れる．神経上皮は，正中に存在する2つの構造，すなわち底板（f）と蓋板によって左右に2分割される．略語：Bとe 神経管の辺縁層に入りつつある後根線維；C 脊髄の中心管（脳室の続き）．S. R. Cajal, Histologie du système nerveux de l'homme et des vertébrés, vol. 1 (Maloine: Paris, 1909) より．

う勾配が存在するのだ[17]．結果として，腹側に向かうにつれて上衣層は次第により薄くなり，外套層はより厚くなる．このような配置によって，神経管の内面の壁に浅い溝が現れるようになる．ウィルヘルム・ヒスはこの縦走する溝を「limiting sulcus：境界溝」と命名した．そして「この溝が初期神経管の左右の壁を腹側の基板と背側の翼板にほぼ分けている」と指摘した．

ヒスには，発生早期の基板と翼板の根本的な意義がすぐに明瞭に見て取れた．神経管で最初に産生されるニューロンは運動ニューロンであり，それらの軸索は成長して神経管の外へ向かって「ventral root：前根」と呼ばれる神経束になって伸びる．これとは対照的に，後根神経節 dorsal root ganglia[18] の感覚ニューロンの軸索は成長して伸びて翼板の中に入ってくる（訳注；これらの軸索が集まってできる神経束を後根 dorsal root という）．翼板のニューロンは軸索を前根までには伸ばしていない．このように，早期の基板は運動系と関連しているのに対し，早期の翼板は感覚系に関連しているのである．

この基板／前根と翼板／後根との間の発生学的に明白な区別，そしてそれらが異なる機能系に，つまりそれぞれ運動系と感覚系に明白に関連していることは，ベル-マジャンディーの法則の見事な確証であった．ベル-マジャン

---

17) あとで見るように菱脳でも同様である．
18) 訳注；脊髄神経節 spinal ganglia ともいう．

ディーの法則は神経科学の歴史の中で最も重大な発見と呼ばれてきた．チャールズ・シェリントンは，これを生理学の歴史上，血液循環についてのウィリアム・ハーヴェーの発見に次ぐ重要な発見と考えていた．

　この発見には長くかつ嘆かわしい話があるのだが，それを簡単に紹介しよう．フランソワ・マジャンディー François Magendie は「後根は感覚情報を伝達するのに対して前根は運動情報を伝達する」という明快な実験的証拠を1822年に出版した．これは，感覚情報と運動情報は同一の神経線維によって伝達されるという古来からの信念を粉々に打ち破るものであった．つまり，この結論が示唆するのは，神経情報は後根を通って脊髄に入り前根を通って脊髄を出るという"循環"の存在である．これは，反射弓についての現代的概念（第5章）が徐々に発展するうえで，その考え方の根本的な部分となった．なぜなら，感覚機能と運動機能は，解剖学的基盤そして生理学的基盤の両方によって，あいまいさなしに決定的に区別できるからである．1822年よりも後になってから，チャールズ・ベル Charles Bell 卿は自分自身の初期の論文，通信文，個人的なパンフレットの中からいくつかを選んで再版したのだが，そのとき彼はそれらの内容を選択的に非常に改変した．そして，マジャンディーの発見に対抗して自分の先取権を主張したのである．

　さて，中枢神経系の話に戻ろう．分化が進むにつれて，神経上皮（上衣層）のさまざまな領域は，非常に定型的な時間的・空間的パターンでさまざまな種類のニューロンを産生する．そして，これらの若いニューロンは，外表面側にある外套層に向けて，多少なりとも放射方向または接線方向のルートに沿って移動し，そこに定住して線維結合を形成する．このようにして，胚発生が進むにつれて，神経管の壁はますます厚くなり，それぞれの脳胞は著しく複雑なやり方で特徴的に分化するようになる．しかしながらトポロジー的な観点からみると，十分に成熟した成体においてさえも，脊椎動物の中枢神経系は高度に分化した壁をもつ閉じた管に過ぎない．そして成体の脳は，胚の神経管に見られた3つの同心円状に配列した層を維持する傾向がある．つまり，液体で満たされた中心部（脳室系）の表面を覆う単層の上衣層，ニューロンの細胞体からなる非常に厚い外套層，そして細胞突起を成分とするより薄い辺縁層である．この配列は成体の脊髄では特に明瞭であり（図4.13），脳の大半の部分においても多かれ少なかれ歴然としている．

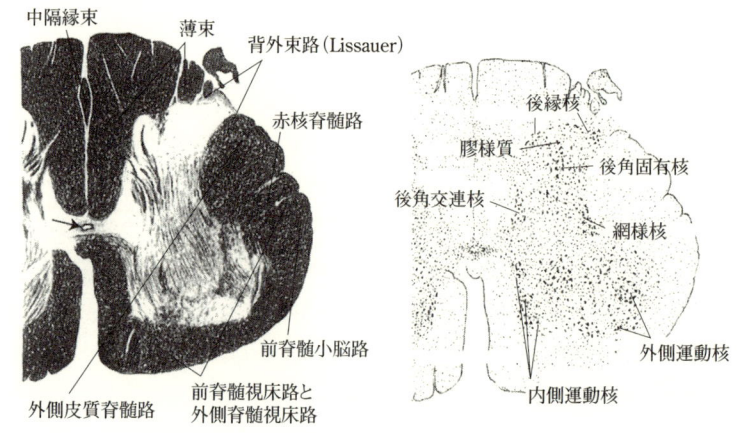

66　第4章　脊椎動物の基本プラン——神経系のトポロジー

図4.13　成人の脊髄の横断切片の顕微鏡写真．線維路（左）とニューロンの細胞体（右）の分布が示されている．左図の矢印は中心管，つまり神経管の内腔の名残りを指している．中心管の壁は1細胞の厚さの上衣層から形成されているが，これが神経管の上衣層すなわち脳室層の名残りのすべてである．前の図（図4.12，胚の脊髄）と比べよ．左の標本はワイゲルト染色を，右の標本はニッスル染色を施したもの（補遺Cを見よ）．F. A. Mettler, Neuroanatomy, second edition (Mosby: St. Louis, 1948, p. 226) より．

　非常に一般的に言うと，成体の中枢神経系の壁は大きく2つに分けることができる．つまり，大雑把に灰白質 gray matter および白質 white matter と呼ばれるものである．この名称は，脳や脊髄の断面を見ると，肉眼的にそのような色をしているためである．白質は大きな神経線維路 fiber tracts からなる．すなわち，中枢神経系の中を縦や横に走る軸索の大きい束の集まりである．これとは対照的に，灰白質は巨大な数のニューロンの細胞体の存在によって特徴づけられる．ニューロンの細胞体は一様に分布しているのではなく，まとまって存在しており，「cell group：細胞集団」という多かれ少なかれ識別可能な集まりになっている（これらから神経線維路が出る）．極端に単純化して言うと，神経線維路は地図上のハイウェイシステムのようなものである．これに対して，細胞集団は，そこからハイウェイが始まったり，終わったり，あるいはそこを通過したりする市や街のようなものである．

　中枢神経系の薄い切片にさまざまな特殊な染色を施すと（補遺C），細胞集団は明確になる（図4.13，右）．それらの集団のうちのいくつかについては，その境界は分かりやすい．しかし，集団同士の間がわずかに連続しているよ

うに思われる集団では，その境界は分かりにくい（または不可能な場合すらある）ということは認めざるをえない．細胞集団が実際に区別可能である重要な理由は，多くの異なる種類の細胞があるためである（第2章）．それらの細胞種は大きさ，形，染色の強さ，密度の点で多様なのである．ありがたいことに，ある特定の細胞種は集合して認識可能な細胞集団を形成する傾向がある．このために，異なる細胞集団は異なる機能をもち，主要な細胞集団のカタログは中枢神経系の"部品リスト"に相当するものになる（補遺B）．

　細胞集団がともかくも認識可能である唯一の理由は，その細胞集団が他の集団から区別されるような，何らかの細胞染色パターンを示すからである．しかしながら細胞集団の構造は，実はこれよりもっと複雑なのである．細胞集団が2種類以上の細胞種の組み合わせから形成されているのは，例外的と言うよりむしろ普通のことである．さらに，それらの組み合わさった細胞種が，複雑な勾配（比率または割合の）で分布していることは珍しくはなく，その勾配は細胞の種類ごとに特有なものである．実を言うと，中枢神経系のそれぞれの細胞集団は，多分実験的な方法以外では確認できないような，ユニークな細胞配列を持っている．この今問題にしている観点こそは，神経解剖学における「cytoarchitecture：細胞構築」と呼ばれているものに他ならない．

　「脳の配線は，細胞集団の観点からではなく，細胞種の観点から最もよく記述される」ということは，いくら言っても強調し過ぎではない．しかしながら，これは一筋縄ではいかない．なぜなら，明確な細胞種がある特定の細胞集団あるいは細胞層だけに存在するとは限らないという事例が豊富に存在するからである．たとえば，すべての網膜の神経節細胞[19] retinal ganglion cells が必ずしも網膜の神経節層 ganglion cell layer だけに存在するとは限らない．通常とは位置が異なる（異所性の）網膜神経節細胞（視神経細胞）も存在する．脳の配線構築の厳密な解析は，「神経細胞種が，細胞集団すなわち脳の基本的な部域（補遺Bを見よ）の地図と関連してどのような分布パターンをとっているか」という記載に基づかなければならない．

　便宜上，細胞集団はしばしば幅広い2つのカテゴリーに分けられる．つまり，層状化した（laminated）細胞集団と無層性の（nonlaminated）細胞集団

---

19)　訳注；日本解剖学会では視神経細胞と言う．

である．名前が示すように，層状化した細胞集団は層構造を示し，もしそれらが脳の表面に存在する場合には，しばしば「cortex：皮質」と呼ばれる[20]．対照的に，無層性の細胞集団は通常「nucleus：核」と呼ばれる[21]．しかし，比較的不明瞭な境界をもつ無層性の細胞集団は，核ではなくてしばしば「area：領野」または「region：領域」と呼ばれる．現在，明確性と一貫性のために，脊椎動物では「ganglion：神経節」という用語を末梢神経系におけるニューロンの明瞭な集まりに限って使おうとする強い嗜好がある．そこで問題が出てくる．歴史的には，中枢神経系であれ末梢神経系であれ，明瞭なニューロン集団はどんなものでも神経節と呼ばれたのであり，この使用法は現代の神経解剖学用語のいくつかにも生き残っている．たとえば，大脳半球の無層性細胞の塊は，いくつかの教科書では「basal ganglia：基底神経節」と呼ばれ，別の教科書では「basal nuclei：基底核」と呼ばれている[22]．

なぜある細胞集団は層状化し，他のものは無層性になるのかについての根源的理由は存在しない．実際のところ，1つの相同な細胞集団でも，ある種では層状化し，別の種では無層性になってもかまわないのである．たとえば，外側膝状体 lateral geniculate nucleus[23] は，ネコでは明瞭に層状化しているが，ラットでは無層性である．菱脳における一次の味覚中継細胞集団である孤束核 nucleus of the solitary tract は，特に奇妙かつ劇的な例である．ほとんどの魚類では，他の多くの脊椎動物の場合と同様に，孤束核は無層性の細胞集団であり，脊髄の始まりに近い菱脳尾部の背内側表面に沿って存在する．しかしながら，ある種の魚類では，孤束"核"は脳幹の両側で層状化した巨大な迷走葉 vagal lobe を形成する（図4.14）．これらの魚類では，味蕾が口と舌から体の表面まで広がって存在している．このことが，菱脳の味覚に関する感覚中継細胞集団の構造に反映されて，巨大な"味覚地図 gustory map"のように表現されているように思われる．細胞集団の構築は（個々のニュー

---

20) "皮質"という名前は，伝統的には，大脳半球または小脳半球の層状の表面領域だけに使われてきたのだが．
21) この用語は，1809年に神経解剖学者であるヨハン・クリスチアン・ライル Johann Christian Reil によって最初にこの意味で用いられた．
22) 訳注；日本では，用語としては基底核と呼ぶが，英語としては basal ganglia を使うことが多い．
23) これは，視覚情報を網膜から大脳半球の一次視覚野に中継する．

図 4.14 2種類の魚における迷走葉感覚領域（孤束核）の様子．延髄の（脳幹下部の高さの）横断切片のニッスル染色標本の写真を示す．ナマズ(a)では，迷走葉は典型的な核の様子を示す．これとは対照的に，キンギョ(b)では，高度に層状化した状態を示す．キンギョの迷走神経がいかに強大に発達しているかに注意．迷走神経によって伝えられる感覚の種類の1つは味覚であり，キンギョは信じがたいほど分化した味覚系を持っている．キンギョでは高密度の味蕾が鰓弓（咽頭弓）表面を含む口咽頭腔の表面全体に存在する．これらの味蕾からの入力は，高度に分化した層状の迷走葉の上に，それぞれの味蕾が存在する部位に対応して投射し，「地図」のように表現されている．ナマズの味覚系は分化の程度がより低く，これがその迷走葉の"核状"の構造に反映している．この顕微鏡写真はトーマス・E・フィンガー Thomas E. Finger の厚意によって提供された．

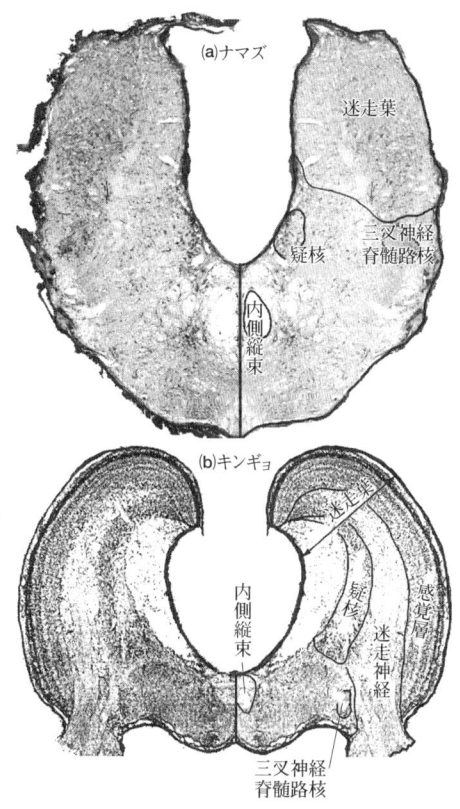

ロンの形と同様に），その神経入力の構成（これは胚形成の間に確立される）によって劇的に影響されるようである．

　説明を完全にするために述べなければならないのは，神経線維路は多岐にわたっており，単純なものから非常に複雑なものまで，そして境界がよく分かるものから線維束が疎で境界が不明瞭なものまで存在するということである．ひとつの極端な例としては，脳幹にある滑車神経核 trochlear nucleus から出る軸索をあげることができる．滑車神経核は運動ニューロンの集団で，眼球を動かす筋肉の中のただ1つを神経支配する．これらの運動ニューロンからの軸索は，1つにまとまり非常に密集した神経束または神経根として脳幹の中を走行し，滑車神経となって脳の外に出る．滑車神経根は，脳におけるはっきりと区別される単純な神経線維路である．その対極の例としては，

内側前脳束 medial forebrain bundle があげられる．この神経束は，多数の似通った成分（線維）が混ざり合ったもので，どの場所でも明確な境界が分からないほど分散して構成されている．それと同時に，この神経束は機能的には非常に重要である．つまりこの神経束は，欲求に基づく行動や情動的な行動の発現を引き起こすのである．

神経系の運命地図

我々がこれまで学んだのは，「運動ニューロンは，神経管の腹側すなわち基板に，つまり境界溝の腹側に最初に発生する傾向がある」——原始的な神経管が5脳胞と脊髄に分化した後に——ということである．原理的に言うと，鋏で神経管をその背側正中線に沿って尾側から吻側端に向かって切り，切ったものを平らに広げることができる．こうすることによって，要するに神経管を神経板の段階に戻せる．この想像上の平面地図においては，初期神経管の腹側正中線は平面の正中線に，初期神経管の背側正中線は外側境界に相当することになるだろう．それは，ちょうど神経管を作る前の神経板を見たときのようになる（図4.8を見よ）．しかし最も重要なのは，この神経管平面地図はこの章の初めに論じた中枢神経系発生についての基本的なトポロジー的な原理を非常に明白にする，ということである．つまり，横方向の分化が，吻尾方向に並ぶ終脳，間脳，中脳，橋と小脳，延髄，脊髄，を形成し，縦方向の分化が腹側の板（基板）と背側の板（翼板）を形成する．

初期神経管を平らにするという概念的な跳躍をしたうえでさらに前進し，平面地図が神経板自身といかなる関係があるかを考えることにしよう．最も分かりやすいアプローチの方法は，神経管の特定の部分が神経板の特定の部分から作られていると仮定することである．単純な例として，初期神経板の広がった吻側半分は脳を形成するのに対して，神経板の狭い尾側半分は脊髄を形成する．容易に想像できることであるが，脳部分の神経板の吻側端が前脳を作るのに対して，尾側端が菱脳を作る，などをさらに仮定できる．実は，このような推論はかなりの程度までウィルヘルム・ヒスによって19世紀になされ（図4.7を見よ），その後多くの研究者によって実験的に追求されてきたのである．これらの研究者は神経板の運命地図 fate maps を発展させた．

運命地図とは，後々発生が進んだ際に神経管のそれぞれ特定の細胞集団が作り出される領域を予測した，神経板における将来の予測領域のことである．実験データに基づいた運命地図を作成することによって，中枢神経系の主要部位が神経板と早期神経管のどこにあるかについて広く理解されるようになった．しかし，もっと細かい脳区画について，特にそれらと関連した遺伝子発現パターンについては，多くの学ぶべきことが残っている．

図4.15は哺乳類神経板(中枢神経系)の運命地図の1つのバージョンである．これが何よりも有用なのは，神経発生が進むにつれて神経管がどのように分化していくかを記述するのに視覚的な助けになることである．その運命地図の左側は，前脳，中脳，菱脳，および脊髄が形成されるおおよその予想場所を示しており，それらは基本的には吻側から尾側に並んだ横向きのブロックである(図4.9の3脳胞期の神経管と比べよ)．対照的に，運命地図の右側は神経発生の次の大きな段階である5脳胞期を示している．この時期では，前脳は半球の溝hemispheric sulcusによって分割されて終脳胞と間脳胞になり，菱脳は吻側の橋と小脳，および尾側の延髄になる(図4.10と比べよ)．この中枢神経系の横方向の構成については，ほとんど普遍的な合意があるように思われる．

中枢神経系の縦方向の構成についての合意はもっと乏しく，これに関する論争は吻側に進み中脳から前脳に入るにつれて指数関数的に増大する．すべての研究者が合意しているように思われるのは，早期の神経管の境界溝(前節を見よ)は脊髄の尾側端から菱脳の吻側端，つまり橋/中脳の境界までの全長にわたって中断されることなくたどれる，ということである．このことは，組織学的に調べてみると脊椎動物の神経管の底板はやはり橋/中脳接合部で終わっている，という1920年代のB. F. Kingsburyの観察を考慮すると興味深い．この観察が示唆するのは，翼板と基板は(それらは脊髄では非常に特徴的である)中断されることなく菱脳まで延長されていることである[24]．

ある意味では，菱脳は脊髄の吻側への延長物であり，脊髄神経の代わりに

---

[24] 訳注；最近の遺伝子発現による研究によれば，境界溝，翼板，基板に相当するものは前脳域まで延長して連続的に存在する．たとえば，鳥類と哺乳類の神経管に関しては，Puelles: Brain Research Bulletin, 55, 695-710, 2001に分かり易い総説がある．魚類の神経管に関しては，Kage et al.: J. Comparative. Neurology., 476, 219-239, 2004を見よ．

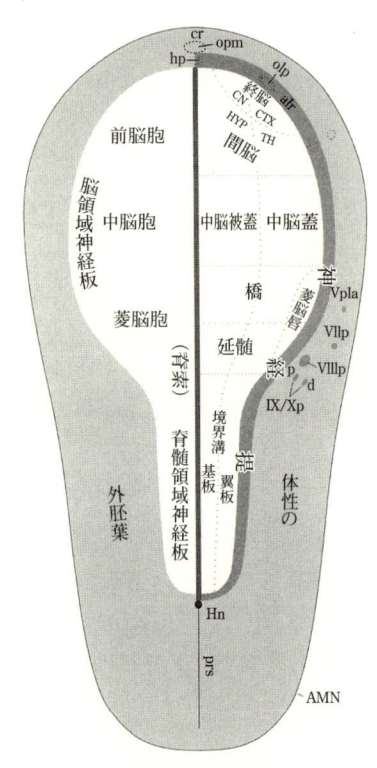

図 4.15 胚の外胚葉（神経性外胚葉と体性外胚葉の両方を含む）の運命地図．略語：alr 前外側隆起；AMN 羊膜の切断面；CN 大脳基底核；CTX 大脳皮質；cr 心臓領域；Hn ヘンゼン結節；hp 下垂体プラコード；HYP 視床下部；IX/Xp (d, p) 舌咽，迷走神経プラコード（遠位，近位）；olp 嗅プラコード；opm 口咽頭膜；prs 原始線条；TH 視床；Vpla 三叉神経プラコード；VIIp 顔面神経プラコード；VIIIp 内耳神経プラコード．L. W. Swanson, Brain Maps: Structure of the Rat Brain (Elsevier Science: Amsterdam, 1992, p. 25) より．

脳神経を伴い，運動性，感覚性，その他の細胞集団を含んでいる．しかしながら，神経管の菱脳領域には脊髄とは完全に区別される1つの大きな特徴がある．つまり，菱脳領域には「rhombic lip：菱脳唇」として知られる背側の縦走するゾーンがある．将来菱脳唇になる予定の領域は，神経板の外側の縁に沿って見出される．この菱脳の特徴的な特殊化は，菱脳を単純な脊髄から明瞭に区別できるような神経構造を生み出す．これらの特徴的な神経構造とは，特殊感覚核 special sensory nuclei[25]，小脳 cerebellum，そして小脳に関係した特定の核[26] である．菱脳唇ゾーンは，脊髄の設計図のてっぺん（最背側）に付け加えられたかのようである．事実，菱脳唇は脊髄の菱脳への延長部，つまり三叉神経複合領域 trigeminal complex（第9章を見よ）の背側に存在する．

---

25) たとえば，聴覚，平衡感覚，内臓感覚に関連した核．
26) たとえば，橋核 pontine gray と側索核（外側網様核）lateral reticular nucleus.

問題を注意深く調べてきた大半の神経発生学者によると，境界溝は断裂なしに中脳胞まではたどることができない．そして，これが中枢神経系の縦向きの構成について不確かさが忍び込み始めるところなのである．確からしいのは，早期の中脳胞には縦に走る2つの溝 sulci or grooves がある，ということである．2つの溝のうち，より背側のものは中脳胞を背側の"中脳蓋の tectal"（天井の）と，腹側の"中脳被蓋の tegmental"（床の）領域に分ける．それに対して，より腹側のものは被蓋領域をさらに背側と腹側のゾーンに分ける．中脳について一般化できる最も重要なことは，感覚機能は一般に中脳蓋に帰せられ，運動機能は通例中脳被蓋に帰せられるという点である．

さて，我々は最も複雑で不確かな前脳胞まできた．前脳胞が終脳胞と間脳胞に分化したあと，最初に起こるのは間脳に2つの縦に走る溝が出現することである．すなわち，視床下溝 hypothalamic sulcus と中間脳溝 middle interbrain sulcus である．それらの溝は，前脳胞で最初にニューロン産生が盛んに起こる結果出来たもので，そのニューロン産生が起こる場所は将来「ventral thalamus：腹側視床」と呼ばれる構造になる領域である．腹側視床は，視床 thalamus（背側にある）と視床下部 hypothalamus（腹側にある）との間に存在する．脊髄と菱脳では，ニューロン発生には腹側から背側に向けての勾配があったことを思い出してほしい．間脳では，それとは異なり，ニューロン発生は中間縦走帯 intermediate longitudinal strip[27] から始まり，そのあと視床下部の大部分に広がり，最後に視床で生じる．そして，事態はもっと複雑になる．つまり，第3番目の溝である手綱溝 habenular sulcus[28] が間脳の蓋板のちょうど腹側に現れる．手綱溝は視床を視床上部 epithalamus（最も背側にある）と背側視床 dorsal thalamus（視床上部と腹側視床の間にある）に分ける．その結果，間脳胞は背側から腹側に向けて4つのほぼ並んで縦走するゾーンに分けることができる．つまり，視床上部 epithalamus，背側視床 dorsal thalamus，腹側視床 ventral thalamus，そして視床下部 hypothalamus である．非常に大雑把に一般化すると，背側視床は基本的に感覚機能を持つのに対し，間脳の残りの部分（背側視床より腹側部分）は基

---

27) 実際には，腹側視床および視床下部の視交叉後領域 retrochiasmatic region of the hypothalamus を含む弓状の領域．
28) 訳注；背側間脳溝ともいう．

本的に運動機能をもつ[29]．

そして，最後に神経管の吻側端の終脳胞（「cerebral hemisphere：大脳半球」あるいは「cerebrum：大脳」）がある．ここで最初に現れる分化の徴候もまたほぼ縦方向に走る溝の出現であり，この溝は終脳胞腹側半分における初期のニューロン産生によって生じる．この溝は，前脳胞が2つの基本的部分に，つまり背側に皮質 cortex そして腹側に基底核 basal nuclei（ここでニューロン産生が始まる）に，2分割されることを示している．その"皮質基底核 corticobasal"溝は，間脳で手綱溝が現れるのとほぼ同時期に出現する．そして，その後すぐにもう1つの縦方向の溝が現れ，前脳胞の基底核領域を背側の（線条体の striatal）隆起 ridge と腹側の（淡蒼球の pallidal）隆起にさらに細分割する．非常に一般的に言うと，前脳胞のニューロン産生は，淡蒼球隆起 pallidal ridge から始まって線条体隆起 striatal ridge へ，そして皮質 cortex へと進行するように思われる．成体においては，トポロジー的に背側にある皮質は"感覚"機能をもち，トポロジー的に腹側にある基底核は"運動"機能をもつ，と普通考えられている．

ニューロンがちょうど作られ始めた時期に胚の中枢神経系を見ると，「それぞれの脳胞と脊髄では，早期のニューロンは神経上皮の腹側領域から生まれる傾向があり，それらはやがて運動機能をもつようになる傾向がある」ということが分かる．このことは脊髄と菱脳では明快である．脊髄と菱脳では，連続している境界溝が神経管の壁を基板（腹側）と翼板（背側）に分けている．同じ傾向は，中脳でも間脳でも見て取れる．中脳では，中脳蓋溝 tectal sulcus が神経管の内壁を中脳被蓋領域（腹側）と中脳蓋領域（背側）に分けている．間脳では，中間脳溝 middle interbrain sulcus が神経管の内壁を腹側視床領域および視床下部領域（腹側）と，視床の残りの部分（背側）とに分けている．そして最後に，終脳でも同じ傾向を見ることができる．終脳では，皮質基底核溝が神経管の内壁を基底核領域（腹側）と皮質領域（背側）に分けている．そこで次のような疑問が出てくる．すなわち，「中脳蓋溝，中間脳

---

29) 訳注；最近の遺伝子発現による研究によると，脳軸には中脳部で急な屈曲があるために，間脳の吻側部が感覚性（翼板），尾側部が運動性（基板）と考えられている．たとえば，Puelles: Brain Research Bulletin, 55, 695-710, 2001 や Kage et al.: J. Comp. Neurol., 476, 219-239, 2004 を見よ．

溝，皮質基底核溝，などは不連続ではあるが吻側に延長された境界溝の吻側成分なのか？　それとも，これらの溝は完全に独立しており，中脳胞，間脳胞，終脳胞，の特徴なのか？」という疑問である．この問題については現時点では知る手段がない[30]．

とにかく，これが中枢神経系の基本的な縦および横方向の構成のように思われる．胚の分化が進むにつれて，縦走および横走する溝によって規定されたそれぞれの領域は，さらに繰り返し細分割されて，最終的には成体の細胞集団の全数に達する．それらの細胞集団は，もちろん，さまざまな神経線維路によって，きわめて一定な様式で結合される．実際の区画化プランが正確にはどんなものであるか，あるいは神経板の運命地図が実際にはどんなものであるか，については未解決のまま残されている．この問題を解決するには，「発生過程で働いている，中枢神経系を作り上げる遺伝的プログラムがどんなものであるか」を理解することがおそらく必要だろう．

さて話は変わるが，ただ単に形態の解釈に基づいて，少なくとも4つの異なる学説が提案されてきた．最初の学説は，ウィルヘルム・ヒスによって19世紀後期に提唱されたもので，すでに神経板の項で述べたものである（図4.7を見よ）．それは図4.16に図式的に示されている．この解釈の鍵となる特色は次のようなものである．(a) 将来の底板は神経板の吻側端にまで伸びている，(b) 最も早い時期では，神経板の吻側端の位置は将来の下垂体漏斗 presumptive infundibulum ── つまり下垂体茎 stalk of the pituitary gland ── によって識別される，(c) 将来の境界溝は，したがってまた将来の基板と翼板も，神経板の全長にわたって伸びている．本書で述べた筆者の考えるモデルは，ヒスのものとかなり似ているが，以下の点で異なる．つまり，中脳と前脳には将来の底板（あるいは性質が非常に異なる底板）がなく，将来の境界溝も，将来の基板と翼板もない（図4.16の Alvarez-Bolado & Swanson の模式図，aとb）．しかし，もし中脳蓋溝，中間脳溝，皮質基底溝，などが境界溝の吻側への不連続な延長物であると判明したとすれば，そのときは

---

30) 訳注；最近の遺伝子発現による研究によると，単一の境界溝相当物は，前脳の視交叉後部にまで吻側に連続しており，上述の3つの溝は境界溝相当物とは独立なものと考えられている．Puelles: Brain Research Bulletin, 55, 695-710, 2001 や Kage et al.: J. Comp. Neurol., 476, 219-239, 2004 を見よ．

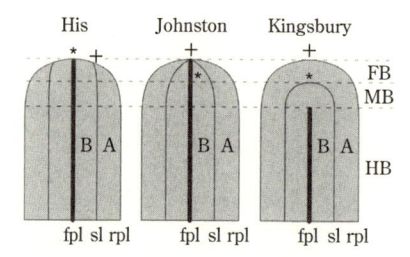

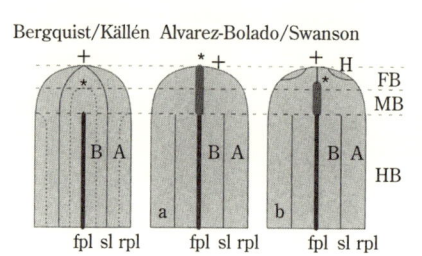

図 4.16 神経板の領域化に関する異なる学説．神経板の吻側端は非常に図式的に示され，平面状になっている．＊印は将来の下垂体漏斗を，＋印は将来の眼胞と視交叉を示している．Alvarez-Bolado/Swanson の図では，a と b はそれぞれ早期と後期の発生段階を示し，底板の上に太く灰色に描かれたものは脊索前板である．略語：A 翼板；B 基板；FB 前脳；fpl 底板；H 大脳半球（終脳）；HB 菱脳；MB 中脳；rpl 蓋板；sl 境界溝．G. Alvarez-Bolado and L. W. Swanson, Developmental Brain Maps: Structure of the Embryonic Rat Brain (Elsevier Science: Amsterdam, 1996, p. 36) より改変．

この 2 つのモデルはよく似たものになる．1920 年代の早期に，Kingsbury は 3 番目のモデルを提案した（図 4.16）．このモデルは，次のようである．(a) 底板は菱脳／中脳接合部で終わっている，(b) 基板は伸張し，底板の吻側で正中線を横切り，したがって左右癒合して逆 U 字型を呈する，(c) 翼板もまた，底板の吻側で正中線を横切り，左右癒合して逆 U 字型を呈する，(d) 基板の吻側端は下垂体漏斗の近くに見られる．最後に，1950 年代にはまた別のモデルが提案されたが，それは当時こそ有名ではなかったが素晴らしいスウェーデンの神経発生学者，H. Berquist と B. Källén によるものである．彼らは，将来の境界溝は将来の基板と翼板とともに神経板の吻側端で合流する，と提案した（図 4.16）．

これらの基本的構築プランのうち，もし正しいものがあるとしたらどれか，また，そもそもこれが中枢神経系を解剖する（または区分けする）のに有効な方法であるのかどうか，という問題は時間とともに解決されるだろう．しかしどれが正しかろうと，「神経管の横および縦方向の区分けと，脳の（若い脳，成熟した脳，そして老化した脳の）機能系構成との間にはどんな関係があるのか？」を問うことはやはり有効である．この本の残りの部分で議論されるように，今概説したような発生からアプローチする方法は，頭，手，足，のような体の部品という観点から体を描写するようなものである．これとは

対照的に，機能的なアプローチとは，伝統的な機能系（神経系，筋肉系，循環系，等々）という観点から体を描写するものである．我々が行動を考えるとき，普通「手（部品）をある目的物に伸ばす」というような，ある特定の動作の観点から考える．この行動の生物学的説明としては，機能系のすべてが短期的および長期的にどのように相互作用しているか，という観点から組み立てられなければならない．たとえば，神経系は指の筋骨格系をコントロールし，そしてこの活動している組織への血流供給を調節しており…，などである．部品と機能系は，どのように体が働いているかを生物学者が記述する方法である．部品と機能系は，私がまだ完全には理解していない論理によって，体という同じ対象物を取り扱う相補的な方法なのである．

　この節を終えるにあたり，神経板の運命地図に戻り，自明なことを指摘しておこう．発生の胚期を通じて，神経管の壁では細胞集団と神経線維路が連続的に分化し続ける．これらのさまざまな構造は，非常に異なる時空的パターンで成熟する．そして哺乳類では，より大きい2つの単位，つまり大脳と小脳の皮質は，信じがたいほど巨大に，実に遅くまでかけて（部分的には誕生後でさえも）分化する．その結果，図4.15の図式的な神経板運命地図（これは非常に早期の発生の時期に基づいている）に示された領域ごとの面積比率は，成体の中枢神経系の平面地図としては使えなくなる．この難問を解決する1つの方法は，成体の平面地図の上に，ある特定の細胞集団区画を脳の中の実際の重量に単純に比例させながら作ることである．もちろん，区画間の境界関係をできる限り保持しながら，このようにするのである．成体のラットの中枢神経系について，この種の変換を行った結果が図4.17に示されている．

全体の概観——神経系を構成する部域

　もし本章が薄いベールに覆われた地理の授業のように思われたら，それはまったくその通りである．つまり，本章は神経系の基礎的な地理なのである．それは，地球儀を取り上げて主要な大洋と大陸の概略から始め（それらの名前とともに），そしてさらに進み，もっと詳細にその大陸がいかなる国に分けられるか，その国がいかなる州や地方に分けられるか，などと示すようなも

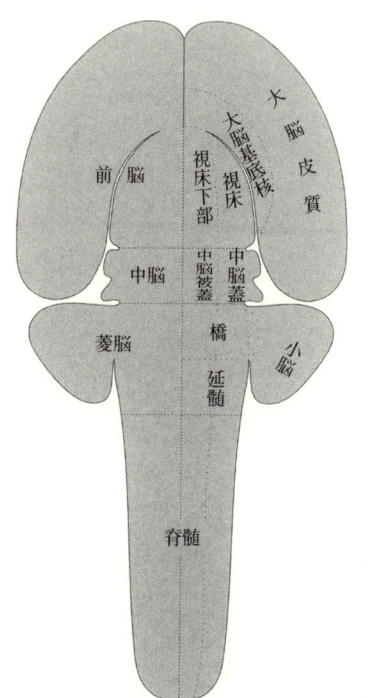

図 4.17 ラット成体中枢神経系の主要区分（領域）の基本的配列を示す平面地図. L. W. Swanson, Brain Maps: Structure of the Rat Brain (Elsevier Science: Amsterdam, 1992, p. 35) より改変.

のである．歴史的に見れば，これらの境界や名前が変更されてきたのは確かであるが，それにもかかわらず境界と名前には飛び抜けて重要な2つの機能がある．第1に，それらは地球上における位置を述べる語彙を提供する．そして第2に，網羅的で，系統立っており，地理的場所すなわち"部域，部品"の地理的（トポロジー的な）カタログとなるような，地球表面地図を作図するのに使える．誰でも経験的に分かっているように，地図は地理的な情報を抽象的であるが同時に正確な方法で伝達するのに非常に便利で役立つ手段である．そしてゲラルドゥス・メルカトル Gerardus Mercator が16世紀に明々白々にしたように，平面地図は地球儀よりもずっと便利である．

この章で我々が概略を示した地図は，脊椎動物の中枢神経系の基本的構造プランの図解である．この地図は，神経板という構造物——胚における中枢神経系の最も早期のかつ単純な形——に関する我々の乏しい知識に基づいている．さて，我々は次の章に進み，根本的な疑問を問う準備が整った．すなわち，「神経系の基本的な神経配線図とはどんなものか？」という問題である．

この問題は，ここで概略を示した神経系のさまざまな部域という観点から論ずる必要がある．それとともに，第2章と第3章で発展させた一般的概念を用いて，「個々のニューロンは互いにどのように結合して特別な配線とネットワークを形成しているのか？」という観点からも論ずる必要がある．

第4章のための読み物

1. Adelmann, H. B. Marcello Malpighi and the Evolution of Embryology, 5 vols. Cornell University Press: Ithaca, 1966. 胎生学に関する学究的で優れた歴史書．その最も偉大な英雄のひとり（マルピギー）に焦点を当てて書かれている．
2. Alvarez Bolado, G., and Swanson, L. W. Developmental Brain Maps: Structure of the Embryonic Rat Brain. Elsevier: Amsterdam, 1996. 齧歯類の脳発生に関する文献についての概説．この本にはさまざまな発生段階での脳アトラスがある．
3. Arendt, D., and Nübler-Jung, K. Comparison of early nerve cord development in insects and vertebrates. Development 126: 2309–2325, 1999.
4. Barteczko, B., and Jacob, M. Comparative study of shape, course, and disintegration of the rostral notochord in some vertebrates, especially humans. Anat. Embryol. 200: 345–366, 1999.
5. Bergquist, H., and Källén, B. Notes on the early histogenesis and morphogenesis of the central nervous system in vertebrates. J. Comp. Neurol. 100: 627–659, 1954.
6. Granefield, P. F. The Way In and the Way Out: François Magendie, Charles Bell and the Roots of the Spinal Nerves. Futura Publishing: Mount Kisco, N. Y., 1974. 生理学における最も偉大な発見の1つをめぐって行われた，科学上の不正行為を魅力的に分析する．
7. Hamilton, W. J., and Mossman, H. W. Human Embryology: Prenatal Development of Form and Function, fourth edition. Williams and Wilkins: Baltimore, 1972. 脊椎動物における古典的な原理と研究結果についての，最も良く書かれ図解された詳細な解説．
8. His, W. Die Entwicklung des menschlichen Gehirns waehrend der estern Monate. S. Hirzel, Leipzig, 1904. この本は，この巨匠の仕事の最終的な要約であり，美しく図解されている．
9. Holland, P. W. H., and Graham, A. Evolution of regional identity in the vertebrate nervous system. Persp. Dev. Neurobiol. 3: 17–27, 1995. 答えはまだ多くない．幾つかの期待をかきたてる暗示が示されている．
10. Jacobson, M. Developmental Neurobiology, third edition. Plenum Press: New York, 1991. 歴史的かつほとんど哲学的な立場から諸文献を信頼性をもって総合した本．
11. Keyser, A. The development of the diencephalon of the Chinese hamster. Acta Anatomica 83, Suppl. 59, 1972. 哺乳類神経管における形態学的区分のトポロジーに

ついての文献を集め，並外れて徹底的で洞察力にあふれた論評を行った結果が提示されている．

12. Kingsbury, B. F. The fundamental plan of the vertebrate brain. J. Comp. Neurol. 34: 461-491, 1922.
13. Kuhlenbeck, H. The Central Nervous System of Vertebrates: Vol. 3, Part II: Overall Morphologic Pattern. Karger: Basel, 1973. 脊椎動物の神経板と神経管の形態学的特徴についての広範な文献について，トポロジー的な観点から大家が論評した結果が提供されている．
14. Langman, J. Medical Embryology: Human Development-Normal and Abnormal, fourth edition. Williams and Wilkins: Baltimore, 1981. 動物全体の発生に関する基礎的原理を理解するために最初に読むのに適している．この本の単純かつ明確な図は名高い．
15. Nieuwenhuys, R., ten Donkelaar, H. J., and Nicholson, C. The Central Nervous System of Vertebrates, 3 vols. Springer: Berlin, 1998. 広大な文献に関する最新の包括的な本．
16. Patten, I., and Placzek, M. The role of Sonic hedgehog in neural tube patterning. Cell. Mol. Life Sci. 57: 1695-1708, 2000.
17. Swanson, L. W. Mapping the human brain: past, present, and future. Trends Neurosci. 18: 471-474, 1995.
18. Swanson, L. W. Brain Maps: Structure of the Rat Brain—A Laboratory Guide with Printed and Electronic Templates for Data, Models and Schematics, second edition, with double CD-ROM. Elsevier: Amsterdam, 1998-1999. 成体のラットの脳のアトラス．中枢神経系の細胞集団と神経線維路が完全な平面地図で示されている．
19. Swanson, L. W. What is the brain? Trends Neurosci. 23: 519-527, 2000. 脳の主要な部分がどのように名付けられてきたかについての歴史が短く述べられている．
20. Trainor, O. A., and Krumlauf, R. Patterning the cranial neural crest: hindbrain segmentation and *Hox* gene plasticity. Nat. Rev. Neurosci. 1: 116-124, 2000.
21. Williams, P. L. (ed.) Gray's Anatomy, 38th (British) edition. Churchill Livingstone: New York, 1995. この本はいまだに解剖学のバイブルである．発生および成体の体の構造についての非常に貴重な参考書．
22. Young, J. Z. The Life of Vertebrates, third edition. Oxford University Press: Oxford, 1981. 古典的な概説．大変読みやすい．
23. Zhu, Q., Runko, E., Imondi, R., Milligan, T., Kapitula, D., and Kaprielian, Z. New cell surface marker of the rat floor plate and notochord. Dev. Dynamics 211: 314-326, 1998.

第5章

脳と行動——4系統ネットワークのモデル

> 理論なしに実行するのを好む者は，舵輪あるいは羅針盤なしに，どこへ行くべきかも知らずに船に乗り込む船乗りのようなものである．
> ——レオナルド・ダ・ヴィンチ Leonardo da Vinci

> …ダーウィンとポアンカレ Poincaré，アインシュタインとド・ブロイ de Broglie 以来…科学における理論は，発見や実験による実証と同様に本質的で欠くことのできないものとして科学の進歩にある役割を果たしている．
> ——Jacque Roger（1997）

　神経系と行動との関係についての一般的理論には，長い，しばしば愉しい歴史があり，それは電気的インパルスと神経伝達物質が発見されるよりはるか以前にまで遡る．多分，実際に価値のありそうな最初の理論は，プラトンによって，彼の宇宙論である『Timaeus：ティマイオス』の中で詳細に述べられた．彼は精神的および行動的働き（「soul：霊魂」と呼んだ）を中枢神経系の異なるレベルとそれに対応する体のレベルに関係づけて3つのカテゴリーに分けた．天的な部分は，知力，理性，知覚，随意運動に関するもので，最も高いところ，脳に，つまり頭の中に置かれた．感情を扱う必滅の部分がその次に来て，胸，特に心臓に関係した上部脊髄に置かれた．そして，肉体的欲望に仕える，より卑しい部分は，最も低いところに，つまり腹と骨盤に関係した下部脊髄に置かれた．これらの諸機能を互いの影響からある程度分離するのが望ましいため，首は細くなって知性を感情から分離しているし，横隔膜は感情を肉体的欲望から切り離している．さらに，これは階層的に構成

された機能モデルでもある．知性は感情に影響を及ぼし，その感情が次には肉体的欲望に影響を及ぼす．

次世代の理論は約5世紀後のガレノス Galen によって推奨されたものであった．そして驚くべきことには，この理論はその後1500年ほどの間，完全には棄て去られなかった．初期の頃，その理論は次の2つの柱によって支えられていた．その第1としては，脳には3区画からなる脳室系[1]があること．第2としては，脳室には仮想の物質または貯えられた力が存在し，それが神経系の機能の原因，つまり魂の乗り物とされた．この物質または力はアリストテレスの「psychic pneuma：霊魂」または動物精気 animal spirits に相当している．これらの考え方は10世紀までに動的で一般的に承認された理論に進化した．これは，アリストテレスの精神現象についての基本的原理を取り入れ，消化過程にいくらかなぞらえたような理論であった．この理論は図5.1に見事に描かれている．この図が示すのは次のようなことである．すべての感覚は，イメージを第1の脳室[2]へ送る．この脳室はアリストテレスの「sensus communis：共通感覚」（英語では"common sense 常識"）に対応しており，ここで個々の感覚からの入力が組み合わされ，イメージと想像が生み出される．これらのイメージは次に2番目の小部屋（現在の第3脳室 third ventricle に相当する）に移され，そこで推論 reasoning の過程によって操作される．最後に，残りは3番目の小部屋（現在の第四脳室 fourth ventricle に相当する）に送られ，そこで記憶として貯蔵される．

17世紀の中頃になって，ルネ・デカルトがこの理論に最後の重要な追加をした．彼は，中空の神経を上下する動物精気の流れは霊魂によってコントロールされている，と提案した．そして，その霊魂は脳の中心部に存在する小さな不対性の松果体に局在しているとした（図5.2）．すぐに分かるように，ガレノスのモデルは，基本的には灌漑と配管工事から学んだ水力学の原理に基づいていた．つまり，用水路とパイプによる水の流れの代わりに，神経による動物精気の流れを処理し調節する原理に基づいていた．時代が進むにつれ，動物精気は"神経ジュースまたは神経液"に取って代わられ，それから

---

1) 脳室系の解剖学は，ガレノスによって徹底的に記述された．
2) 現在の用語では，大脳半球に存在する側脳室 right and left lateral ventricles に相当する．

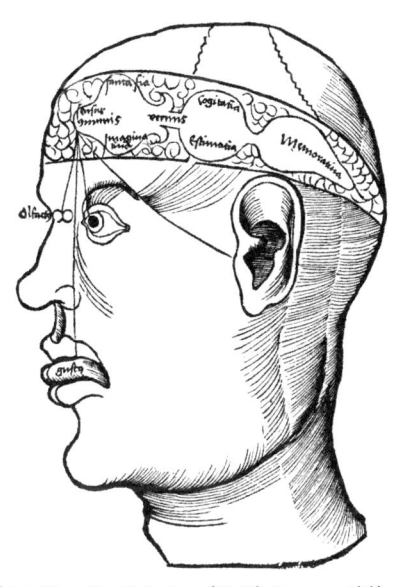

図5.1 「脳室人間」の図．ヴェサリウス（1543）は，この独特な図を彼自身が医学校の脳の授業に使用したと述べている．この図は，グレゴール・ライシュ Gregor Reisch によって 1503 年に出版された Margarita philosophica という本のなかにある．この本は文法と科学と哲学の集成物で，最初の現代的百科事典に相当すると考えられている．頭蓋骨には水平な"窓"があり，脳が見える．互いに連結した3つの空洞があり，それらは波状に曲がりくねった線（おそらく大脳回を示している）によって取り囲まれている．吻側の空洞すなわち部屋（現在の側脳室に相当する）の吻側端には sensus communis（共通感覚）と標記され，標準的な感覚のすべて（感覚器官からの線が示されている）がそこに集中している．この第1の脳室の尾側部には，fantasia（心象，イメージ）と imaginativa（想像）という文字がみえる．第1の脳室と第2の脳室との間の通路は vermis（虫）と標記され，これは室間孔（モンロー孔）を貫通して伸びる脈絡叢"弁"のことである．第2番目の脳室（現在の第三脳室に相当する）には cogitativa（思考）と estimativa（判断）と標記されている．この絵の第3番目の部屋すなわち脳室は現在の第四脳室に相当しており，memorativa（記憶）と標記されている．中央の脳室と尾側の脳室との間の通路（現在ではシルヴィウス Sylvius の中脳水道と呼ばれる）は標記されていない．ヴェサリウス自身が描いた脳の図としては図8.10を見よ．

動物電気に置き換えられ，そして今では電気的インパルスと神経伝達物質の組み合わせに取って代わられた．水力学系との類似性は，機械との類似性に置き換えられ，それから電話の配線盤との類似性に取って代わられ，そして今ではコンピュータとの類似性に置き換えられた！　数世紀にわたって，明

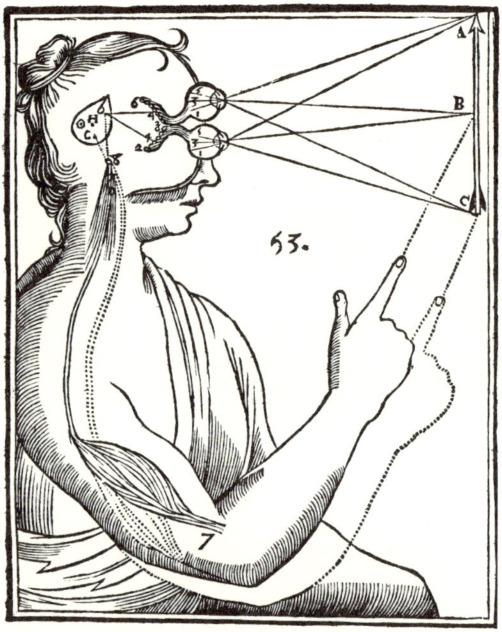

図 5.2 反射の原理を図解した最初の図．これは，ルネ・デカルトによって出版されたフランス語による 1664 年版『L'Homme：人間論』のなかの図である．『人間論』はフランス語で書かれたのであり，このフランス語版の編集は図を含めてすべてデカルト自身によって監修された．この本の最も早い版（認可されていなかった版）は，1662 年にラテン語の翻訳で出版されたのだが，そこにはまったく異なる図が載っている．

瞭に見て取れる傾向がある．それは，それぞれの時代に支配的であったテクノロジーの用語で脳機能を記述している，ということである．

　皆がガレノスのモデルを受け入れたわけではない．最も特筆すべきは，ルネサンス最初の偉大な生命科学者のアンドレアス・ヴェサリウスである（レオナルド・ダ・ヴィンチは別にして）．彼は革命的かつ才能のきらめきにあふれた傑作『Fabric of the Human Body：人体の解剖』(1543) の中で，脳室理論は支持できないしありそうもなく，神経は中空には見えないと述べた．実際，彼は本書の図 5.1 として複製されている，正にその絵図について嘲笑的に言及している．しかしながら，彼はそれに取って代わるような説明，理論，またはモデルを提供できなかった．第 3 世代の一般的理論の始まりはトーマス・ウィリス Thomas Willis を待たねばならなかった．彼は，神経系に関してのみ記述した最初の本『Cerebri Anatomie：脳の解剖学』を 1664 年に出版した．中世の間，脳の機能は脳室にあると考えられていたのだが，この本でウィリスは脳の機能を脳の実質そのものに移し戻したのである．同時に，彼は大脳核または基底核が（それらを「corpus striatum：線条体」と命名した

図5.3 マジャンディーの円環の図. この図は1666年のゲラルド・ブラシウスによる脊髄に関する最初のモノグラフから引用した. その Anatome Medullae Spinalis et Nervorum inde Provenientium の中で, ブラシウスはH型の脊髄灰白質とともに, 前根と後根を発見したことを報告した. 情報の流れる方向を示すために矢印を付け加えた. 略語：a 後根；b 前根；c 硬膜；d 脊髄神経節；e 後正中溝；f 前正中裂.

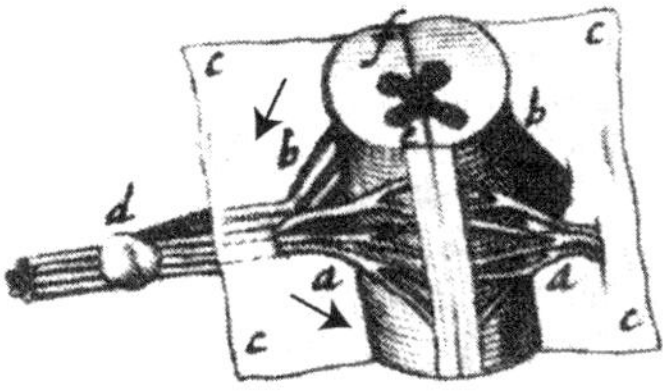

のは彼であった）さまざまな感覚の種類のすべてを受け取り, かくして"共通感覚（sensus communis）"に相当していることを示唆した. 彼はまた脳梁 corpus callosum が想像を生み出していること, 大脳皮質が記憶の座であること, そしてそれらが一緒になって随意行動 voluntary behavior を制御していることを示唆した. またこれとは対照的に, 不随意的行動と生命維持機能 vital functions は小脳によって制御されていることを示唆した.

結局のところただの憶測に過ぎなかったウィリスの仮説自体に劣らず重要なのは, 脳の実質そのものに注意が向け直されたことであった. 脳のさまざまな部分が, システムとして実際にいかに働いているかについては, 極度にあいまいなまま残された. なぜなら, 灰白質と白質との機能的違いさえも当時は知られていなかったからである. そのため, 記憶は大脳皮質の灰白質に, 想像力は皮質下の白質に割り当てることなどができたのである. 本当の突破口は, フランスの2人の偉大な実験家であるフランソワ・マジャンディーとマリー-ジャン-ピエール・フルーランの努力によって19世紀の前半に入ってからもたらされた. 我々はすでにマジャンディーに触れ, 議論した（第4章）. 1882年, 彼は「感覚情報は後根を通って脊髄に入るのに対して, 行動するために必要な筋肉への運動指令は, 前根を通って脊髄から出てゆく」ということを実験的に証明した.

マジャンディーの神経系においては, 感覚情報は一組の神経線維を通じて脊髄に入り, その影響は脊髄内で折り返されて, もう一組の神経線維を通じて脊髄から出て行き筋肉を制御する（図5.3）. 細胞レベルのメカニズムについては何も触れることなく, マジャンディーは感覚系と運動系は別物であること, また, 中枢神経系の中で両者は必須な相互作用をすることを証明した. 1830年代になって, 英国の神経生理学者の草分けであるマーシャル・ホール

Marshall Hall は，この神経系の配置を「reflex arch：反射弓」と命名した．これは，神経系の基本構築についてのすべての後続モデルにとって土台となる部分である．

　フルーランは，彼の師であるマジャンディーが脊髄について行ったことを脳について行い，彼らの結果はほとんど同時に発表された．フルーランは脳機能に関する最初の系統的な実験研究（脳の損傷実験 experimental lesions）に基づいて，「大脳半球は感覚機能と知性の座であり，小脳は運動機能の座であり，そして菱脳は生命維持の座である」と結論した．フルーランの名声は非常に大きくなったため，1840年までに彼はビクトル・ユーゴー Victor Hugo を破り，フランス学士院のただひとつの椅子を勝ち取った[3]．後に見るように，この学士院会員という彼の威光は，神経科学の発展にとって必ずしも良い影響をもたらさなかった．というのは，フルーランは自分自身の実験結果に基づいて，「大脳皮質における機能局在」という正当なアイディアに強く反対したからである．

　我々が考察してきた歴史においては，神経系の機能局在という主題が繰り返し現れている．実際に神経科学の歴史では，異なる機能を脳の別々の場所へ次第に正確に限局させていくこと以外には良い構築原理は考えにくいかもしれない．しかしながら19世紀の終わりに向かう頃，実験家達の仕事があるまったく新しい解釈を生み出したのであった．カハールを指導者とする小さいが優れた神経科学者のグループが，神経系の構築について遂に細胞説を完全に適用したのである．これがニューロンドクトリンである．その必然の結果としての機能的極性と，より単純な神経系に対してこれらを適用する方法に関しては，第2章の主題として論じた．ここから先は，脊椎動物の神経系，もっと具体的には哺乳類（ヒトを含む）の神経系の基本構築に，それらがどのように当てはまるかを見ていこう．

反射と行動の随意的なコントロール

　細胞説（ニューロンドクトリン）に基づいた，最初の神経回路の図式はカ

---

[3] 訳注；フランス学士院会員には定員があるので，欠員が生じたときに初めて新会員が選ばれる．

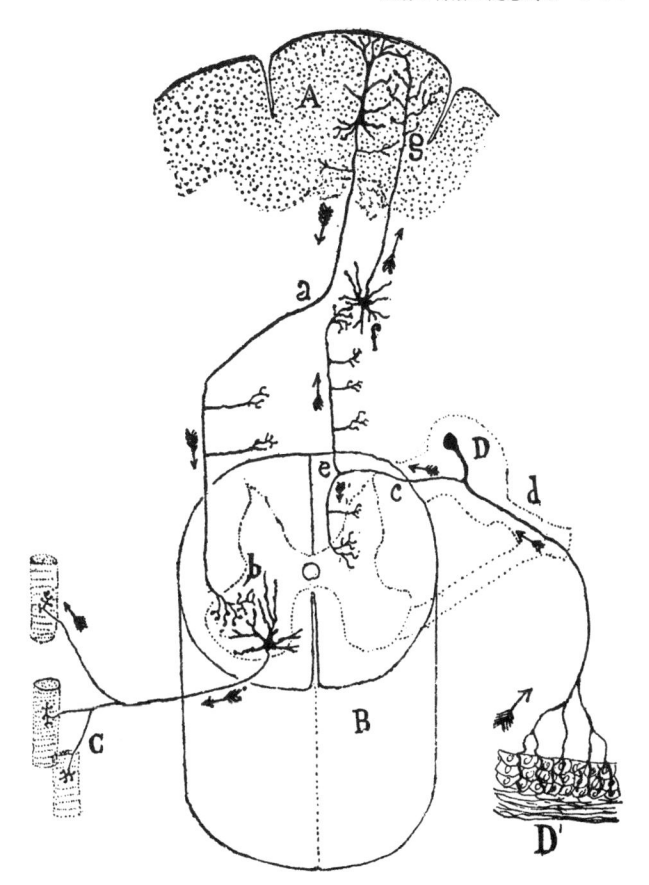

図 5.4 カハールは,ニューロン則に基づいた最初の反射回路図式を 1890 年に出版した.この図で彼は,皮膚(D′)からの感覚情報がどのようにして後根神経節の感覚線維(d)に沿って伝わり,そしてどのように根線維(c)を経て脊髄(B)に入るかを示した.感覚性の根線維は(e)で二股に分かれる.二股に分かれた下行性の枝から出た数本の側副枝は脊髄に終わり,二股の上行性の枝は延髄まで伸張し(f),そこで最終的には大脳皮質に情報を送る細胞に終わる(g)(カハールは,情報が視床で中継されることには気付かなかった).脊髄(b, B)への第 2 番目の入力(a)は,大脳皮質の錐体細胞(A)から起こる.感覚入力と皮質からの脊髄への入力は,横紋筋細胞(C)に軸索を伸ばしている運動ニューロンに影響を及ぼす.ゴルジ法による.S. R. Cajal, Les Nouvelles idées sur la structure du systèma nerveux chez l'homme et chez les vertébrés (Reinwalt: Paris, 1894) より.英語訳は次を見よ.N. Swanson and L. W. Swanson, New Ideas on the Structure of the Nervous System in Man and Vertebrates (MIT Press: Cambridge, 1990).

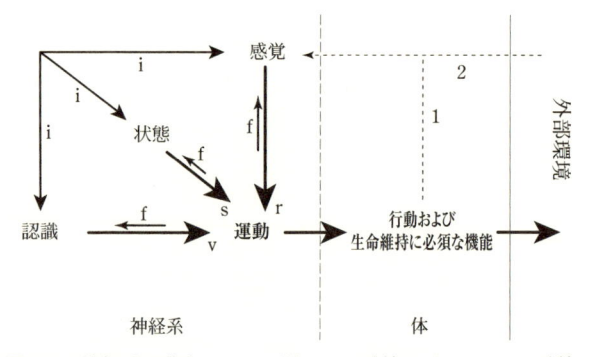

図 5.5 神経系の基本プランに関する 4 系統モデル．1 つの系統，つまり運動系だけが行動をコントロールする．言い換えると，行動は運動系出力の機能である．逆に，運動系は 3 種類の入力，つまり感覚系，行動状態系，認識系，によってコントロールされている．運動系への直接的な感覚入力は反射行動をもたらし（r；図 5.3 を見よ），認識系入力は随意的行動をもたらし（v），3 番目の系からの入力は行動状態のコントロールに影響をもたらす（s）．運動系は体の内部での生命維持に必須な機能に影響する（生理学的行動）とともに，骨格運動系を通じて外部環境に影響を及ぼす（行動）．これらの内部環境および外部環境に対する影響は，感覚性の信号によって神経系にフィードバックされる（それぞれ，1 と 2）．解剖学的な証拠によって，感覚系，行動状態系，認識系は互いに結合されていることが示唆されている（i）．また，全体としての運動系は，他の 3 つの系へ向けてフィードバック信号を供給していることも示唆されている（f）．

ハールによって 1890 年に出版された（図 5.4）．この図は，ある重要なやり方でマジャンディーとフルーランの両方の結果を説明する．脊髄の高さでは，脊髄神経節（後根神経節）の軸索が後根を通じて感覚情報を脊髄に伝える．この情報は，直接的に，あるいは別のニューロン（介在ニューロン）によって中継されて，運動ニューロンに行く．運動ニューロンの軸索は前根を通って脊髄を離れ，筋細胞を支配する．これによって，最も単純な反射弓について細胞レベルの設計構築が説明される．

　しかし，カハールは他に 2 つの根本的に重要な事実を観察した．第 1 は，大脳皮質に存在する心理的運動ニューロン psychomotor neuron[4] もまた脊

4）　訳注；運動野の錐体細胞を指す．

髄の運動ニューロンに軸索を送っていることである．したがって，脊髄の運動ニューロンは，実際には機能的に異なる少なくとも2つの軸索入力，すなわちシナプスをもつことになる．つまり，感覚ニューロンからの反射性の入力，および大脳皮質ニューロンからの随意的入力である．もう1つの根本的観察は，次のようなものであった．「一般的に，感覚情報は中枢神経系の中で二股に分かれ，一方は反射的反応を開始させる運動系に行く．そして他の一方は心理的運動ニューロンすなわち認識に関するニューロンに行き，随意的反応に影響を及ぼす」．この構成は図5.4に模式的に示されている．

カハールのモデルは，神経系の基本的構成に関してこれまで示されてきたモデルのうち，おそらく最も説得力があり簡潔なものであろう．そこで次に移る前に，このモデルについては少しばかり考察しておく価値がある．このモデルの第1の前提は（これまでは暗黙のものであったが，今や明白にしなければならない），運動系は行動を生み出すということである．言い換えると，行動は運動系の機能である．人物あるいは動物の行動を調べるとき，運動神経を介した筋肉骨格系への影響を我々は観察しているのである．第2の前提は，運動系には大きく2つの種類の機能的入力があるということである．つまり，末梢感覚すなわち反射レベルのもの，そして認識レベルすなわち随意レベルのもの，の2つである．前者は感覚神経に由来し，後者は究極的には大脳皮質に由来する．思うに，行動は状況に応じてどちらか一方あるいは両方によってコントロールされているのだろう．第3の前提は，感覚情報は2分されて運動系と認識系の両方に行くということである．運動系への直接的感覚入力は，それが十分強いときには不随意的な反射行動を生み出す．そして，大脳皮質からの入力は同じ行動を随意的に開始させる．どちらの場合においても，同一の運動ニューロンがその軸索を介して特定の筋肉を動かすことによって，その行動をコントロールしているのである．

洞察力の鋭い読者はお気付きかもしれないが，カハールの回路図（図5.4）における感覚ニューロン，運動ニューロン，心理的運動ニューロンは，図5.5ではもっと広い意味をもつ用語に置き換えられている．つまり，それぞれ，感覚系 sensory system，運動系 motor system，そして認識系 cognitive system である．このように分ける正当性については次章で議論するが，簡単に言うと，神経系の大部分は運動ニューロンをコントロールし，感覚情報を伝

え，また大脳半球を構成している系だと考えられるからである．しかし，なぜ"大部分"なのか？

行動状態のコントロール

より新しい最近の証拠によると，運動系には第3番目の種類の入力があり，これをカハールが提案した基本的配線図に付け加える必要がある．その第3番目の種類の入力とは，行動の状態をコントロールするような内在的な活動系である（図5.5）．当たり前でありながらしばしば無視されがちなのは，ほとんどの動物の活動パターンは，はっきりと昼-夜の周期に関係しているという事実である．そして哺乳類では，活動パターンは睡眠と覚醒のかなり規則的な周期によって支配されている．これは根本的に重要なことである．なぜなら，行動の全体的パターンは睡眠中と覚醒中では非常に異なるからである．言い換えると，感覚系と認識系から運動系に向かう情報の流れのパターンは，睡眠中と覚醒中では根本的に異なる．

つまり，脳回路全体の機能を，睡眠と覚醒という2つの非常に異なる状態にスイッチを切り換えるような，1つの神経系がある．そしてこの必然の結果として，この神経系は睡眠周期のさまざまな時期[5]の間や，起きているときのさまざまな覚醒レベルの間の軽度な違いを調整することも担っている．要するに，この神経系は行動状態をコントロールすることを担っており，その基本的な周期性は内在的に働いている生物時計によるのである．その周期性は，菱脳にある呼吸の内在的リズム発生装置 intrinsic rhythm generators や，心臓そのものの中にある拍動のための内在的リズム発生装置，などと原理的には同様なものである．

最近までは，脳の機能を刺激-応答関係という観点からのみで解析するのが一般的であった．この研究方法は，「behaviorism：行動主義」と呼ばれる心理学の学派によって特に擁護された．彼らは脳を受動的な機械として考えるのを好み，その機械は環境からの刺激が到着するのを待っていて，その刺激に対して適切な応答を引き起こすと想定していた．この研究方法が無視し

---

5) たとえば，深い睡眠の時期，そして急速眼球運動 rapid eye movement の時期．

ようとしたのは，脳が常に働いている生きた機械であるという事実であった．少なくとも3つの基礎的発見が行動主義者の土台を切り崩した．第1に，脳は眠っているときにも，起きていて活動的なときよりも多くはないにしても，実際には同程度の量の酸素を消費している．第2に，脳には内因的に生じる本来的に備わっている神経活動が大量にある．そして第3に，胚の運動系が発達して著しく活動的になる時期は，感覚経路が発達してその運動系への入力が確立する時点よりずっと早い（！）という事実がある．我々は第2章で，全部ではないにしてもほとんどのニューロンはあるレベルの"自発的 spontaneous"活動を示すこと，そしてこの"自発的"活動はシナプス入力によって高くあるいは低く調整されていることを指摘した．そして現在では，内在的なリズム発生装置も同じく存在し，そのうちのいくつかは行動状態をコントロールしていることが明らかになっている．

フィードバック

ノーバート・ウィーナー Norbert Wiener は彼の革命的な本『Cybernetics：サイバネティックス』でコントローラ controllers や，フィードバック feedback，そしてその他の多くのシステム論の根本的概念を正式に生物学に導入した．この本は，第二次世界大戦の終結直後に出版され，今日「computational neuroscience：計算論的神経科学」として知られている分野，およびそこから派生した実践的な分野の1つである人工知能を確立するのに主要な役割を果たした．前節で，行動状態のコントローラ behavioral state controllers という考えについて簡単に扱ったが，今ここで導入すべきは，神経系および行動の問題に適用されるフィードバックの概念である．先の2つの節で展開された基本プランを思い出してほしい（図5.5を見よ）．行動（運動系の出力）は，認識系 cognitive system，行動状態コントロール系 state control system，そして感覚系 sensory system の3つの種類の入力によって調節されている．これによって，システムあるいはモジュールは，行動配列の随意的，反射的，そして周期的な変調を可能にしている．しかし，何がこれらの系において活動を作り出しているのか？ そしてそれらの機能はどのように協調されているのだろうか？

感覚系は運動系への直接的入力源である．行動の結果が感覚系にフィードバックされることにより，マジャンディーの情報の流れの環を丸く閉じることができる（図5.5の左向きの点線矢印，図の一番上）．このように中枢神経系は，その動物がそのとき行っていることを常に知らされている．つまり，感覚系のフィードバックを通じて，行動記録を知らされている．将来の行動は過去の経験によって影響される．我々は成功と失敗から学ぶ．つまり，もし肯定的な経験ならば繰り返そうとするし，否定的経験ならば行うのを避ける．このように，我々は自分の行動からのフィードバックを使って，過去において何をしたかを記憶し，これから何をするかを計画する．そして，感覚情報は認識系と状態のコントロール系にも伝達され，それらの出力をも変えることができるのを忘れてはならない．

これが意味するのは，「覚醒状態では情報が感覚系から運動系，認識系，そして行動状態のコントロール系，へと常に流れており，この流れは行動の帰結によって調節されている」ということである．睡眠時では系の働き方はまったく異なる．睡眠時では，行動状態のコントローラは感覚系と運動系を抑制し，認識系には夢を見させたままにしておくのである．

神経系の構築が上述のような基本プランをもっていることは，膨大な解剖学的，生理学的，そして化学的な研究報告によって強く支持される．これらの研究はまた，「すべての系の機能は，それらの系の間を結ぶ組織立った結合によって調整されている」ということも明白に示している．感覚情報は他の3つの系にそれぞれ送られることはすでに指摘した．同様なことは行動状態のコントロール系についても当てはまり，この系からも他の3つの系に情報が送られている[6]．最後に指摘すべきなのは，認識系もまた他の3つの系のそれぞれに投射している証拠があるということである．簡潔に言うと，4つの系，つまり運動系 motor system，認識系 cognitive system，行動状態のコントロール系 state control system，感覚系 sensory system のすべては，双方向的に結合しているのだ（図5.5）．

---

[6] 活動電位という形で，あるいは多分，脳脊髄液を通じた"ホルモン"シグナルという形でも．

トポグラフィー対システム

　我々が今議論している神経系のモデルは，垂直に配置されていると考えてはならない．むしろ，水平に配置されていると考えた方がよい．このモデルは直線状（たとえば，吻側から尾側のような）でもなく，階層的（たとえば，高位から低位のような）でもない．そうではなくて，分散的で相互作用的なのである．3つの相互に作用する系が，運動系を，そして，したがって行動を制御している．逆に，これらの3つの機能系は外的な刺激と内的活動によって双方向的に制御されている．我々は，ネットワークを扱っているのであって，階層を扱っているのではない．

　これは間違った単純化ではないにしても，過度に単純な神経系の基本プランのように思えるかもしれない．しかし，もし既知の構造と機能を説明し，そしてもし将来の研究結果にも適合するならば，このモデルは神経系を説明するためには非常に有用でありうる．しかし，このモデルは前章で概略を述べた神経系の基本プラン，つまり，「神経管の壁の中で分化する脳の部域に基づいたプラン」とは明白な類似性がない．我々は今，異なるように見える2つの基本的神経系プランに直面しているのである．1つは，大脳半球，間脳，中脳，などのように「parts：部域，区域，部品」または「region：領域」に基づいたものであり，もう1つは，運動，認識，行動状態のコントロール，そして感覚といった「system：機能系，システム」に基づいたものである．これまでの章で記したように，これは解剖学における古典的な2項対立の問題である．つまり，部域または領域，すなわちトポグラフィーに対する機能系すなわちシステム，である．頭，胴，手足，などの体の領域を解剖し解析するのか，それとも，骨格系，筋肉系，消化器系，などの機能系を解剖するのかである．答えは，はっきりしている．両方の研究方法はともに価値がある．手という部分には明瞭な機能がある．しかし，手には多くの機能系の成分（骨格系や筋肉系など）もまた含まれる．

　しかしながら，図5.5はもう1つの問題点を提起している．実際の構造の写実的描画つまりリアルな解剖学的関係とは対照的なものとして，図5.5では高度に模式化された図が用いられている点である．この状況は，循環器系に関するハーヴェーのモデルと，心臓血管系の実際の構造構築を比較するこ

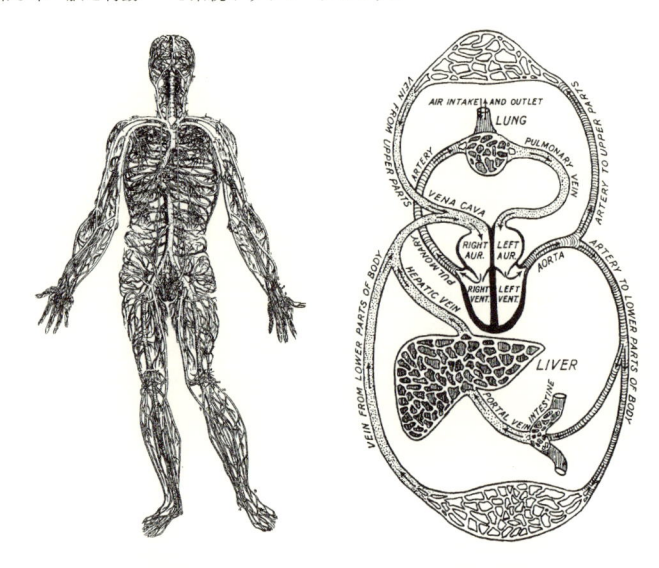

(a)構造図, 1543年　　　　　　　　(b)模式図, 1628年

図 5.6 心臓血管系を描くための構造的な (a), あるいは機能的な (b) 方法. 両者の方法は二者択一的である. 左の図は人間の動脈系の実際の構造を示しており, アンドレアス・ヴェサリウスの De humani Corporis fabrica libri septem (『ファブリカ』), 1543 からの図である. 右の図は機能的観点からみた心臓血管系を示す. これはウィリアム・ハーヴェーの 1628 年に出版された実験的研究に基づくものである. この図は C. Singer, The Discovery of the Circulation of the Blood (Bell: London, 1922; repr.: Dawson: London, 1956) から引用した.

とによく似ている (図 5.6). 一方は物理的に正確なもので, 他方は単純化された論理的に正確な図式[7] である. 繰り返すが, 両方の手法がともに有用で正当なのである.

とは言うものの, 詰まるところ, 中枢神経系 (あるいは神経系全体でさえ; 図 5.7) の基礎的トポグラフィックプラン (図 4.17) と基礎的システムプラン (図 5.5) との間の関係は簡単ではない. この難問については, それぞれの主要な神経システムについて述べる, 次章以降の 4 つの章で実際に主要な論点となるだろう.

---

7) これをハーヴェーは実験的に確証した.

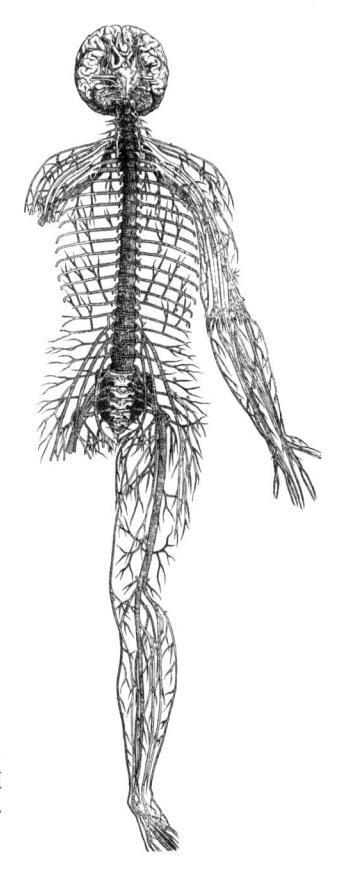

図 5.7 人間の神経系の全景．これもヴェサリウスの『ファブリカ』(1543) から引用したもの．脳の腹側から見た図を示す．脊髄は脊柱管の中に残っている．

全体の概観——個々それぞれの機能系の定義

アリストテレスから 2500 年が経過し，動物精気の活動を通じて体がいかに行動を作り出すかに関する一般的理論が創られ始めた．我々は現在，神経系が運動系を通じて行動を制御していると提案することができる．そして，その運動系はまた，3 つの系からの調和よく組み合わされた入力によって調整される．つまり，随意的なコントロールのための認識系と，反射的なコントロールのための感覚系，そして行動状態のコントロールのための内在的な系からの入力である．そして，細胞レベルでは，このネットワークを流れる情報[8]が，軸索とシナプスに沿って，それぞれ電気的および化学的な現象が

交互に起こることにより伝えられている．だが，これら4つの機能系と脳の基本的構造部域[9]との間の関係は何か？　この質問に対する答えは，4つの系をどのように定義するか，したがって機能系がどのように構築されていると考えるか，によって異なってくる．これについては以下の4つの章の主題となる予定である．これらの系を定義する流儀は，昔からの由緒あるものである．最初に最も容易な系を取り扱う．なぜなら，それらの構造的構成と機能的動態は最も良く理解されているからである．それから，あまりよく分かっていない系に次第に移り，最後に，何が説明されないままに取り残されているのかについて考える．

第5章のための読み物

1. Clarke, E., and Dewhurst, K. An Illustrated History of Brain Function: Imaging the Brain from Antiquity to the Present, second edition. Norman: San Francisco, 1996.
2. Clarke, E., and O'Malley, C. D. The Human Brain and Spinal Cord: A Historical Study Illustrated by Writings from Antiquity to the Twentieth Century, second edition. Norman: San Francisco, 1996.
3. Herrick, C. J. The Brain of the Tiger Salamander, Amblystoma tigrinum. Universty of Chicago Press: Chicago, 1948. これまで出版された書籍のうちで，おそらく最も包括的で首尾一貫した脊椎動物の神経系の基本プランが示されている．
4. Magoun, H. W. Early development of ideas relating the mind with the brain. In: G. E. W. Wolstenholme and C. M. O'Connor (eds.) The Neurological Basis of Behavior (CIBA Foundation Symposium). Churchill: London, 1958, pp. 4-27.
5. Manzoni, T. The cerebral ventricles, the animal spirits and the dawn of brain localization of function. Arch. Ital. Biol. 136: 103-152, 1998. 脳機能について最も長い間信じられてきた理論について，あなたが考える以上に多くを知ることができる．
6. Nauta, W. J. H., and Karten, H. J. A general profile of the vertebrate brain, with sidelights on the ancestry of cerebral cortex. In: F. O. Schmitt (ed.) The Neurosciences: Second Study Program. Rockefeller University Press: New York, 1970, pp. 7-26. 現代化され，さらに一般化されたヘリック様式の神経系の基本プランが示されている．
7. Sherrington, C. S. The Integrative Action of the Nervous System. Scribner: New York, 1906. 神経生理学と反射の階層的構築について述べた傑作；reprinted by Yale University Press in 1947.

---

8) これはフィードバックによって調整されている．
9) これは神経系が発生するのにしたがって定義されてくる．

8. Swanson, L. W. Cerebral hemisphere regulation of motivated behavior. Brain Res. 886: 113-164.
9. Wiener, N. Cybernetics: Or Control and Communication in the Animal and the Machine. Herman et Cie: Paris, 1948.
10. Williams, P. L. (ed.) Gray's Anatomy, thirty-eighth (British) edition. Churchill Livingstone: New York, 1995. 胚の局所解剖学と成体の機能解剖学に関する信頼できる概説.

第 6 章

運動系 ── 外的行動と内的行動の協調

中心器官[1]は，すべての神経の間の結合媒体，または神経による影響の指揮者として働いている．この器官は，運動神経が筋肉に収縮を起こさせようとするときに，神経活動の励振器すなわちモーターとしての役割を果たしている．このとき，その活動は無意識的な場合もあるし随意的な場合もある．

―ヨハネス・ミュラー Johannes Müller（1843）

脊椎動物では，2つの主な活動を区別できて，それは神経系構成の一般的プランを決定するものである．つまり，1つは外界に関連した活動であり，もう1つは栄養摂取と生殖の過程に関わる内部的活動である．

―J. B. ジョンストン Johnston（1906）

　定義によって，運動系は中枢神経系の出力である．あなたがキャンディーを食べるのを私がじっと観察しているとき，私は実際にはあなたの運動系における活動の結果を直接見ている．ちなみに，私が直接見ることができない活動もまた，運動系がコントロールしている．たとえば，嚥下や，消化器の蠕動運動，括約筋の運動，そして心拍．これとは対照的に，感覚系は中枢神経系に入力を供給するし，行動状態のコントロール系と認識系は中枢神経系に内在する．前章で，我々は基礎的な配線図式つまりプランの概要について要約した．すなわち，中枢神経における情報処理が運動系を介して行動を支配しており，その運動系は行動状態のコントロール系，認識系，感覚系によって制御されている．本章では，運動系の基礎的構成について運動系の中で

---

1) 訳注；中枢神経系を指す．

図 6.1 3 種類の運動系における運動ニューロンの基本的配列．略語：e 内分泌的作用；p パラクリン（傍分泌）的作用；s 骨格筋細胞または自律神経節細胞でのシナプス．

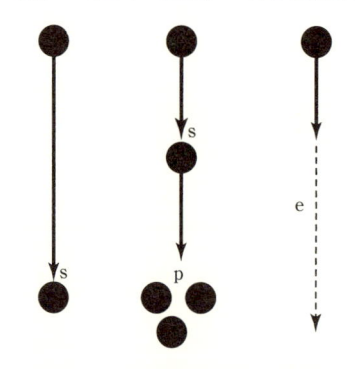

(a)体性：シナプス　(b)自律神経：パラクリン（傍分泌）　(c)神経内分泌：内分泌

の区別も含めて紹介する．その後に続く 3 つの章で，出力を制御している 3 つの機能系について同じように議論を続ける．本章の冒頭に引用したアメリカの先駆的な比較神経解剖学者，J. B. ジョンストンの文が触れているように，体の機能は伝統的に 2 つの主要なカテゴリーに分けられてきた．その 2 つとは，体性 somatic と臓性 visceral である．一方では"体"あるいは体性 soma があり，筋肉骨格系および外皮が一緒になって外界と関わっている．他方では，さまざまな内部の，多かれ少なかれ自律的な，消化，心臓血管系，生殖に関係するすべての臓性機能がある．

運動ニューロンの種類

ひと口に運動系と言っても，実際には 3 種類の運動系があり，それらは構造と機能の両面に関して非常に異質である（図 6.1）．これらの違いを理解するには，ヒドラ神経網における単純な運動ニューロンの定義（第 2 章）を思い起こすのがよい．運動ニューロンとは，その軸索を筋肉細胞，より正確には筋肉細胞の集団に送っているニューロンのことであった（図 2.6 を見よ）．脊椎動物で最もよく知られている運動ニューロンは脊髄の前角に存在し，それらの軸索を骨格筋細胞集団に送っている．骨格筋細胞 skeletal muscle cells とは筋肉を形成している細胞で，筋肉は関節を動かしたり，眼球のような他の特定の構造を動かしたりする．つまり，骨格筋は典型的には骨に付着

しており，随意的なコントロールも受けるが，同様に反射的にも活動化されうる．骨格筋細胞は，横紋筋細胞 striated muscle cells とか，体性筋細胞 somatic muscle cells，あるいは随意筋細胞 voluntary muscle cells とも呼ばれている．これらの用語の意味には微妙な差異があるのだが，我々の今の目的のためにはこれらの用語のどれを使っても本質的に差し支えない．

これらの体性運動ニューロンの軸索 somatomotor axon によって横紋筋細胞上に形成されるシナプス――このシナプスは「neuromuscular junctions：神経筋接合部」という――は，あらゆるシナプスのなかで最もよく解明されている．なぜなら，神経筋接合部では生理学的操作を非常に容易に直接的に適用できるからである．神経筋接合部は構造的にも化学的にも高度に分化しており，シナプス前膜とシナプス後膜の間に約 20-30 nm（0.00002-0.00003 mm）のかなりしっかりした隙間をもっている．この隙間はシナプス間隙 synaptic cleft と呼ばれ，間隙を挟む一方の膜から他方の膜に向かって神経伝達物質（アセチルコリンとその他）が拡散してゆき，筋収縮を引き起こすのである．シナプス後膜（筋細胞膜）に存在するアセチルコリン受容体は，南米の矢毒であるクラーレやその他多数の"神経ガス"によってブロックされる．アセチルコリン受容体はまた，重症筋無力症という病気では自己免疫抗体によって攻撃される．これらの場合に起こる筋肉の麻痺は，間違いなく神経筋接合部におけるアセチルコリン受容体のブロック，つまり不活性化の結果なのである．

第2番目の運動系である自律神経系 autonomic system は，内臓の神経支配に関わり，先に述べた体性運動系とは，2つの根本的なところで非常に異なる．第1に，自律神経系では2つの運動ニューロンが直列的につながっている．つまり，1つの運動ニューロンは，脳幹から脊髄にかけて存在し，もう一方は末梢の自律神経節に存在している．それぞれは，自律神経系の「preganglionic motoneurons：節前（運動）ニューロン」および「postganglionic motoneurons：節後（運動）ニューロン」と呼ばれる．第2に，自律神経系には「sympathetic system：交感神経系」および「parasympathetic system：副交感神経系」と呼ばれるまったく異質な2つの区分がある．大雑把に言えば，交感神経系は短い節前性の軸索と長い節後性の軸索をもち，節後性の軸索からは主要な神経伝達物質としてノルアドレナリンが放出される．そして，ス

トレスの多い状態が続く間に——つまり，環境からの脅威に対して"闘争かそれとも逃走か"の反応をしている間に——，全体として活動する傾向がある．これとは対照的に，副交感神経系は長い節前性の軸索と短い節後性の軸索をもつ傾向があり，節後性の軸索からは主要な神経伝達物質としてアセチルコリンが放出される．そして，副交感神経系は限局的に活動して，交感神経系の働きに拮抗する傾向がある——つまり，副交感神経系の働きは，体の回復に関わったり消化をコントロールする傾向がある．

血管を含むほとんどの内臓器官は，自律神経系によって二重の神経支配を受けている．1つは機能を刺激するもの，そしてもう1つは機能を抑制するものであり，これによって動的な均衡を作り出している．広く一般化して言うと，ほとんどの自律神経による神経支配は3種類の細胞に向けられている．つまり，平滑筋細胞 smooth muscle cells，心筋細胞 cardiac muscle cells，そして腺細胞 gland cells である．骨格（筋）運動ニューロンが横紋筋を制御する系であると定義されたのとまったく同様に，特定の機能をもった節後ニューロンにもさまざまな名前が用いられている．たとえば，自律血管運動ニューロン autonomic vasomotor neurons は血管を神経支配し，自律分泌運動ニューロン autonomic secretomotor neurons は腺細胞を神経支配している．

自律神経節 autonomic ganglia 自体においては，アセチルコリンが主要な神経伝達物質である．神経筋接合部と同様に，節後ニューロンの膜上に存在するアセチルコリン受容体が速いシナプス応答をもたらしている．すべてではないにしても，ほとんどの神経伝達物質受容体にはいくつもの種類あるいは変種が存在することが明らかになっている．神経筋接合部あるいは自律神経節に存在するニコチン性アセチルコリン受容体についても同様で，どちらの場所でもクラーレによって阻害され，偶然にもニコチンによって刺激される（ニコチン性という名前の由来）という点は共通ではあるが，やはり多くの変種がある．副交感性の節後ニューロンが内臓の標的に向けてアセチルコリンを放出するのに対して，交感性の節後ニューロンがノルエピネフリン[2]を放出しているという事実は，薬学の分野において広範で重要な意味をもってきた．なぜならこの点を利用して，内臓機能にさまざまに影響する薬物が

---

2) 訳注；ノルアドレナリンと同義.

数知れぬほど多く開発されてきたからである．1つだけ例をあげると，心拍は交感神経刺激によって増加し副交感神経刺激によって減少するのだが，心臓のアセチルコリン受容体およびノルアドレナリン受容体に作用するような薬物によっても，同様なことが起こるのである．

　第3番目の運動系に話題を移す前に，自律神経系の特徴を最後に記しておかねばならない．自律神経系では，その神経伝達物質は神経筋接合部のように特殊化したシナプスから放出されるのではない．神経筋接合部では，シナプス間隙が著しく狭いためにシナプス前細胞の軸索末端部からシナプス後細胞の受容部に1対1に情報が伝達されることが保証されていた．ところが自律神経系ではそうではなく，神経伝達物質が適切な受容体をもった細胞集団の近辺に放出される場合が頻繁にある．神経伝達物質はその受容体が見つかる所まで拡散していき，そこで初めて作用するのである．その距離は数十nmのレベルではなく，数万から数十万nmにも及ぶ．このような配置は，血管の交感神経支配では特に明瞭である．この場合，神経伝達物質はホースで木に水をやるように放出されるのではなく，むしろ，庭にある"スプリンクラー"が周りに散水するように放出されるのだ．

　第3番目の運動系，神経内分泌系 neuroendocrine system は視床下部にその中心があり，そのすぐ下（腹側）に存在する下垂体 pituitary gland をコントロールしている．ここでもまた2つの主要区分があり，この場合には，「magnocellular division：大細胞部」と「parvicellular division：小細胞部」と呼ばれる．大細胞部は視床下部の分泌運動ニューロンからなっている[3]．大細胞部のニューロンは下垂体の後葉 posterior lobe of the pituitary gland に軸索を送り，そこで神経伝達物質を血液中（一般的な体循環）に直接放出して，さまざまな種類の組織と器官に対して古典的なホルモンとして作用する．ホルモンというのは，血液中に分泌され，血液循環によって体中に分布するようになる分子のことである．そしてホルモンは，もし対応する受容体があるならば，どんな組織にでも作用する．内分泌学 endocrinology という学問は，ホルモンを分泌する腺やそれらのホルモンが標的組織に及ぼす影響について研究する．神経内分泌系の小細胞部は，視床下部の分泌運動ニューロンとは

3）　訳注；室傍核と視索上核などを指す．

別の細胞集団からなるのだが[4]，視床下部基底部にある下垂体茎 pituitary stalk[5] に軸索を送っている．そこで，つまり下垂体正中隆起 median eminence では，これらのニューロンは下垂体の前葉 anterior lobe of the piyuitary gland にホルモンを運ぶ静脈系[6]に神経伝達物質／ホルモンを放出する．そして次に，これらの小細胞部の神経伝達物質／ホルモンは，きわめて重要な下垂体前葉ホルモンの分泌をコントロールする．下垂体前葉ホルモン群は古典的な5種類の細胞によって合成されるが，これらについては後の節で論ずる予定である．

神経内分泌系の分泌運動ニューロンは，血液を通じてその影響を及ぼしているのに注意して欲しい．原理的に言うと，分泌運動ニューロンは適切な受容体を発現している体中のあらゆる細胞に影響を及ぼしうる[7]．分泌運動ニューロンの軸索終末からのホルモンの影響は体中で発揮されるのだが，これは体性運動ニューロンが神経筋接合部で放出するアセチルコリンの信じられないほどの一点集中的な影響[8]とはまったく逆である．ところで，自律神経系の節後神経の終末は上述の2つの場合の中間的な範囲で（数百 μm），限られた細胞集団に作用する傾向がある．この仕組みは，"パラクリン paracrine（傍分泌）" と呼ばれてきた．これは，一方で内分泌 endocrine（すなわちホルモン）と，他方で古典的なシナプスと呼ばれるもの[9]と，対比的な用語である（図6.1）．

体性運動系についての序論——屈曲

体性運動系 somatomotor system は，我々が普段目にするような人々の行動を引き起こす．話すことは喉頭筋群のコントロールを，読むことは非常にパターン化されたやり方で目を動かすのを，手を差し出すこと reaching は

---

4)　訳注；弓状核を指す．
5)　訳注；漏斗 infudibulum ともいう．
6)　訳注；下垂体門脈系 hypophysial portal system のこと．
7)　もちろん，神経伝達物質／ホルモンの濃度が十分高いと仮定して．
8)　アセチルコリンは 0.02 μm の隙間を横切り，数平方 μm 程度の面積をもつ膜部分に限局的に作用する．
9)　訳注；神経筋接合部など．

腕と手の運動コントロールを，それぞれ伴うなどである．この系の基本的メカニズムはあらゆる人にとって馴染み深い．つまり，骨の作る骨格系というものがあり，それが骨に付着している筋肉によって動かされる．例をあげるために，あなたの腕を真直ぐに伸ばし，それから屈曲 flexion と伸展 extension を数回やってみてほしい．屈曲は腕の"屈側 on the top"に存在する上腕二頭筋によって行われ，それに対して，伸展は腕の"伸側 on the bottom"に存在する上腕三頭筋によって行われる．これらの筋肉は一緒に働いて，「elbow joint：肘関節」と呼ばれる関節を軸として，手と前腕全体を1つのものとして動かしている．上腕二頭筋と上腕三頭筋は，前腕を屈曲あるいは伸展させる拮抗筋 antagonistic muscles である．この配置がいかに働いているのか，つまりこの行動がいかに成立しているのかについて，もう少し考えてみよう．

　腕が休んでいるときも，実際にはすべての筋肉に緊張 tension がある．事実，正常状態で覚醒しているときには，すべての筋肉は若干は収縮しているのである．つまり，筋肉には正常な緊張（反応）状態（トーン tone）がある．このトーンは実際には，感覚運動性の"固有 proprioreceptive"反射によってコントロールされている．この反射は，骨格筋運動ニューロンから筋肉への入力の"バックグラウンド"レベルを設定するのを助けている．このような状況によって，骨格筋運動ニューロンから筋肉への入力は，増加させることも減少させることもどちらも可能となる．つまり，筋肉の緊張が増加するかそれとも減少するかは，他の3つの機能システム（行動状態のコントロール系，認識系，感覚系）からの入力によって，そのいずれにもなりうるのだ．

　上腕二頭筋は筋細胞が数千集まった束であり，それらの筋細胞は，脊髄の特定の高さの前角に存在する体性運動ニューロンの集団によって神経支配されている．運動ニューロンプール motoneuron pool とは，「ある特定の筋肉を神経支配しているニューロンの1セット」と定義される．典型的には，運動ニューロンプールはただ1つの筋肉のみを支配する——つまり，複数の筋肉に行くような，軸索の枝分かれによる分散はほとんどあるいはまったくない．これとは対照的に，1つの運動ニューロンの軸策は，典型的には特定の筋肉の内部で枝分かれし，複数の筋細胞（筋線維と呼ばれる）を神経支配する．このような運動ニューロンと筋線維の関係に基づいてチャールズ・シェ

リントンが定義した運動単位 motor unit とは，1個の運動ニューロンとその運動ニューロンによって支配される1セットの筋線維群を指す．成体の哺乳類では，ただ1つの運動ニューロンがそれぞれの筋線維に結びついている．このようにして，神経系はある筋肉をコントロールしている．すなわち，その筋肉だけを専従的に支配している運動ニューロンプールの活動を調節することによって筋肉をコントロールしている．たとえば，左側の前腕の屈曲は，左の上腕二頭筋を支配する運動ニューロンプールの活動が増加することによって引き起こされるのだ．

単純な生理学的な実験をすると，屈曲は考えていたよりはるかに興味深いことが分かる．上腕二頭筋が収縮するとき，同時に上腕三頭筋は常に弛緩する．そして逆の場合も同様で，上腕三頭筋が収縮するとき，上腕二頭筋は弛緩する．これが意味するのは次のようなことである．上腕二頭筋の運動ニューロンプールが刺激され屈曲するとき，上腕三頭筋の運動ニューロンプール[10]は抑制され，もちろんそのため収縮は弱まる（上腕三頭筋は弛緩する）．同様にして，上腕三頭筋の運動ニューロンプールが刺激されたときには，上腕二頭筋の運動ニューロンプールが抑制される．この仕組みが拮抗筋を弛緩させるので，収縮している間その動きの効率を最大限にすることができる．この仕組みを生み出す神経メカニズムは，拮抗筋の「reciprocal innervation：相反性神経支配」と呼ばれる．

これまでの議論で明らかなのは，運動系が行動をコントロールする仕組みには以下の2つの基本的な特徴があることである．1つは，個々の運動ニューロンプールはそれぞれ別々の筋肉をコントロールしていること，そしてもう1つは，あらゆる自然な運動には複数の運動ニューロンプール（つまり，複数の筋肉）の調和された活動が関わっていることである．運動ニューロンプールの調和された活動がどのように行われるのかを考察する前に，体性運動ニューロンプールの全体的な分布について少し考えてみることにしよう．

---

[10] 上腕二頭筋のものとは異なる運動ニューロン群からなる．

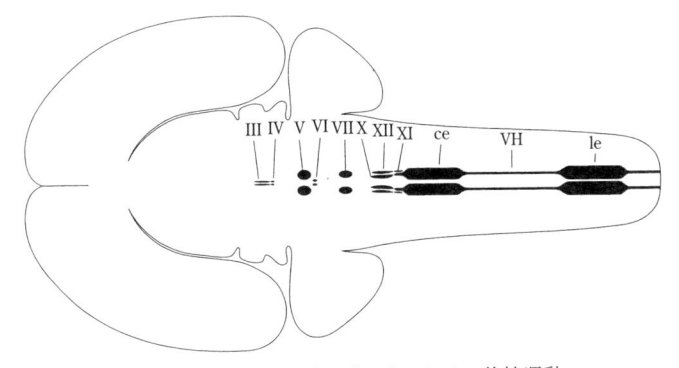

図 6.2 ラットの中枢神経系の平面地図上における体性運動ニューロンプールの分布（図 4.17 を見よ）．略語：ce　脊髄頸膨大；III　動眼神経核；IV　滑車神経核；le　脊髄の腰膨大；V　三叉神経運動核；VH　前角；VI　外転神経核；VII　顔面神経核；X　疑核（迷走神経の）；XI　脊髄の副神経核；XII　舌下神経核．

体性運動ニューロンプールの分布

運動系については1つの岩の如く強固な土台があり[11]，運動系の解明はその上に組み立てるべきである．その土台とは，中枢神経系における運動ニューロンプールの全体的分布に関するものである．具体的には，体性運動系の運動ニューロンプールはすべて脊髄，菱脳，および中脳のみに存在する（図6.2）．

体性運動ニューロンのカラム column（柱状構造物）は，縦走的に連続して脊髄の全長に広がっている．これら大型で多極性の運動ニューロンは，脊髄灰白質の前角（第4章を見よ）に局在しており，屈筋に対する運動ニューロンプールは，伸筋に対する運動ニューロンプールより背側に配列される傾向がある．四肢に関係する脊髄の高さ[12]では，さらに組織化された配列がある．つまり，手の筋肉に対する運動ニューロンプールは脊髄の外側に，そして，胴体に近い筋肉ほど，脊髄のより内側に位置する運動ニューロンプールによって支配される傾向がある（図6.3）．

---

11) システム神経科学における数少ない強固な土台の1つ．
12) 上肢に対しては脊髄の頸膨大 cervical enlargement，下肢に対しては脊髄の腰膨大 lumber enlargement．

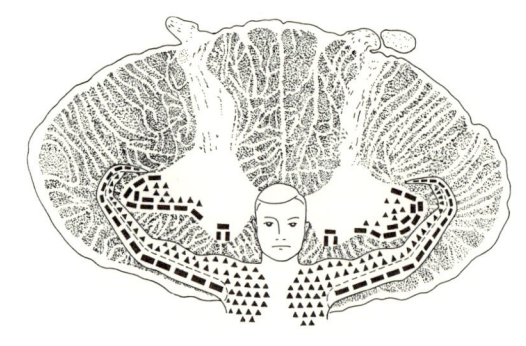

108　第6章　運動系——外的行動と内的行動の協調

図 6.3　体性運動ニューロンプールの局所対応的な分布．人間の脊髄横断切片でみた様子がこの図で描かれている．E. C. Crosby, T. Humphrey, and E. W. Lauer, Correlative Anatomy of the Nervous System (Macmillan: New York, 1962, p. 73) より．

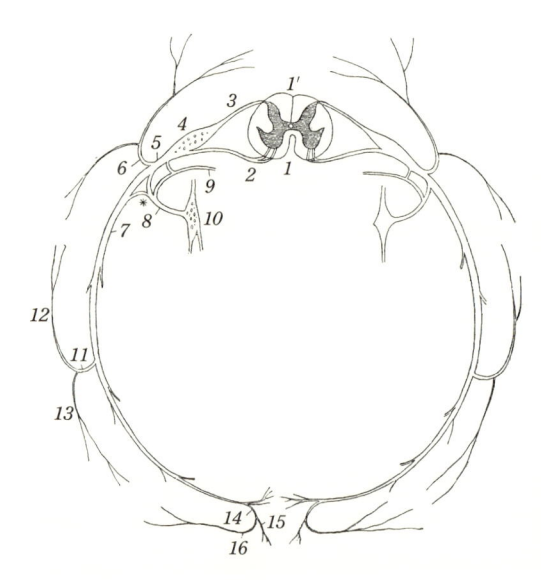

図 6.4　人間の胸部の1分節での神経系の配置．この高さでは，中枢神経系は脊髄の横断面として存在し，末梢神経系は脊髄神経，後根神経節，交感神経節，などとして存在する．図 3.3, 4.13, 5.3, 5.4, 5.7, 6.12 と比べよ．略語：1　前正中裂；1′　後正中溝；2　前（運動）根；3　後（感覚）根；4　後根神経節；5　脊髄神経（共通幹）；6　脊髄神経の後枝；7　脊髄神経の前枝；8　交通枝；9　硬膜枝；10　交感神経節；11　外側皮枝；12　外側皮枝の後部；13　外側皮枝の前部；14　前皮枝（これは 15 の内側部と 16 の外側部に分かれる）．L. F. Barker, The Nervous System and Its Constituent Neurons (Appleton: New York, 1901) より．

　奇妙なことに，脊髄前角の運動ニューロンが脊髄の全長にわたって連続的に分布しているのに対して，これらの軸索は集合して不連続に分布する前根になり（図 5.3），最終的には後根と合流してやはり不連続に分布する脊髄神経 spinal nerves になる（図 6.4，および第 9 章を見よ）．脊髄神経の数は種によって異なり，たとえば，ヒトでは 31 対，ラットでは 34 対ある．このような脊髄神経の規則的配列を見ると，発生初期の脳で非常に明瞭であった神経

分節（第4章）に対応するものが脊髄にもあり，その脊髄の分節性のために前根が不連続になるのではないかと思うに違いない．しかし，最近の知見はそうではないことを示している．最近の研究によると，運動ニューロンの軸索が束ねられて不連続な前根になるのは，体壁自身の発生初期の分節性のためであることが非常にはっきりした．軸索は胚体の分節の特定の場所に（具体的には体節の吻側半分に）伸びるのである．このことは，体の胸部における肋骨，それらに伴う筋肉[13]，肋間神経の規則的配列を思い出せば理解するのが容易である（神経に関しては図5.7と図6.4を見よ）．

脳幹の体性運動ニューロンプールは，その軸索を脊髄神経ではなく脳神経 cranial nerves に送っているが，これは必ずしも意味のある相違ではない．頭と頸部の発生は，体の他の部分に比べるとはるかに複雑である．横紋筋を支配しているそれぞれの脳神経に関しては，少なくとも成体では，解剖学的に分離している運動ニューロンプール（あるいはプール集団）がそれぞれ存在する（図6.2）．神経科学者は，若干の無理やその場しのぎをしつつも，あらゆる脊椎動物に「12対の脳神経の枠組み」を何とか当てはめてきた．この「12対の脳神経」は，1778年にサムエル・トーマス・フォン・ゼムメルリング Samuel Thomas von Sömmerring が医学校に提出した学位論文によって最初に提案された方式である．それでは，これらの脳神経のうちどれが体性運動系の成分なのだろうか？

成体で，体性運動ニューロンプールを吻側から順にあげていくと，まず最初にくるのは，眼球の運動をコントロールする6個の筋肉[14]を支配する3対の脳神経である．動眼神経 oculomotor nerve（第III脳神経）は，これらの外眼筋のうちの4個を支配しているので，動眼神経を出す細胞群（動眼神経核 oculomotor nucleus）は4つの運動ニューロンプールを持っている．これとは対照的に，滑車神経 trochlear nerve（第IV脳神経）と外転神経 abducens nerve（第VI脳神経）は非常に単純である．つまり，それぞれの脳神経は単一の外眼筋を支配し，脳幹に存在している対応する運動ニューロンプール——それぞれ，滑車神経核 trochlear nucleus および外転神経核 abducens nucleus にある——もそれぞれ1つずつしかない．動眼神経核とその神経，

---

13) 訳注；肋間筋など．
14) 訳注；1側の6個の外眼筋のこと．

および滑車神経核とその神経は中脳に存在するのに対して,外転神経核とその神経は中脳の隣,つまり橋の吻側端に存在する.「これら3セットの神経の活動がいかに調整されて,左右2つの眼球の調和した運動を作り出しているのか？」という疑問については,次の節で立ち戻って議論する予定である.この問題は,拮抗筋の相反性神経支配（前節に述べた）のメカニズムと原理的には同様なものである.

噛むための筋肉,もっと一般的に言うと顎を動かすための筋肉は,三叉神経 trigeminal nerve（第Ⅴ脳神経）の強大な運動核によって支配されている.三叉神経運動核は橋に存在し,その軸索は三叉神経の運動根を通じて伸びている.次の顔面神経核 facial nucleus は橋の尾側あるいは延髄の吻側に（または,その両方に）存在し,顔面神経 facial nerve（第Ⅶ脳神経）を出している.顔面神経は,人間の非音声的コミュニケーションに,特に感情の状態を表現するのにとび抜けて重要な役割を果たしている[15].しかし顔面神経は,たとえば唇の筋肉を神経支配しているために,あらゆる哺乳類にとっても大変重要である.唇の筋肉が麻痺すると食べ物が口からこぼれやすくなるので,多くの動物は上手に食べることができなくなる.歯医者が"口"（口唇を含む）を麻酔したとき,その後の苦労を思い浮かべて欲しい！　発生学的観点からいうと,三叉神経運動（咀嚼）核 motor trigeminal (masticatory) nucleus は第1咽頭弓（第1鰓弓）の筋肉を支配し,顔面神経核は第2鰓弓の筋肉を支配している（図4.2と図4.4を参照）.

次に,奇妙な名前を持つ運動細胞集団,つまり疑核 nucleus ambiguus[16] がある.この核の一部には,2つの異なる脳神経に軸索を出す骨格筋運動ニューロンプールがあるという点で,この核は構造的にも普通ではない.2つのうち吻側のプールは茎突咽頭筋 stylopharyngeus を支配し,その軸索は9番目の脳神経（舌咽神経 glossopharyngeal nerve）を通る.茎突咽頭筋は嚥下と発語のときに咽頭を持ち上げるのを助ける小さな筋肉である.しかしながら,疑核のもう1つ（尾方）の骨格筋運動ニューロンプールは,体の中で最も複雑かつ重要な神経の1つである迷走神経 vagus nerve（第Ⅹ脳神経）に

---

15) 訳注：顔面神経は,顔の皮膚を動かし表情を作るのに働く「表情筋」を神経支配しているため.

16) 古い時代には同定するのが困難だったため,"疑核"という名前になった.

図 6.5 運動系における最終共通路（FCP）の概念．略語：C 神経系のセンター；E 効果器；R1 と R2 受容器 1 と 2；1 入力；2 出力．C. J. Herrick, An Introduction to Neurology（Saunders: Philadelphia, 1915）より．

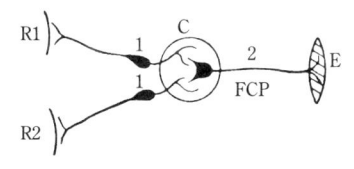

その軸索を送っている．迷走神経に軸索を伸ばす疑核の骨格筋運動ニューロンプールは，喉頭を支配しているためにヒトでは発語を成立させている[17]．それに加えて，この骨格筋運動ニューロンプールは咽頭収縮筋を支配している．咽頭収縮筋は，反射的なコントロールを受ける嚥下運動の後半部において不可欠な構成要素である．舌咽神経の運動成分は第 3 鰓弓を走り，それに対して迷走神経は残りの第 4 以下の鰓弓にその運動神経を伸ばしている．

最後の最も尾側の 2 つは，伝統的には脳神経に関連する運動核とされているが，少し混乱している．そのうちの 1 つは脊髄から出る副神経 accessory nerve[18] の運動核である．この核は，第 5 頸神経ぐらいまでの頸部脊髄の前角に 2 つの運動ニューロンプールを持っていて，そこから出る神経は首と肩にある 2 つの筋肉（胸鎖乳突筋 sternocleidomastoid と僧帽筋 trapezius）を支配する．これとは対照的に，舌下神経核 hypoglossal nucleus は，延髄の尾側領域にはっきりと存在し，舌の美しく構成された筋にその運動神経を伸ばしている（第 XII 脳神経，舌下神経 hypoglossal nerve）．

中枢性パターンジェネレータ——運動ニューロンプールのセット

前の節では運動ニューロンプールを扱ったが，非常に素直で確定的な記述であった．その理由は単純で，体性運動系の神経を作り出すこれらのニューロン群の基本的構造と機能的構築については，非常によく理解されているからである．シェリントンは，これらの運動神経を運動系の"最終共通路 final common pathway"と呼んだ．なぜなら，これらの運動神経は複数の入力をまとめ，行動への直接的な出力路となるからである（図 6.5）．これとは対照的に，最終共通路以外の運動系については，その神経解剖学的な知見はあい

---

17) 訳注；発声の際に働く喉頭筋群を支配しているため．
18) 脊髄から出るが，第 XI 脳神経と呼ばれる．

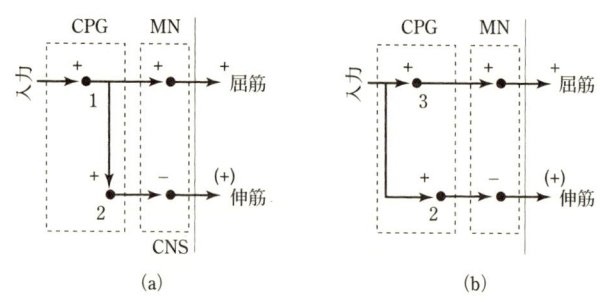

図 6.6 屈筋と伸筋の相反性神経支配を説明するための2つの神経回路モデル．モデル (a) では2つの連結した介在ニューロン (1, 2) があり，単純な中枢性パターンジェネレータ (CPG) を作っている．モデル (b) にも2つの介在ニューロン (2, 3) があるが，この場合には入力は2, 3の両方に直接入っている．(a) (b) において，1つの介在ニューロンは興奮性＋で，もう1つは抑制性－である．略語：CNS　中枢神経系；MN　運動ニューロン；(＋)　括弧付きの＋は興奮の程度が低いことを示す．

まいだったり，仮定的なものがほとんどである．最終共通路以外の運動系とは，最終共通路のパターン化された出力を直接コントロールするための，階層的に構成された神経ネットワークを指す．そして現時点では，すべての話題は無秩序な用語によってしか記述できない状況にある．しかしありがたいことに，命名法を別として，その一般的な機能構成についてはそれほど多くの論争はないように思える．

我々が知っているのは，運動系が絶えず変化する活動パターンを作り出しているということである．その活動パターンを作るには，体の左右それぞれの側にある数百の筋肉活動を，多かれ少なかれうまく調整する必要がある．このことが"中枢性パターンジェネレータ central pattern generators"という概念，そしてそれに関連する多様な概念，たとえば中枢性リズムジェネレータ central rhythm generators などを生み出した．これから詳しく見ていくが，実験的証拠が指し示していることは次のことである．運動系は本質的には中枢性パターンジェネレータ central pattern generators，中枢性パターンイニシエータ central patten initiators，そして中枢性パターンコントローラ central pattern controllers の階層的なネットワークとみなすことができる（図 6.6 および図 6.7）．そして，最終共通路 final common pathway は階

(a) 運動系の階層

中枢性パターンコントローラ／中枢性パターンイニシエータ／中枢性パターンジェネレータ／運動ニューロンプール／行動

(b) 体移動行動

体移動パターンコントローラ（視床下部の体移動領域）／体移動パターンイニシエータ（中脳の体移動領域）／体移動パターンジェネレータ（脊髄）／体性運動ニューロンプール（脊髄）／体移動

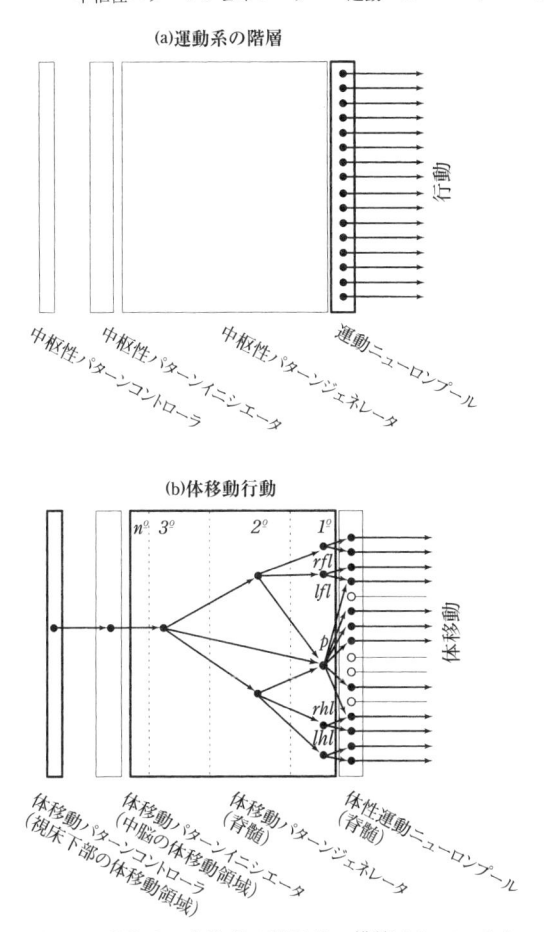

rfl, lfl, p, rhl, lhl

図 6.7 運動系の中核部は階層的に構築されていると考えられる．(a) は運動ニューロンプールが最下部にあり，行動をコントロールしていることを示す．(b) は特別な体性運動，つまり体移動行動を制御している神経系の基本的構造を示す．脊髄の体移動パターンジェネレータ自身のなかに中枢性パターンジェネレータの階層があるのに注意．略語：lfl　左前肢運動ニューロンプール；lhl　左後肢運動ニューロンプール；p　姿勢運動ニューロンプール；rfl　右前肢運動ニューロンプール；rhl　右後肢運動ニューロンプール．

層の最下部に，すなわち中枢性パターンジェネレータのすぐ下にある．このように，階層の最も下のレベルは運動ニューロンプールによって占められている．これらをピアノの鍵盤として考えてみよう．1つの運動ニューロンプールは音（キー）を（多少とも大きく）出し，いくつかの特定の運動ニューロンプールのセットは和音（コード）を（多少とも正確に）出し，などと続き，最終的には行動の交響曲が奏でられるのだ．

議論を始めるにあたって，前節で議論した現実に働いている運動，すなわち肘関節を中心にした前腕の屈曲と伸展に戻ろう．上腕二頭筋の運動ニューロンプール[19]が興奮すると腕は屈曲し，同時に上腕三頭筋の運動ニューロンプール[20]は，拮抗筋（上腕三頭筋）の相反性抑制のメカニズムによって抑制されることを思い起こしてほしい．言い換えると，屈曲運動ニューロンプールへの興奮性神経入力は，実際には屈筋と伸筋の両方が関わるパターン化された運動応答を作り出す．このようなパターンを作り出すような神経メカニズムこそが，中枢性パターンジェネレータと定義される．

中枢性パターンジェネレータの1つの単純なモデルが図6.6（a）に示されている．これは，実験的証拠に矛盾しないような，拮抗筋の相反性抑制を制御する中枢性パターンジェネレータのモデルである．我々はあえて"モデル"という．なぜなら，脊髄の組織切片を顕微鏡下で観察しても，最も単純な中枢性パターンジェネレータさえも，それを形成しているニューロンがどれであるかを未だに的確には指摘できないからである．これは，脊椎動物の神経系の機能を説明しようとする場合，我々の理解が驚くほど初歩的な段階に留まっていることを示している．大雑把に言うと，「すべての哺乳類の体性運動ニューロンは，神経伝達物質であるアセチルコリンを放出することによって筋の収縮を引き起こすという点で類似している」ということだけは分かっている．ある筋肉が弛緩するとき，それは抑制性の神経伝達物質を通じて積極的な抑制がかかるからではなく，興奮の程度が低くなるためである．つまり，上腕二頭筋が収縮するときに上腕三頭筋が弛緩するのは，その運動ニューロンプールが抑制性の介在ニューロン（図6.6（a）の中の2）によって抑制されるためである．この抑制性の介在ニューロンは，相反性抑制のため

---

19) これは脊髄の頸膨大の前角にある．
20) これは上腕二頭筋の運動ニューロンプールの腹側にある．

に働いている中枢性パターンジェネレータの一部分である．残りの部分は興奮性の介在ニューロンである（図 6.6（a）の中の 1）．この介在ニューロンは入力（興奮性の）を受け，それから出力を屈筋運動ニューロンおよび抑制性介在ニューロンに中継する．

　図 6.6（a）は重要で，完全に理解すべきである．なぜならこの図は，興奮性と抑制性の神経結合ネットワークという観点から，神経メカニズムをどのように解析し記述するかを示す 1 つの単純な例だからだ．情報は軸索に沿って 1 方向に流れる[21]．このモデルにおけるもう 1 つの仮定は，「ある特定のニューロンから生じている軸索とその側副枝のシナプスからは，同一の神経伝達物質[22]が放出されている」というものである．これは，ヘンリー・デール Henry Dale の名前にちなみ，「Dale's principle：デールの法則」と呼ばれている．彼は 20 世紀におけるおそらく最も偉大な生理学者-薬理学者で，シナプス伝達が化学的になされるという理論を確立した功績により，1936 年にオットー・レーヴィ Otto Loewi とともにノーベル賞を受賞した．デールの法則は，図 6.6（a）の介在ニューロン 1 でよく見て取ることができる．介在ニューロン 1 は，屈筋運動ニューロンおよび抑制性介在ニューロン 2——これによって，伸筋運動ニューロンを抑制し，伸筋を弛緩させる——の両方を興奮させている．最後に注意すると，図 6.6（a）は，中枢性パターンジェネレータである 2 つのニューロンと，2 つの異なる運動ニューロンから構成される 4 つのニューロン間の結合モデルとして見ることができるかもしれない．しかしながら，実際には図 6.6（a）は 4 つのニューロン集団のモデルなのである．屈筋および伸筋運動ニューロンプール集団，そしてそれに対応する興奮性（1）および抑制性（2）の介在ニューロン集団である——これらの介在ニューロン集団は，運動ニューロンプールを支配する中枢性パターンジェネレータのネットワークを作っている．このように，図 6.6（a）は本当のところは「minimal circuit：最小回路」をあらわす抽象概念なのだ．この最小回路は実験データを説明し，今まさに考察している課題（相反性抑制）を遂行しうる．図 6.6（a）における入力は，1 つの興奮性介在ニューロンに入り，屈筋

---

21) 細胞体と樹状突起から離れる方向に流れる．細胞体と樹状突起は図を単純にするため黒丸で一緒に表した——第 2 章で議論した機能的極性の原理による．
22) 実際には複数の神経伝達物質の混合物．

運動ニューロン（プール）に直接的には入っていない．この事実は実験結果に基づいているのであって，何らかの推測的な仮定に基づいているものではない．

　中枢性パターンジェネレータのネットワークがどのように構成されているかについての，別のモデルが図 6.6（b）に示されている．この図においても，屈筋運動ニューロン（プール）を支配している興奮性介在ニューロン3と伸筋運動ニューロン（プール）を支配している抑制性介在ニューロン2がある．このモデルで違うところは，抑制性介在ニューロンを支配しているのは，興奮性介在ニューロンの軸索側枝ではなくて，入力線維から直接分かれる軸索側枝だという点である．ある特定の拮抗筋ペアについて，図 6.6（a）と図 6.6（b）のどちらのモデルに当てはまるかは——または，どちらも当てはまらない，あるいは両方とも当てはまるかは——，実験によって決定する必要がある．

　このように，肘の屈曲に関する中枢性パターンジェネレータについてのモデルは，少なくとも存在する．このモデルでは，1つの興奮性介在ニューロンと1つの抑制性介在ニューロンが，2つの異なる機能タイプの運動ニューロン（屈筋タイプと伸筋タイプ）と定型的に結ばれている．分析の次の段階は何か？　我々は中枢性パターンジェネレータの階層構造を作り上げる必要がある．肘を随意的に屈曲させる代わりに，今度は眼を閉じてあなたの腕を差し出すことを想像してみよう．もし誰かが手をピンで刺したならば，直ちに手が引っ込められるだろう．もしその刺し方が強ければ，腕全体を引っ込めるだろう．神経学的な言い方では，腕の（および肩の）それぞれの関節は一定の順番で屈曲する．これは屈曲反射がある型にはまった順序で起こるもので防御的性質をもつ．この反射を引っ込め反射 withdrawal reflexes という[23]．

　拮抗筋ペアを統制する中枢性パターンジェネレータは，実際には腕のそれぞれの関節ごとにある．しかし，関節の屈曲の順番を調節する中枢性パターンジェネレータもまた存在している．言い換えると，一連の中枢性パターンジェネレータがあり，第1次の中枢性パターンジェネレータが第2次の中枢

23）訳注；屈曲逃避反射ともいう．

性パターンジェネレータによって規制されているのである．そこで，我々が作った運動系階層は次のようなものを含むことになる．まず，最下部に運動ニューロンプールの層，その上に，その特別なサブセット[24]を支配する第1次中枢性パターンジェネレータの層，そしてさらにその上に，第1次中枢性パターンジェネレータの出力順番を調節する第2次中枢性パターンジェネレータの層がある．もちろん，腕の制御に関する現実の階層はこれよりもっと複雑である．手についてだけでも，その制御に関わるものについて考えてみよう．指は5本あるし，それぞれの指には2つあるいは3つの関節がある！しかし原理は同じである．いかなる行動であれ，中枢性パターンジェネレータがその行動に関わる多数の筋肉の活動を調整しているのだ．

　我々がこれまで議論してきたのは「腕——指から手首，肘，肩に至るまでの一連の関節をすべて備えている——の動きを調整している中枢性パターンジェネレータは，階層的に組織されたネットワークであるらしい」ということであった．ではここで立ち止まり，さらに複雑な行動——「walking：歩行」——について考えてみよう．歩行は四肢のすべての関節の動きに加えて，すべての四肢が協調的に動く必要がある．このことは四足動物では明瞭であるが，ヒトについても同様である．ヒトでは，腕を非常に定型的に交互に振るのである（ハイハイしている場合を除く）．さて，実験的および臨床的データに戻ろう．ヒトや動物が脊髄を完全に切断されても（脳から分離されても），動いているトレッドミル（足踏みベルト）に四肢を置かれると，それでもなお調和のとれた移動行動を示すことができる．

　この顕著な事実は，体移動パターンジェネレータ locomotor pattern generator が完全に脊髄内に限局して存在し，足（および手）の神経から来る感覚情報によって活性化されうる，ということを示している．体移動パターンジェネレータのネットワークの実際の配線はまだ明らかではないが，それは間違いなく存在している．体移動パターンジェネレータは，すべての四肢のリズミカルな動きに伴う筋収縮を信じがたいほど複雑な順番で調整しているのだ．また，体移動パターンジェネレータは，遺伝的にプログラムされた生得的な"固定配線"回路である．非常に一般的な意味では，体移動パター

---

[24]　たとえば，ある特定の関節における屈筋と伸筋に関係するようなサブセット．

主な行動パターンジェネレータ	中枢神経系における場所
呼吸	延髄腹側部／頸髄の上部
口・顔・咽頭の運動 　顔の表情 　発声 　なめる，噛む，嚥下	網様核の小細胞部 （菱脳の背外側部）
手を伸ばす，つかむ，手で操る	頸膨大(脊髄)
定位運動 　眼球（動眼） 　頭と頸	中脳網様核の背側部 頸部脊髄（頸髄）
姿勢	脊髄
体移動	脊髄

図 6.8 主要な行動パターンジェネレータとそれらが存在する大まかな場所の一覧表.

ンジェネレータは，より局所的なパターンジェネレータ群を階層的に組織したようなネットワークに違いない．その局所的なパターンジェネレータ群は単一の関節をコントロールし，ある特定の四肢で一連の関節をコントロールする．そして最後に，その局所的なパターンジェネレータ群は，体移動様式——歩行や走行のような異なる移動様式を含む——に特徴的なリズミカルな順番で四肢を活性化するのをコントロールしている（図 6.7）．

　要するに，体移動パターンジェネレータとは脊髄内にある介在ニューロン群のネットワークで，これがさまざまな系——行動状態のコントロール系，認識系，感覚系，または高次の運動系——からの入力の組み合わせによって活性化されると，複雑な行動（筋収縮のパターン）を作り出すのである．構造的には，体移動パターンジェネレータはそれが支配している運動ニューロンプールの1セットの近くに局在している．たとえば，体移動パターンジェネレータはその全体が脊髄内にある．運動系の階層における最も高いレベル（中枢性パターンイニシエータおよび中枢性パターンコントローラ）に話題を移す前に一息ついて，主要な行動パターンジェネレータ behavioral pattern generators にはどんなものがあるかを知ることは価値があろう（図6.8）．これらは，中枢性パターンジェネレータの階層の上の方に位置するものである．広い観点からみると，主要な行動パターンジェネレータは大雑把に3つのグループに分けられるように思われる．

1つのグループは，探索行動や索餌行動に明瞭に関わるものである．このグループは3つのものを含んでいる．まず，脊髄にある体移動パターンジェネレータ，次に，眼，頭，そして首の向きを定める動きに必要なパターンジェネレータ，そして最後に，もちろん上の2つの両方を遂行しながら，常に重力に抗して姿勢を維持するためのパターンジェネレータである．2番目の行動パターンジェネレータのグループは，目的地に近づいた後の行動により深く関わっているようである．「手を伸ばす」，「つかむ」，「手で操る」，「なめる」，「噛み砕く」，「呑み込む」，などがこの場合の例になるだろう．最後の3番目のパターンジェネレータのグループは，動物が生きている限り一定のリズムをもった活動をもたらす．この良い例は，延髄腹側部と上部頸髄にある呼吸パターンジェネレータ respiratory pattern generator である．呼吸は，この中枢性パターンジェネレータの内在的活動に完全に依存している．

　中枢性パターンジェネレータのネットワークは，ある特定のセットの運動ニューロンプールの出力をコントロールし，特定の行動を作り出す．このネットワークは，エソロジスト（行動学者）が固定的行動パターン fixed action patterns——ある程度複雑な，特別な刺激によって引き起こされる定型的な行動 stereotyped behavior——と呼んでいるものの神経学的な基盤である．特別な刺激（信号刺激 sign stimulus または鍵刺激 key stimulus とも呼ばれる）によって解発 release される，特別な行動（固定的行動パターン）の例はたくさんある．しかし，行動学者の分析によって得られた最も興味深い結論の1つは，固定的行動パターンを作る中枢性パターンジェネレータそれ自体が生得的解発メカニズム innate releasing mechanism——適切な刺激を検出し，その次に適切な固定的行動パターンを解発するような脳内メカニズム——によって活性化されたことである．言い換えると，動物には特別なパターンの刺激が提示されるときに発火するような中枢性のパターン認識機構があり，この発火が中枢性パターンジェネレータを活性化させ，その結果として固定的行動パターン（行動的応答）が発現するのだ．

　ではこれから，生得的解発メカニズムすなわち中枢性パターンイニシエータによって中枢性パターンジェネレータが調節されることについて考察し，体性運動系の階層性についての分析を続けることにしよう．

パターンイニシエータとパターンコントローラ——欲求と動機付け

我々はすでに，四肢の先端からの反射性の感覚入力が体移動パターンジェネレータを活性化させうることを述べた．これに加えて，中脳の下丘 inferior colliculus（中脳蓋の尾側）の深くに存在する脳領域（中脳の体移動領域 midbrain locomotor region）を実験的に刺激すると，体移動パターンジェネレータを活性化させることができる．すなわち，体移動パターンジェネレータは脊髄からの体性感覚の反射性入力なしに活性化させうる．このように，中脳の体移動領域は，中枢性パターンイニシエータである．そして，中脳の体移動領域（中枢性パターンイニシエータ）は，設定値および他の内因性の活動レベルを定める前脳のある脳領域によってコントロールされている．たとえば，視床下部尾側の体移動領域 caudal hypothalamic locomotor region という脳領域（しばしば「subthalamic locomotor region：視床下域の体移動領域」と呼ばれる）が前脳にあり，これは脊髄の体移動パターンジェネレータを自発的あるいは内発的に活性化させるのに不可欠な役割を果たしているようである．このように視床下部（前脳に存在する）の運動領域は，中枢性パターンコントローラまたはその一部であり，ある特定の運動を指令する運動系の階層構造の最頂上に位置している（図6.7）．

これは妥当なモデルと考えられる．なぜなら，前脳がないと動物は自発的な移動行動を示さないからである．一方，視床下部尾側の体移動領域だけを残して前脳のほとんどすべてを除去できるが，この場合には脳幹と脊髄がそのまま無傷である限り，動物は自発的で内発的に生ずる移動行動を示しうる（図6.9）．これは，メカニズムはよく分からないにしても，視床下部の体移動パターンコントローラはある程度の体移動行動の"欲求 drive"を与えている，ということを示している．実験的証拠もまた，視床下部の他の部分は大脳半球と一緒に働き，特定の目的地または目的物の選定に基づいて[25]，その体移動行動の実際の方向と段取りを実行に移しているということを示唆している．

ここに来て，我々はなおいっそうの複雑さに直面する．運動系階層の最も

---

[25] つまり，特別な動機に基づいて，と言ってもよい．

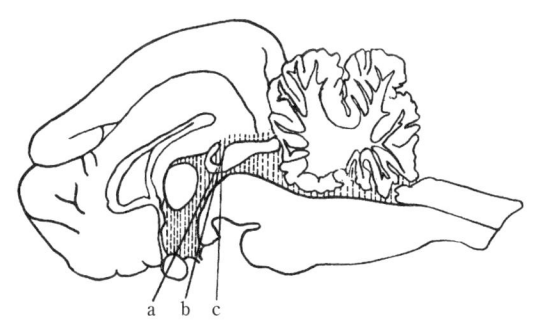

図 6.9　脳の軸をほぼ中脳と間脳の間で切断（線 c）すると，動物は自発的な体移動行動を示さなくなる．つまり刺激されないと動かない．これとは対照的に，間脳と終脳の間で切断（線 a）された（または大脳半球と視床を完全に除去された）動物は，かなり自発的な体移動行動を示す．実際のところ，そのような動物達は過度に活発になりうる．この実験結果や脳を部分的に除去した実験，および視床下部を部分的に電気刺激した結果を考え合わせると，間脳の腹側半分(視床下部)に，体移動やその他の動機付けられた行動のための設定値 set point を調節する神経メカニズムがあるらしい．J. C. Hinsey, S. W. Ranson, and R. F. McNattin, The role of the hypothalamus and mesencephalon in locomotion, J. Neurol. Psychiat., 1930, vol. 23, p. 17 より．BMJ Publishing Group より．

　高いレベル，すなわち中枢性パターンコントローラの最も高いレベルもまた階層的に組織されているのだ．たとえば，かなりの量の実験的証拠は，視床下部内側核群 medial nuclei of the hypothalamus が少なくとも 3 つの種類の動機付けられた行動に関するコントローラのネットワークの決定的な中心点であることを示している．その 3 種類の行動とは，摂食行動（食べることと飲むこと），防御行動（闘争と逃走），そして生殖行動（性的行動と養育行動）である．これらの行動コントローラは，図 6.8 にあげた単純な行動パターンジェネレータのほとんどすべてと協力しなければならない．たとえば，動機付けられた行動のコントローラは食物探査に関わる行動パターンジェネレータや適切な目的物の操作に関わる行動パターンジェネレータと協力しなければならない．

　最後に，動機付けられた行動の階層性について述べよう．哺乳類では行動

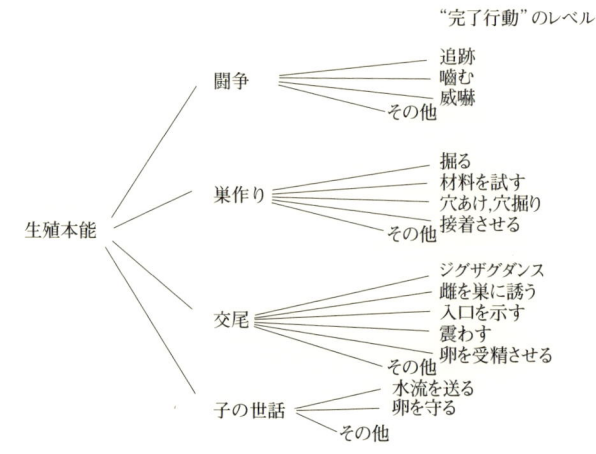

122 第6章 運動系——外的行動と内的行動の協調

```
                                        "完了行動"のレベル
                          ┌── 追跡
                   闘争 ───┼── 嚙む
                          ├── 威嚇
                          └── その他

                          ┌── 掘る
                          ├── 材料を試す
                   巣作り ─┼── 穴あけ,穴掘り
                          ├── 接着させる
                          └── その他

   生殖本能 ┤              ┌── ジグザグダンス
                          ├── 雌を巣に誘う
                   交尾 ──┼── 入口を示す
                          ├── 震わす
                          ├── 卵を受精させる
                          └── その他

                          ┌── 水流を送る
                   子の世話┼── 卵を守る
                          └── その他
```

図6.10 生殖本能に伴う行動の固定的な階層性．ニコラス・ティンバーゲンは雄のイトヨの生殖行動を調べ，その一連の行動には固定的な階層性があることを明らかにした．もし行動の進行がどこかで中断されると，その次に続くはずの行動はどれも発現されなくなる．N. Tinbergen, The Study of Instinct (Oxford: London, 1951, p. 104) より．

の多くに柔軟性があるので，哺乳類でこれを確定するのはやや困難である．しかしながら，いわゆる"下等"脊椎動物と無脊椎動物では，複雑な行動に関して信じられぬほど精巧な階層性がある．これらの行動は，経験によって幾分かは変えられるが，本能的なもの，すなわち遺伝的にプログラムされたものである．最も印象的かつ説得力のある例は，ノーベル賞を得た行動学者ニコラス・ティンバーゲン Nikolaas Tinbergen によって提供されたものであろう．彼はちょっと珍しい小さな魚，イトヨの生殖本能に伴う行動について，十分に詳細な行動の順序（エソグラム ethogram）を記述した（図6.10）．雄では，生殖本能に伴う行動は4つの連続して起こる行動から成立している（縄張りを確立するための闘争，巣作り，交尾，子の世話）．そしてそれぞれの行動は，特別な順序で行われるもっと簡単な一連の行動によって成立している．

この例は2つの点で非常に教訓的である．第1に，もし行動の進行が何らかの形でどこかで中断されると，その"下流"の行動はどれも発現されないので，行動は真に階層的な構成になっているのが分かる．第2に，階層のト

ップに影響を及ぼすことによって，その行動の全レパートリーをオンまたはオフの状態にすることができる．具体的に言うと，生殖本能全体の発現は季節的であり，昼間の長さがある一定範囲の時期にのみ活性化される．これによって，適切な季節（春）の間に産卵して子の生存確率を最大にしている．そしてこれは疑いもなく，1年のうちの特定の時期の間，脳の回路に性ステロイドホルモンが作用するために引き起こされるのだ（第10章を見よ）．

すでに明らかだと思うが，運動ニューロンプールから運動系の階層を上方に向かうにつれて，説明がますます不明確になり，神経ネットワークという観点から見た本当の状況がますます複雑になってくる．それにもかかわらず，体移動行動に関して述べたように，運動ニューロンプール，中枢性パターンジェネレータ，中枢性パターンイニシエータ，そして最後に中枢性パターンコントローラという基本的パターンは，よく立証されているように思われる．そして，この基本的パターンは，他の複雑な行動についても多分同様に適用できるのだろう．

最近になって得られた証拠が示唆しているのは，次のようなものである．脳幹の上部の内側領域には，縦走的に並んだカラム（柱状構造物）状の識別可能な細胞群があり，これが動機付けられた（すなわち，ゴールを目指すような）行動およびそれに付随する探索的（すなわち，食物を探しまわる）行動をコントロールしている（図6.11）．すでに述べたように，このカラムの吻側区分（視床下部）には，あらゆる動物に共通な3種類の基本的なゴール（目標）指向的行動に関するコントローラがあるのに対し，尾側の区分（主として中脳領域）には，目的物を得ようとする探索的行動に関するコントローラがある．視床下部にある吻側区分を詳しく見ると，次のようになっている[26]．摂食行動（食べることと飲むこと）をコントロールするメカニズムの少なくとも一部は，室傍核の下降部 descending division of paraventricular nucleus（PVHd）がその役割を演じている．生殖行動をコントロールするメカニズムには，内側視索前野 medial preoptic nucleus（MPN），腹内側核 ventomedial nucleus の腹外側部分，および腹側乳頭体前核 ventral premammillary nucleus（PMv）などが関わっている．防御行動（闘争と逃走）をコン

---

[26] 訳注；以下の神経解剖学用語には，ヒトの脳の用語にはない，ラット脳特有の用語が含まれている．

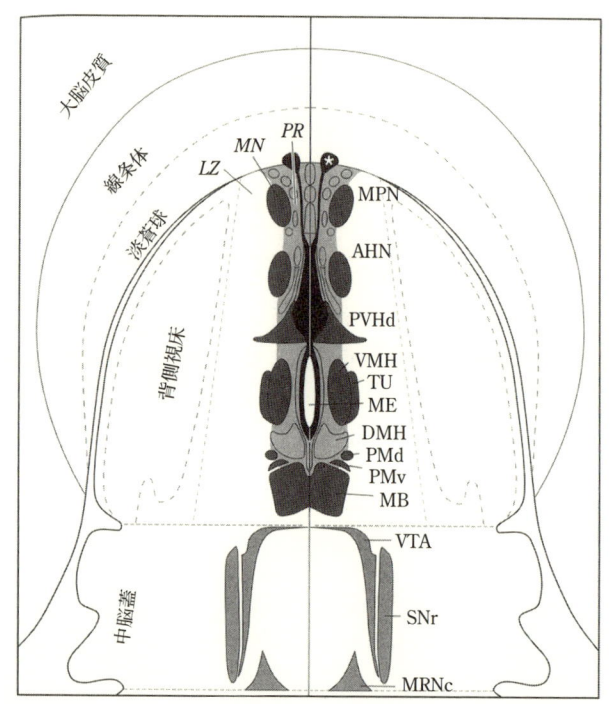

124　第6章　運動系——外的行動と内的行動の協調

図 6.11　平面地図における視床下部およびその尾方に隣接する中脳領域の基本的構成．正中線の両側の黒色の帯は神経内分泌性運動ゾーンを示している（右吻側端の白い星印は GnRH 領域を示している）．神経内分泌性運動ゾーンと視床下部内側核群（MN）の間の薄い灰色の領域は脳室周囲の領域（PR）で，ここには内臓運動に関与するパターンジェネレータのネットワークと視交叉上核（脳におけるマスター概日時計）がある．視床下部内側核群（MN）とその尾側に連続している腹側被蓋野（VTA），黒質の網様部（SNr），そして中脳網様核尾側部（MRNc）などが本文で議論した行動コントロールカラムを形成している．視床下部外側帯（LZ）は視床下部内側核群の外側に位置している．略語：AHN　視床下部前核；DMH　視床下部背内側核；MB　乳頭体；ME　正中隆起；MPN　内側視索前野；PMd　背側乳頭体前核；PMv　腹側乳頭体前核；PVHd　室傍核の下降部；VMH　視床下部腹内側核．L. W. Swanson, Cerebral hemisphere regulation of motivated behavior, Brain Res., 2000, vol. 886, p. 122 より．Elsevier Science より改変．

トロールするメカニズムには，視床下部前核 anterior hypothalamic nucleus（AHN），腹内側核 ventromedial nucleus の背内側部分，および背側乳頭体前核 dorsal premammillary nucleus（PMd）などが関わっている．

この行動コントロールのカラムの尾側部分は，乳頭体 mammillary body（MB）から始まる．少なくとも乳頭体外側核 lateral mammillary nucleus は，頭を向ける方向を知らせる信号系に関与している[27]．尾方に隣接している黒質網様部 reticular part of the substabtia nigra（SNr）は，上丘への投射を通じて目と頭の定位運動のコントロールに関与している．最後に，腹側被蓋野 ventral tegmental area（VTA）と中脳網様核 midbrain reticular nucleus 尾端部の両者は，体移動行動をコントロールするのに関与しているらしいが，そのメカニズムは未だ不明である．側座核 nucleus accumbens とともに，腹側被蓋野 VTA は，おそらく視床下域（または視床下部）体移動領域の1つの構成成分として，体移動行動の量を調節しているらしい．中脳網様核尾側部 MRNc は，D. B. Rye と彼の同僚によって中脳錐体外野 midbrain extrapyramidal area と呼ばれてきたものであるが，少なくとも部分的には中脳の体移動領域に該当するかもしれない．

自律神経運動系

自律神経運動系の構成に関する基本的な理解は，イギリスの2人の神経科学者，ウォルター・ガスケル Walter Gaskell とジョン・ラングレー John Langley の目覚ましい仕事を通じて19世紀が終わる頃に得られた．自律神経系は，「involuntary system：不随意系」あるいは「visceral system：内臓系」とも呼ばれてきた[28]．本章冒頭で，運動ニューロンの種類分けについて論じたときに述べたように，自律神経系は2つの直列に連結した運動ニューロンで特徴付けられる．一方の運動ニューロンは中枢神経系の中にあって節前ニューロンと呼ばれ，他方は末梢神経節内に存在して神経節ニューロン（または節後ニューロン）と呼ばれる（図6.12）．これらの運動ニューロンプールの一般的分布については図6.13に描かれている．節前交感ニューロン

---

27) 乳頭体内側核 medial mammillary nucleus の機能はまだ明らかではない．
28) これまで検討してきた随意系あるいは体性系と対比して．

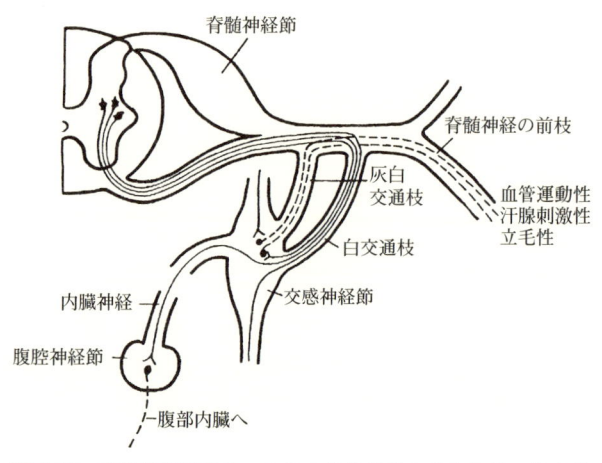

図 6.12 自律神経運動系における節前線維と節後線維の基本的な配置（図 6.1 を見よ）．節前線維は，脊髄の中間質外側柱（しばしば単に側柱と呼ばれる）の中やその近傍に存在するニューロンから生ずる．その後，節前線維は前根を通り，白交通枝（軸索が髄鞘化しているために白く見える）と呼ばれる小さな混合性脊髄神経の枝を経て，交感神経節（図 6.4 も見よ）に到達する．節後線維（破線で示されている）は，灰白交通枝という別の小さな枝を経て混合性脊髄神経に合流する．節後線維の大半は髄鞘化されていないので灰色に見えるため，灰白交通枝と呼ばれる．節前線維の一部は，交感神経節を通過して内臓神経に合流し，椎前神経節（たとえば，腹腔神経節など）に到達する．A. Brodal, Neurological Anatomy in Relation to Clinical Medicine（Oxford: London, 1948, p. 347）より．

は，すべて「intermediolateral column（または，単に lateral column）：中間質外側柱（または，単に側柱）」という胸髄から上部腰髄までの脊髄の薄い灰白柱の中，あるいはその近くに見出されることに注意してほしい．中間質外側柱は，すぐ腹側の前角に存在する体性運動ニューロンプールとは分離されており，前角の背外側部にある（図 6.12）．これとは対照的に，節前副交感ニューロンは（これは，交感神経系の影響に対して典型的には拮抗的な効果を与える），脳幹の核と脊髄の仙髄レベル（の中間質外側柱）に存在する．すなわち，節前副交感ニューロンは，交感神経系の灰白柱の吻側と尾側に分かれて存在している．

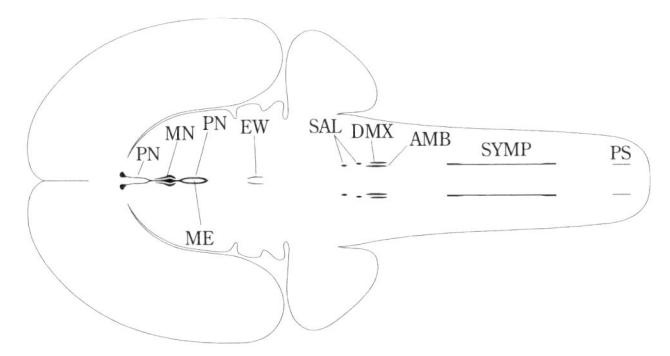

図 6.13 ラットの中枢神経系の平面地図上における内臓性運動ニューロンプールの分布．自律神経系の一部である副交感神経系の運動ニューロンプールには，エディンガー-ウェストファール核（EW），唾液核（SAL），迷走神経の背側運動核（DMX），疑核（AMB），仙髄の中間質外側柱（PS）が含まれる．交感神経系の運動ニューロンプールは脊髄胸腰部レベルの中間質外側柱（SYMP）である．神経内分泌運動系の運動ニューロンプールは，大細胞部（MN）と小細胞部（PN）に分けられる．これらは視床下部に集中し正中隆起（ME）に付随して存在する（図 6.11 と 6.14 も見よ）．

脳幹の節前副交感ニューロンはその軸索をいくつかの脳神経に送り，節前の軸索はそれらの脳神経を通って副交感神経節へ向かう．副交感神経節は，それらが支配している器官の中あるいはその近くに存在している．眼に対する副交感神経の作用（瞳孔の大きさと水晶体の厚さの調節）は動眼神経（III）によって仲介されており，その節前軸索は動眼神経核（中脳にある）に隣接している非常に小さな細胞集団，すなわちエディンガー-ウェストファール核 Edinger-Westphal nucleus に由来する．唾液分泌と涙の分泌は延髄の唾液核 salivatory nuclei（上唾液核と下唾液核）によってなされ，その軸索は顔面神経（VII）[29] と舌咽神経（IX）を通る．最後に，延髄の2つの細胞集団——迷走神経運動核 motor nucleus of the vagus nerve および疑核の一部——は迷走神経を通じて，心臓，胃，小腸，および上部結腸を支配する副交感神経節にその節前線維を送る．骨盤内臓（膀胱，下部結腸，生殖器）への重要な副交感神経の入力は，脊髄の仙髄レベルに存在する節前ニューロンか

---

29) 訳注；顔面神経の中間神経成分．

ら出る．

　交感神経の節前ニューロンは脊髄の胸腰部に存在し，軸索を2種類の末梢交感神経節に送っている．1番目の種類の神経節は，とても単純な理由によって，「sympathetic chain ganglia：交感神経鎖神経節」と呼ばれる[30]．その理由は，軸索の束によってこれらの神経節同士が結ばれて，縦走する鎖を形成しているからである．それらは2連の真珠の首飾りが脊柱の両側に沿い，頭蓋の付け根から尾骨まで伸びている状態に少しばかり似ている（図6.12）．この首飾り状のものは，進化のすすんだ無脊椎動物の腹側神経索を連想させるもので，「sympathetic trunks：交感神経幹」または「ganglionated cord：神経節索」とも呼ばれる．交感神経節の2番目の種類は，脊髄から遠く離れたところに，大動脈の内臓枝にまとわりついた不規則な固まりとして存在する（図6.12）[31]．この神経節に入る節前神経は，内臓神経と骨盤神経によって運ばれ，その神経節からは腹部内臓と骨盤内臓に節後線維が供給される．体の大部分には，交感神経の節後線維が豊富に供給されている[32]．

　おそらく論じるのに値するのは，次の印象的な事実であろう．自律神経系が二重の出力（節前と節後の）を持つのに対して，体性運動系は単一の出力（体性運動ニューロン）しか持たない．この事実を，一方のシステムが内臓を支配し他方が随意筋（体soma）を支配している事実と，もし可能ならばどう関連づけたらよいのだろうか？　その単純な答えは次の通りである．1つの特定の体性運動ニューロンは，その軸索を1つの特定の筋肉に送る．これに対して，1つの節前自律神経運動ニューロンは，多くの異なる自律神経節にその軸索側枝を送ることができ，そのうえさらに，1つの節後軸索は枝分かれして多数のさまざまな器官（あるいは器官系の一部分）を支配しうる．これは交感神経系については特に正しい．実際，交感神経系という名前は，体中に広く分散している内臓がしばしば驚くほど協調して応答している——それらは"共感"している——という古くからの観察に由来しているのだ．

---

30)　訳注；日本語では，交感神経節（椎傍神経節）の方が一般的．
31)　訳注；日本語では椎前神経節という．
32)　中枢神経系は，交感神経の節後線維が供給されていないという点で際立って例外的である．ただし，中枢神経系にも独自の形で目立ったノルアドレナリン含有細胞の集団があり，それらは橋の背側部に位置し，青斑核locus ceruleusまたは"ブルースポット（青い斑点）"と呼ばれる．

典型的には拮抗する自律神経系による二重の神経支配は，高度に組織化されている．そして，運動，闘争か逃走，飢え，睡眠，のような特定の行動状態には，それに伴う定型的な活動パターンがある．多分最も有名で劇的なものは，突然捕食者が現れたときのように，動物が極度の危険に直面した場合に喚起される情動的興奮と全身に及ぶ交感神経系の発火であろう．1920年代に，ハーヴァード大学の有名な生理学者ウォルター・キャノンはこの"「闘争かそれとも逃走か」反応"について広範な研究を行い，次のことを示した．"闘争か逃走か"に伴う統合された交感神経系の応答は，一方では筋肉にできるだけ多くのエネルギーを供給し，感覚の状態を鋭敏にし，心拍と血流を増加させる方向に向けられ，その他方ではその瞬間には死活的ではない消化のような機能を減弱させるような方向に向けられている．スペクトルのもう一方の端，たとえば睡眠の間には，これとは逆に交感神経系は比較的不活発で，副交感神経系が働き出し，エネルギー供給をもとの状態に戻すように助けている．一般的な原則として，交感神経系と副交感神経系が引き起こす正反対の活動は，ホメオスタシス（恒常性）を維持するのに決定的に重要な役割を果たしていることをキャノンは示した．ホメオスタシスとは，クロード・ベルナールが19世紀にすでに述べていた言葉によると，比較的安定して保たれる体の内部環境 internal milieu のことである．

　自律神経運動系のそれぞれの区分（交感神経系と副交感神経系）の中で，あるいはこれら2つの間で，明白にそれらの応答が協調している事実は，次のことを強く意味している．つまり，体性運動系で述べたことと酷似しているが（図6.7），自律神経系の中枢性パターンジェネレータもまた階層的に構成されており，その中枢性パターンジェネレータが節前運動ニューロンプールの特定のセットの応答をコントロールしている．しかし残念なことに，その構成についてはほとんど何も分かっておらず，そのような自律神経系の中枢性パターンジェネレータの正体さえも分かっていない．1つの例外は，疑核と唾液核の近くの延髄の腹外側領域である．この領域は心臓血管系のホメオスタシスのさまざまな局面を協調させることに関与している．驚くことではないが，呼吸に関する中枢性パターンジェネレータもまたこの近傍に見出される（図6.8）．

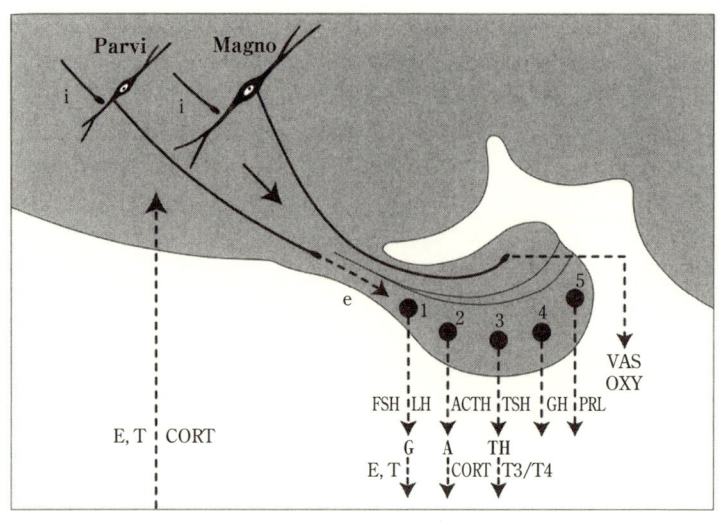

図 6.14 神経内分泌系の2つの区分．ラットの視床下部と下垂体を模式的な傍正中矢状断面で示す．大細胞部のニューロン（Magno）の軸索は下垂体の後葉に達し，そこでバソプレシン（VAS）またはオキシトシン（OXY）を通常の血液循環系に放出している．小細胞部のニューロン（Parvi）の軸索は正中隆起（e）の外葉に到達する．それらの神経伝達物質は下垂体門脈系の血管に放出され，その血液によって下垂体前葉に運ばれ，そこで有名な5種類の細胞に対して内分泌的作用を及ぼす．次いで，それらの5種類の細胞からのホルモンは通常の血液循環系に放出される．視床下部の分泌ニューロンへの2つの入力源が示されている．つまり，他の脳部域からの神経入力（i）と内分泌のフィードバック入力（たとえば，エストロゲン，テストステロン，コルチコステロン）である．略語：A　副腎皮質；ACTH　副腎皮質刺激ホルモン；CORT　コルチコステロン／コルチゾール；E　エストロゲン；FSH　卵胞刺激ホルモン；G　生殖腺；GH　成長ホルモン；LH　黄体化ホルモン（黄体形成ホルモン）；PRL　プロラクチン；T　テストステロン；TH　甲状腺；TSH　甲状腺刺激ホルモン；T3/T4　甲状腺ホルモン．

神経内分泌運動系

　本章の冒頭で指摘したように，神経内分泌運動系は下垂体 pituitary gland（内分泌系全体を支配する中心的な腺）の出力を制御するための最終共通路である．その運動ニューロンは視床下部に集中しており（図 6.11 と 6.13），2つの種類に分かれる．下垂体の後葉 posterior lobe に関連する大細胞部 magnocellular neurons，および前葉 anterior lobe に関連する小細胞部

parvicellular neurons である（図 6.14）．

　大細胞部の神経内分泌系の運動ニューロンは，視索上核 supraoptic nucleus と室傍核 paraventricular nuclei（そして，それらの間に分散した細胞）に見出される．その軸索は下垂体の茎部 stalk（漏斗 infundibulum）を下って後葉に達し，そこで通常の血液循環系（体循環）にホルモンを放出する．大細胞部神経内分泌ニューロンには2つの種類がある．1つの種類は，ペプチドホルモンであるオキシトシン oxytocin を神経伝達物質として通常分泌する．このホルモンは生殖において重要な役割を受けもっている．第1に，オキシトシンは分娩の際子宮に強い収縮を引き起こす．第2に，授乳のとき母乳の射出（射乳）を促進する．もう1つの種類の大細胞部神経内分泌ニューロンは，オキシトシンと密接に関連したペプチドホルモンであるバソプレシン vasopressin を通常分泌する．バソプレシンは「antidiuretic hormone：抗利尿ホルモン」とも呼ばれ，血圧と水分バランスのコントロールに重要な役割を果たしている．名前が示すように，バソプレシン[33]は強力な血管収縮活性[34]をもち，強い抗利尿作用[35]を示す．"大細胞性"は文字通り"大きな細胞の"を意味しており，実体にふさわしい記述である．これらの細胞は脳のなかで最も大きなニューロンであり，大量の神経伝達物質を合成しているために，例外的なほど高い代謝率をもっている．これらのニューロンはまた腺細胞でもある．というのは，これらのニューロンは，体のすべての部分に達して影響を及ぼすような高い濃度で，ホルモンを血中に分泌しているからである．オキシトシンとバソプレシンは，多くのペプチド性神経伝達物質の中で最初に精製され，性状が明らかにされ，人工合成されたものであった．この業績により，Vincent du Vigneaud は1955年にノーベル賞を受賞した．

　小細胞性の，すなわち小細胞部の神経内分泌系運動ニューロンは，下垂体前葉をコントロールしており，それらのニューロンは第三脳室の腹側の壁やその周辺に見出される（図 6.13）．この系は，下垂体前葉の5種類の有名な細胞によって分泌されるホルモンのために，生理学的に重要であることは言

33）　訳注；vaso は「血管の」を意味する．
34）　小動脈を収縮させることにより血圧を上げる．
35）　尿を作るのを遅くさせることによって，体の中の水分を維持するのを助け，それにより血圧を上げる．

うまでもない（図 6.14）．これらのホルモンのうちの1つ（ACTH）は，副腎皮質からのグルココルチコイド gulcocorticoids（ヒトでは，ステロイドホルモンのコルチゾール，CORT）の分泌を制御している．グルコース（ブドウ糖；代謝における基本的な燃料）の血中レベルはコルチゾール cortisol によってコントロールされている．そして，コルチゾールはどんな種類のストレスであれ，ストレスがあると分泌される．ストレス応答は，現実世界で生き残るためには決定的に重要なのである．第2番目のホルモン，甲状腺刺激ホルモン thyroid-stimulating hormon（TSH）は，甲状腺ホルモンの分泌を調節している．甲状腺ホルモンは体中の代謝速度をコントロールする．第3番目のホルモン，成長ホルモン growth hormon（GH）は成熟過程では体を大きくするのに重要で，成体では代謝を調節するのに働いている．第4番目のホルモン，プロラクチン prolactin（PRL）は，子供が産まれた後に母乳の生産を促す．第5番目と第6番目のホルモンは，最後の細胞種である性腺刺激細胞から分泌される．性腺刺激細胞は，おそらくすべての下垂体の細胞種のなかで最も重要なものである．なぜなら，この細胞が性腺からの性ステロイドホルモン sex steroid hormon（エストロゲン：E，テストステロン：T）の分泌をコントロールするからである．そして，これらの性ステロイドホルモンは，雌の性周期，雄と雌の性的欲求，そして親としての養育行動さえもコントロールする．もしこれらの機能がなければ，種は存続しなかったであろう．

このように下垂体ホルモンは，代謝および体重，体の水分および血圧，性腺および生殖，に関わる機能をコントロールしている．下垂体は内分泌系において中心的な役割を果たす腺であるが，それ自体の出力は神経内分泌運動ニューロンプール（視床下部に集中して存在する）によってコントロールされている（図 6.1，6.11，6.13）．視床下部と下垂体前葉との間の神経／血管による連絡は Geoffrey Harris によって1940年代に仮説として提唱された．しかし，Andrew Schally，Roger Guillemin，および Wylie Vale がそれを証明するまでには多くの歳月を必要とした．彼らは，視床下部の神経終末と下垂体前葉細胞との間のシグナル伝達に働く，ペプチド性神経伝達物質／神経ホルモンを精製し合成することにより，その仮説を証明したのだった．25年にわたる激しい研究競争の末，彼らは「下垂体前葉におけるある特定の細胞種からのホルモン分泌は，通常，視床下部からの少なくとも1つの刺激ホルモ

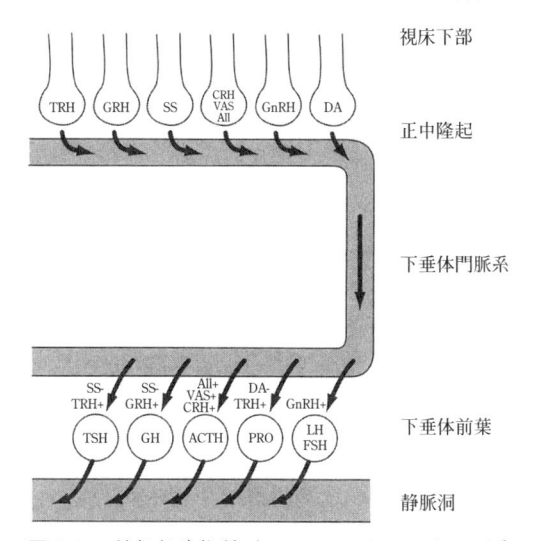

図 6.15 神経伝達物質／ホルモンがどのように下垂体門脈系に放出され，下垂体前葉に運ばれ，そこで5種類の細胞からホルモンを分泌させるか（図 6.14 を見よ）について示した模式図．略語：ACTH 副腎皮質刺激ホルモン；AII アンジオテンシン II；CRH コルチコトロピン放出ホルモン；DA ドーパミン；FSH 卵胞刺激ホルモン；GH 成長ホルモン；GnRH ゴナドトロピン放出ホルモン；GRH 成長ホルモン-放出ホルモン；LH 黄体化ホルモン（黄体形成ホルモン）；PRO プロラクチン；SS ソマトスタチン；TRH サイロトロピン放出ホルモン；TSH 甲状腺刺激ホルモン；VAS バソプレシン．L. W. Swanson, The hypothalamus, in A. Björklund, T. Hökfelt, and L. W. Swanson (eds.), Handbook of Chemical Neuroanatomy, vol. 5 (Elsevier Science: Amsterdam, 1987), p. 19 より改変.

ンと1つの抑制性ホルモンによってコントロールされている」ということを発見した．後になって特異的な抗体を用いた組織化学が行われ，視床下部のそれぞれの神経伝達物質／ホルモンは，小型細胞ニューロン（小細胞部神経内分泌運動ニューロンプール）のそれぞれ異なる集団によって合成され，下垂体前葉をコントロールしているのが判明した（図 6.15）．これらの研究によって，Schally と Guillemin は 1977 年にノーベル賞を授与された．Harris

はこれ以前に亡くなっていたので，ノーベル賞に選ばれる資格がなかった．

特異的な行動状態は，体性および自律神経運動ニューロンプールの特定のセットの活動を伴う．これは神経内分泌運動系にも当てはまる．たとえば，環境があまりにも暑いとか寒いとき，猛烈に動いたとき，そして捕食者から自分自身を守る場合，などにそれぞれ異なる比較的定型的なホルモン応答がある．それゆえ，体性および自律神経運動系にパターンジェネレータがあるのと同様に，神経内分泌系に関する中枢性パターンジェネレータがあると推測してもよいだろう．実際，そのような神経ネットワークが視床下部内側部 medial hypothalamus に最近発見されている．その場所は，神経内分泌運動プールと視床下部内側核群 medial nuclei —— MN，体性運動コントロール系の最も高いレベルのものが存在すると考えられている場所 —— の間の脳室周囲の領域 periventricular region（PR）にある（図6.11，この章の「パターンイニシエータとパターンコントローラ」という節を見よ）．これに加えて，ほとんどの下垂体ホルモンの基準分泌量には，その根底に概日リズム（ほぼ24時間強の周期）と超概日性リズム ultradian rhythms（1，2時間のオーダーの周期）がある．このように，体性運動系および自律神経運動系の場合と同様に，神経内分泌系の全体としての出力は，中枢性パターンジェネレータと中枢性リズムジェネレータによって影響されている．

小脳 —— 運動の調整と学習

哺乳類においては，小脳[36]は非常に目立つ塊である（口絵を見よ）．小脳は，3対の太い神経線維束，つまり小脳脚 cerebellar peduncles によって脳幹に付着している．1664年に戻ると，トーマス・ウィリスは，小脳は今でいうところの不随意的な内臓運動をコントロールしていると推定した．ほとんど350年経った今もなお，その機能に関して明快な理解は得られていない．ただひとつ，最近の教科書で一致しているように思えるのは——小脳は知覚にも筋収縮にも必要ない，ということを認めたうえで——，「小脳は，脳の運動系と認識系の出力に何らかの方法で影響することにより，運動の調整と細か

---

36) 大脳すなわち"大きい脳"と比較して"小さい脳"．アリストテレスによってこのように命名された．

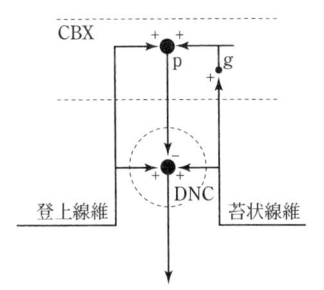

図 6.16 小脳の最小回路．単純化のために小脳皮質の介在ニューロンは示されていない．略語：CBX 小脳皮質；DNC 小脳核；g 顆粒細胞；p プルキンエ細胞；＋ 興奮性；－ 抑制性．

いコントロールを促進している」という点である．とは言え，小脳がこれらの機能をどのように遂行しているのかについては，たくさんの興味深い理論があるのだが[37]．

　これらをすべて考慮すると，小脳は運動系の一部であると考えない訳にはいかない．しかし，我々が本章で発展させてきた運動系の図式に，これをどのように当てはめたらよいのだろうか？　まず小脳の基本的構造と回路図から始めよう．次に，中枢神経系の他の部分との関係で，何が小脳の主要な入力と出力なのか，という考察に進もう．まず第1に（図6.16），小脳には2つの基本的部分である皮質 cortex と小脳核 deep nuclei が存在する（大脳と同じように）．局所解剖的には，小脳皮質は3層——顆粒細胞層 granule cell layer すなわち深層，プルキンエ細胞層 Purkinje cell layer すなわち中間層，そして分子層 molecular layer すなわち表層——からなる1枚の単なるシートである．すべての哺乳類を含む多くの動物では，このシートの面積は"皺"を形成することによって大きく増大し，これによって無数のひだ，すなわち小脳回 folia がシートに生じている．皮質シートは小脳の表面を形成し，小脳核は名前[38]が表すように皮質の"下"（深部）に存在し，白質の線維路（小脳に出入りする軸索が通る）の中に埋もれている．この白質には，「arbor vitae：生命の樹」という風変わりで面白い名前がついている（口絵のヒトの脳を見よ）．

---

37) 訳注；小脳の運動学習の仕組み，つまり長期抑圧型シナプスの発見とその意義については，その発見者である伊藤正雄自身が日本語で分かりやすい解説を書いている．伊藤正雄著『脳のメカニズム』，岩波ジュニア新書115，1986年，東京，岩波書店．
38) 訳注；英語では，deep nuclei．

小脳の基本回路は実に興味深い（図6.16）．第1に，小脳には機能的にも構造的にも異なる2つのタイプの特異的入力がある．それは，苔状線維 mossy fiber と登上線維 climbing fiber で，両方とも興奮性の神経伝達物質を使っている．第2に，小脳からの出力は小脳核で作られ，小脳核は苔状線維と登上線維両方の側副枝によって興奮させられる．それゆえある意味では，小脳が関与する最も単純な回路は，小脳核という出力ニューロンに苔状線維と登上線維の興奮性入力が入る，という構成になっている．そして，小脳核の出力ニューロンは視床 thalamus を介して運動系と認識系へ投射している（視床については後の記述を見よ）．第3に，登上線維と苔状線維はさらに進み，興奮性入力を小脳皮質にも与えている．そして第4に，小脳皮質は次にプルキンエ細胞を介して抑制性の投射を小脳核に送っている．このようにして，登上線維と苔状線維の側副枝による小脳核への興奮性入力という情報の流れは，皮質から遅れて到着する抑制性フィードフォワード信号によって修飾されうることになる．

　図6.16に描かれた小脳の基本回路は，神経回路網の機能にとってタイミングが重要なことを示す見事なモデルを提供している．基本的なアイディアは次のようである．小脳核ニューロンとプルキンエ細胞は，2種類の入力（苔状線維と登上線維）についてその活動を"比較する"位置にある．最も単純でありそうな例として，次のようなことを期待するのは合理的に思える．すなわち，1本の苔状線維と1本の登上線維からのインパルスが同時に小脳核ニューロンに到着すると，小脳核ニューロンに累積的効果を与えるのに対して，入力が同調していない場合にはより少ない効果しか与えない．この種の考察は，小脳皮質（ここには抑制性介在ニューロンもある）のさらに完全で本質をついたモデルと組み合わされた場合には，さまざまな数学的モデルの試作を可能にするし，豊富な神経生理学的な実験データも収集可能にする．

　しかしながら，もっと魅力的なのは，シナプスが同時に活性化されることによってシナプスの強さを増したり減らしたりできる，という可能性である（第10章）．言い換えると，連合学習が起こりうる可能性である．事実，Richard Thompson と彼の同僚はパブロフ学習――「classical conditioning：古典的条件づけ」とも呼ばれる――の少なくともいくつかの形では，図6.16に描かれた回路がその基礎にあることを示した．パブロフの犬と，犬が食べ

物を見たときには涎を垂らすのを思い起こしてほしい（無条件刺激と応答）．パブロフがしたのは，犬に食べ物を出す少し前にベルを鳴らすことであった．すると次回には，ベルが鳴らされただけで犬は唾液を分泌したのだった．刺激を対として組み合わせる以前には，つまりベル刺激だけでは唾液分泌を引き起こさなかった．しかし，組み合わせた後では唾液分泌を引き起こした．すなわち，ベル刺激は条件づけられた応答を生み出すような，条件づけられた（学習された）刺激になったのである．キーポイントは「無条件刺激あるいはもともと有効な刺激と対として組み合わせた後では，効果のなかった刺激（ベル）が有効な刺激になる」という点である．そこで分かることは，聴覚経路のシナプスの強さが増強された，しかもベルの音を聴くだけで有効になる程度にまで増強された，ということである．このシナプスの増強，つまりこの学習はどこで起こっているのか？

　Thompsonのグループはパブロフ学習の非常に単純なモデルを用いた．無条件刺激は眼（角膜）に対して空気をふっと吹きつけることである．無条件応答はまばたきである．条件づけ刺激としては，空気を吹きつける直前に，音が流される．何回も試行を繰り返しているうちに，音が流れた瞬間にまばたきをするようになった．実際にはこのまばたきは，短時間後に吹きつけられる空気から角膜を守るための防御反射なのだが，防御反射は学習されて以前は中立的であった刺激（音）と本当に結び付いたのである．さて，ここで神経生物学の登場である（図6.16）．苔状線維は無条件刺激を小脳核へ伝達し，登上線維は条件づけられた刺激を小脳核へ伝達する．訓練する前には，音色によって刺激された登上線維からの入力は，小脳核ニューロンに応答を引き起こすほどには十分強くない．しかし，無条件刺激による小脳核への入力と対として組み合わせた後では，登上線維からの入力は応答を引き起こす程度に強くなる．つまり，この非常に簡単なパブロフ学習応答の基本的な記憶は，小脳核におけるシナプスの強さを変えることによって形成されるのだ．図6.16から明確なのは，苔状線維と登上線維を伝わって来る同じ情報が，少し遅れて小脳皮質にも達することである．神経回路におけるこの余分なループは，小脳核において学習された基本的な応答を洗練したり強めるため（あるいはその両方）に役立っていることが現在では知られている．

　小脳の機能の本質的性状は，依然として分かりにくいままである．しかし

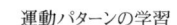

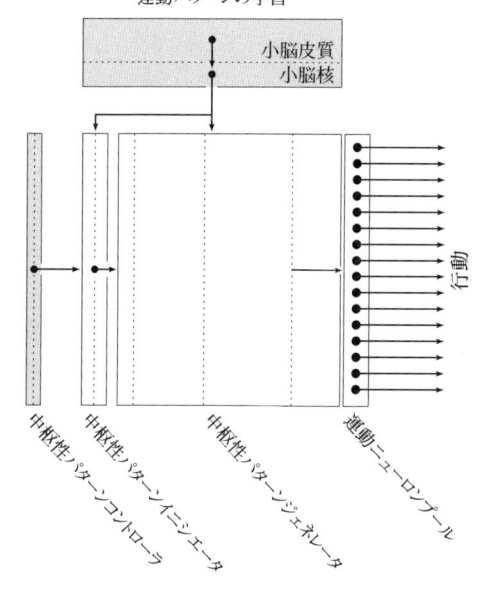

図 6.17 運動系の中核部．運動系の中核は階層的に組織されており，運動パターンの調整と学習を担当する小脳が加わる（図 6.7 も見よ）．

ながら，次のように結論するのが安全であろう．この"小さい脳"は運動系の不可欠な一部分で[39]，運動の学習に重要な役割を果たしている．そして，定位反応，手を伸ばし操る，姿勢保持，などの運動をするときに働く数百の筋肉の間の共同運動を細かく調整することにもまた重要な役割を果たしている．小脳はあらゆるタイプの感覚情報を受け取っている．それらの感覚情報には，脊髄や脳幹から直接来るものもあるし，あるいは大脳皮質から間接的に（橋核から苔状線維を通じて）来るものもある．小脳で処理された情報は小脳脚を通って脳幹および脊髄に存在する中枢性パターンジェネレータと中枢性パターンイニシエータに運ばれる（図 6.17）．この小脳からの情報はまた，視床で中継されて大脳半球（認識系）にも運ばれる（第 8 章を見よ）．

全体の概観――運動系内部の統合と運動系同士の間の統合

運動系の中核部は基本的に階層的な様式で組織されており，その最下部に

---

[39] 小脳は内臓運動系の応答にも関わっていることが知られている．

はよく知られた運動ニューロンプールの多数のセットがある，と結論せざるをえない．これとは対照的に，このネットワークすなわち回路を神経解剖学的に記述するとなると，実際の階層組織は不明確なままである．機能的および構造的な研究結果を大まかにまとめる方法の1つとして，図6.17の略図を示した．基本的なアイディアは次のとおりである．まず第1に，中枢性パターンジェネレータのネットワーク階層が系の出力つまり運動ニューロンプールをコントロールしている．第1次の中枢性パターンジェネレータは運動ニューロンプールのある特定のセットを支配し，ある特異的パターンの応答（たとえば，ある特定のセットの筋肉の収縮）を生み出すことにより，ある特定の行動を作る．第2次の中枢性パターンジェネレータのネットワークは第1次の中枢性パターンジェネレータのある特定のセットを支配し，特異的行動の組み合わせを生み出す．そして以下同様に続く．第2に，中枢性パターンイニシエータが中枢性パターンジェネレータのネットワーク階層の最上部に投射して，複雑な特異的行動を生み出している（良い例としては，中脳の体移動領域のパターンイニシエータが脊髄の体移動パターンジェネレータを活性化することがあげられる）．第3に，中枢性パターンイニシエータは，中枢性パターンコントローラの制御下にあるようである．そして中枢性パターンコントローラは，ある行動に（その行動を開始するか否かを決めている）設定値を課したり，または内在する"欲求"すなわち自発的活動のレベルを規定すると考えられる．第4に，小脳は運動階層の中枢性パターンジェネレータと中枢性イニシエータのレベルに投射しているが，その小脳では大量の運動の協調と学習が行われているようである．

こうしてみると，ある点ではまったく異なる2つのメカニズムが，中核的な運動階層（運動ニューロンプール，中枢性パターンジェネレータ，中枢性パターンイニシエータ）の出力をコントロールしているように見えるかもしれない．一方では，中枢性パターンコントローラがあり[40]，他方では運動学習ネットワーク（中枢性パターン学習者 central pattern learner）が小脳にある．小脳は，運動系体制の階層的モデルに簡単にぴったりとは納まらない．全体としてみると，小脳とその入力-出力が関わってくるために，図6.17に

---

[40] 動機付けられた行動のための中枢パターンコントローラは視床下部にある．

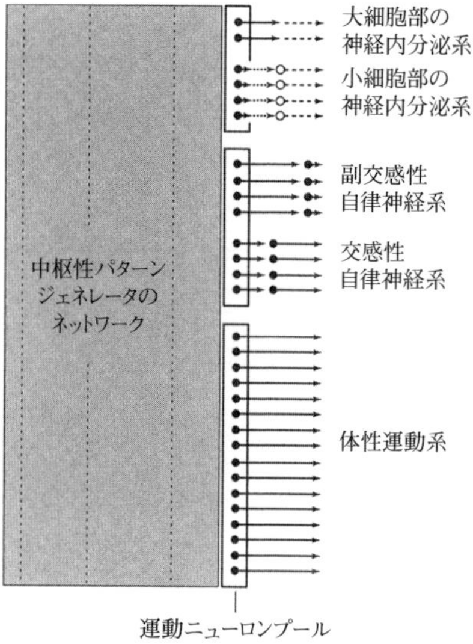

第6章　運動系——外的行動と内的行動の協調

図6.18　3つの運動系，つまり，体性運動系，自律神経運動系（交感神経系と副交感神経系），神経内分泌運動系（大細胞部と小細胞部）の全体の概観．中枢性パターンジェネレータのネットワーク（その大部分は，その特質が明らかになっていない）は，おそらく3つの系すべてにおいて適切な応答がなされるように調整している．

概略的に示された運動系回路は厳密な階層ではなく，ネットワークのように構成されている．

　上記だけでは運動系の概略としては不十分で，もう1つの問題を思い起こす必要がある．3つの運動系（体性運動系，自律神経運動系，神経内分泌運動系）の活動がうまく調整されている点である．事実，本章で以前述べたように，さまざまな行動状態について3つのすべての系で多少とも定型的かつ調整された応答が見られる（図6.18）．神経回路という観点からは，この調整が正確にはどのようにして成し遂げられているかについては未だ不明確なままである．しかし，最近の解剖学的な証拠は，視床下部内側部に存在する動機付けられた行動の中枢性パターンコントローラが，その内側に隣接する内臓運動パターンジェネレータのネットワークにも投射していることを示唆している．そして，この内臓運動パターンジェネレータのネットワークが自律神経運動系と神経内分泌運動系の両方の応答を調整しているらしい（図6.11）．

　最後にまとめると，行動は運動系の中核部の階層によって作り出され，その階層は図6.17に示された方式に沿って組織されている．運動系の階層には，連合運動学習に不可欠な小脳ネットワークが付け加わっている．全体と

しての運動系出力は，認識系，感覚系，行動状態コントロール系からの，全部で3種類の入力によってコントロールされている（図5.5）．

第6章のための読み物

1. Brodal, A. The Cranial Nerves: Anatomy and Anatomico-Clinical Correlations, second edition. Blackwell: Oxford, 1965. 簡潔かつ情報豊富な書物の模範．
2. Brooks, V. B. The Neural Basis of Motor Control. Oxford University Press: New York, 1986. 一般的原理についての巧みな概説．
3. Eccles, J. C., Ito, M., and Szentágothai, J. The cerebellum as a Neuronal Machine. Springer: New York, 1976. 第一級の本．
4. Evarts, E. V., Wise, S. P., and Bousfield, D. (eds.) The Motor System in Neurobiology. Elsevier: Amsterdam, 1985. 広い範囲の話題について，短い論文を45編ほど巧みに選んでまとめた本．
5. Kandel, E. R., Schwartz, J. H., and Jessell, T. M. Principles of Neural Science, fourth edition. McGraw-Hill: New York, 1999.
6. Kim, J. J., and Thompson, R. F. Cerebellar circuits and synaptic mechanisms involved in classical eyeblink conditioning. Trends Neurosci. 20: 177-181, 1997.
7. Kuypers, H. G. J. M. The anatomical and functional organization of the motor system. In: M. Swash and G. Kennard (eds.) Scientific Basis of Clinical Neurology. Churchill Livingstone: Edinburgh, 1985, pp. 3-18.
8. Loeb, G. E., Brown, I. E., and Cheng, E. J. A hierarchial foundation for models of sensorimotor control. Exp. Brain Res. 126: 1-18, 1999. 工学的な方法についての良い入門書．
9. Markakis, E., and Swanson, L. W. Spatiotemporal patterns of secretomotor neuron generation in the parvicellular neuroendocrine system. Brain Res. Rev. 24: 255-291, 1997.
10. Nieuwenhuys, R., Voogd, J., and van Huijzen, G. The Human Central Nervous System: A synopsis and Atlas, third edition. Springer-Verlag: New York, 1988. 美しい図とともに，主要な機能システムについてうまくかつ簡潔に要約した本．
11. Orlovsky, G. N., Deliagina, T. G., and Grillner, S. Neuronal Control of Locomotion: From Mollusc to Man. Oxford University Press: Oxford, 1999. 比較生物学的な視点に基づいた概説書．
12. Rye, D. B., Saper, C. B., Lee, J. H., and Wainer, B. H. Pedunculopontine tegmental nucleus of the rat: cytoarchitecture, cytochemistry, and some extrapyramidal connections of the mesopontine tegmentum. J. Comp. Neurol. 259: 483-528, 1987.
13. Stein, P. S. G., Grillner, S., Selverston, A. I., and Stuart, D. G. (eds.) Neurons, Networks, and Motor Behavior. MIT Press: Cambridge, Mass., 1997. 運動系とその制御に関する最も現代的な考え方についての明敏な手引き．

14. Swanson, L. W. Cerebral hemisphere regulation of motivated behavior. Brain Res. 886: 113-164.
15. Tinbergen, N. The study of Instinct. Oxford University Press: London, 1951. 私のお気に入りの本のひとつ．これは啓示である．
16. Voogt, J., Jaarsma, D., and Marani, E. The cerebellum, chemoarchitecture and anatomy. In: L. W. Swanson, A. Björklund, and T. Hökfelt (eds.) Handbook of Chemical Anatomy: Vol. 12, Integrated Systems of the CNS, Part III: Cerebellum, Basal Ganglia, Olfactory system. Elsevier: Amsterdam, 1996, pp. 1-369. 網羅的な総説．
17. Williams, P. L. (ed.) Gray's Anatomy, thirty-eighth (British) edition. Churchill Livingstone: New York, 1995. 神経系についての卓越した要約が含まれている．
18. Zigmond, M. J., Bloom, F. E., Landis, S. C., Roberts, J. L., and Squire, L. R. (eds.) Fundamental Neuroscience. Academic Press: San Diego, 1999.

第 7 章

行動状態系 —— 睡眠と覚醒の内在的調節

> それゆえ，睡眠と覚醒の周期的反復は動物の本性的何かと本質的に結び付いており，単純な昼と夜との交替に依存しているのではない．しかし，睡眠と覚醒の周期は以前から確立されていた自然界の調和に従い，地球の自転周期と一致するようになっている．
>
> —— ヨハネス・ミュラー（1843）

　もし，あなたが大半の人達と同じならば，あなたは1日の約1/3の時間を睡眠に費やす．そして，あなたは今までそれについて考えたことはなかったかもしれないが，睡眠と覚醒は行動的にも精神的にもまったく異なった2つの状態なのは明白である．あなたが眠っているときは，感覚情報は強くない限りは"入り込む"ことはないように思われ，筋肉は弛緩している．つまり，呼吸とときどき寝返る他には，基本的には明白な行動はない．なぜ我々は眠るのかについての十分納得させるような説明はこれまで誰も考えつかなかったが，睡眠には非常に長い進化的な歴史があるのだから，その説明は間違いなくあるはずだ．睡眠様行動と覚醒状態が交互に周期的に起こることはすべての脊椎動物で見られるし，軟体動物や昆虫のような多くの無脊椎動物にさえも認められてきた．

　詰まるところ，睡眠-覚醒サイクルは行動を根本的に切り替える．眠っている限りは，日常的な言葉で呼ぶところの"意志による自発的な voluntary"行動はない．このように，睡眠-覚醒サイクルは，正統的なあるいは系統的な方法で行動（言い換えると，運動系の出力）を解析するための出発点または枠組みを提供する．もし我々が典型的な24時間の1日を考えるならば（図

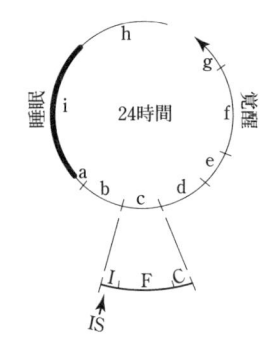

図7.1 通常の1日の間に行われた行動（aからiまで）の配列．矢印のついた円で時間を示す．覚醒時に遂行された1つの一連の行動（c）は3つの連続した局面に分けられる．すなわち開始局面（I），探し回り局面または調達局面（F），完了局面（C）である．完了局面には一連の行動を終了させるための飽満メカニズムが含まれる．ISは開始刺激を示す．

7.1），その約1/3は基本的には連続した睡眠期間に費やされる（幸運ならば！）．それから我々は目覚め，次から次に何かをしてその日を費やし始め，しまいには夜が来る．そして我々は再び眠ることにより，結局次のサイクルを始める．

　科学的な観点からは，その答えを見つけるべき2つの重要な疑問がある．第1の疑問は，日中の間になされる行動の正確な順序は何か？である．我々はこの問題を，「1つの時間には，たった1つの種類の行動しか遂行できない（図7.1のaからi）」という正当と思われる仮定を置くことによって単純化できる．この場合，1つの種類の行動の発現episodeは非常に短くてもよいものとする．第2の疑問は，特定の種類の行動がなぜある特定のときに発現されるのか？というものである．言い換えると，多くの選択肢からどのように優先順位が付けられているのか？　そして各種の行動の種類の間でスイッチの切り換えがなぜ起こるのか？　本書で追究している構造的な観点から言えば，我々が知りたいことは「行動状態間のスイッチの切り換えをもたらし，優先順位を変え，そして覚醒のレベルを変更するような神経回路またはネットワークがどのように構成されているのか？」である．これらの難問は神経系機能の核心に迫るものであり，現時点では第1の疑問についていくばくかの確実性をもって答えられるのみである．第2の疑問に関しては，まずそれぞれの行動状態（睡眠と覚醒）を成分に分け，次にそれらの成分をさらに細かく分割して，分析可能な状態にしたあとに，我々は取り組み始めることができる．

　行動の分析の第1次のレベルが「睡眠期と覚醒期の交替について」だとす

図7.2 正常な成人の8時間にわたる睡眠段階. R. J. Berger, The sleep and dream cycle, in: A. Kales (ed.), Sleep: Physiology and Pathology (Lippincott: Philadelphia, 1969), pp. 17-20 より改変.

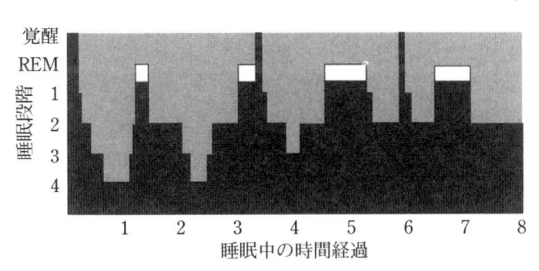

れば，第2次のレベルは「覚醒時の行動の順序について」および，同じく魅力的な問題である「睡眠時に繰り返して起こる，いくつかの睡眠ステージ（段階）の順序について」である．この繰り返して起こる睡眠段階はあらゆる哺乳類で見られる．これらの睡眠段階は，1953年に Eugene Aserinsky と Nathaniel Kleitman によってヒトの EEG（脳電図または"脳波"）記録に基づいて定義された．彼らはこの発見によって重大な概念的な突破口を得たのである．彼らが示したのは，「rapid eye movement sleep：急速眼球運動（REM）睡眠」と「deep sleep：深睡眠（または non-REM 睡眠）」の交替があるという事実である．REM 睡眠のときには，皮質の EEG が非同調的になり（意識的に注意しているときのように），真に迫った夢をほとんど毎回見る．non-REM 睡眠のときには，夢は鮮明ではなく，さほど頻繁ではない．確かに睡眠状態には複雑な構造があり，最初に考えられていたよりさらに複雑でさえある．現在 EEG の特徴的パターンに基づいて分かっているのは，non-REM 睡眠自身その1期間には連続して起こる4つの段階があるということである．ヒトでは，8時間の睡眠期間が経過する間に驚くほど規則的な周期をもって REM 睡眠-non-REM 睡眠の期間が交替する（図7.2）．平均的な成人では，それぞれの REM 睡眠-non-REM 睡眠の期間は1時間から1時間半続く．ただし，この周期は子供から成人，そして老人になるにつれて短くなる傾向がある．

覚醒している間は，一連のゴール（目標）指向的行動 goal-oriented behaviors, すなわち動機付けられた行動 motivated behaviors が連続して現れる（図7.1のaからh）．もしこの行動の1つの単位 segment すなわちエピソード episode を取り上げるならば，その1つのエピソードは連続して起きる3つの局面に分けられる（図7.1のI, F, C）．まず，開始局面 initiation phase があり，特定のゴール対象物（目標物）goal object または課題の探査を始める．飢餓の場合であれば，開始刺激 initiation stimuli（図 7.1 の IS）は，血中グルコース濃度が低いことに関係した化学的信号とか，食欲をそそるような何らかのテレビ広告を見ること，または夕食を料理しているときの匂いなどであろう．それから次に，探し回り局面 foraging phase がある．このときには，目標物の発見を目指して探査的な方策が行われる．この局面は調達局面 procurement phase とも呼ばれている．最後に，完了局面 consummatory phase がある．このときには，目標物は消費され，愉快なあるいは不愉快な感情と連合され，その行動の単位は飽満メカニズム satiety mechanisms のために終末に至る．しかし行動の単位は，もし十分強いものであれば，異なる開始刺激によってほとんど何時でも中断されうるのも明らかである．完了局面に付帯した特定の感情は，その行動の強化について肯定的にも否定的にも決定的な役割を果たしている．これらは，愉快あるいは不愉快という，特定の行動に連合しているフィードバック信号である．そしてこれらのフィードバック信号は，将来その特定の行動が繰り返されるかそれとも回避されるかを決定するのを助けている（第 9 章）．

　要約すると，睡眠中夢を見ている間は認識系が活動的で，感覚系と体性運動系はともかくも遮断されているように思われる．これとは対照的に，覚醒時には，認識系と感覚系は体性運動系の出力を調節して行動を生み出す（図 5.5 を見よ）．本章の残りでは，睡眠–覚醒サイクルをコントロールする行動状態コントロール系および覚醒時に覚醒のレベルをコントロールする系についても，さらに深く掘り下げるつもりである．しかし最初に，真に魅力的な話題である概日リズムについて議論することは啓発的である．

概日リズム——昼と夜の周期

　進化の全期間にわたって，生命は昼–夜の周期に従ってきた．昼の長さは，例年の季節とともに非常に正確に変化する．それゆえ，多くの動物がそれに合わせた内在性の時計を進化させ，その時計が約 24 時間の（概日性の定義）活動リズムを作っているのはそれほど驚くべきことではないかもしれない．哺乳類では，密集したニューロンからなるとても小さなニューロン集団が第

三脳室の左右両側の視床下部の内臓運動パターンジェネレータのネットワークに埋め込まれている．これは「suprachiasmatic nucleus：視交叉上核」と呼ばれる．左右の核はそれぞれニューロン活動の概日リズムを作り，そして両者は一緒になって睡眠-覚醒サイクルのパターンを決定する．このようにして視交叉上核は，移動活動（歩き回り），食べることと飲むこと，そしてさらに基本的な自律神経系と内分泌系のさまざまな応答における概日リズムを作り出す．視交叉上核を脳から取り出して皿の中に置いても，数日間は生きたままにしておくことができる．その間，取り出した視交叉上核は内因性の概日リズムを維持しながら活動を続けるのである．

人々（または他の動物）が常時明るい所または暗い所に（数週間の間）置かれても，彼らは正常な条件下で示すのと非常によく似た睡眠-覚醒サイクルを続けるという事実は，まさに視交叉上核があるためなのだ．しかし，奇妙な1つの傾向がある．常に明るい条件下では，人々の寝る時間は大概半時間ほど日ごとに遅くなる．生物学的な概日性時計には約 24.5 時間（天文学的な 24 時間ではない）の周期がある[1]．その結果，常に明るい条件下では，時計は"束縛されない動き"を始めるのだ．この条件下では概日性リズムは予測可能な方向に流れ始めるのに対して，正常な条件下では眼からの情報によって，リズムは昼-夜のサイクルに同調される．1970 年代になされたさらに驚くべき発見の1つは，網膜（つまり視神経）が視交叉上核に対して直接の神経入力をもつという事実である．この入力は，視交叉上核に環境の光度 luminosity についての情報[2]を供給している．

視交叉上核が傷害されると，信じられないようなことが起こる．それは 1970 年代に実際に実験が行われるまではとても予測できなかったようなことである．動物は直ちに通常の睡眠-覚醒サイクルを失う（図 7.3）．約 12 時間の多少なりとも連続的な睡眠と，それに続く 12 時間の覚醒状態（ときどきの居眠りを伴う）ではなくて，24 時間中，1 時間程度続く睡眠と覚醒の期間が交互に現れる．つまり，睡眠-覚醒サイクルはなお存在するが，その周期がずっと短くなる．実のところ，これが本来の睡眠-覚醒の周期のように思え

---

1) 訳注；成人の場合．
2) 非常に大雑把にいうと，1 日のうちの時刻と，昼の長さに基づいて判断される 1 年のうちの季節までも．

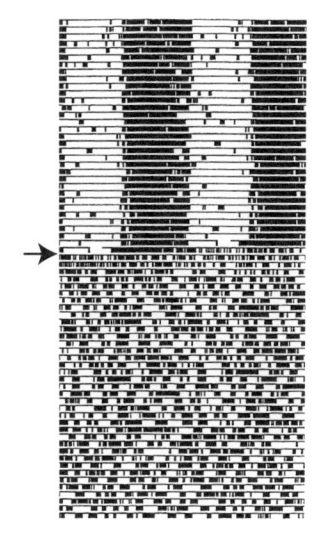

図 7.3 12時間の明暗サイクル下におかれた1匹のラットの移動活動パターン。左右両側の視交叉上核を傷つける前（矢印より上）と後（矢印より下）を示す．このデータは分かりやすいように2日分を連続して記録してある．つまり，それぞれの線は前の日と当日のデータを表す．健全な動物では，移動活動（黒く塗られた所）は暗い期間に限られていることに注意（ラットは夜行性動物である）．これとは対照的に，視交叉上核を傷つけた後では正常なリズムは消失し，24時間にわたって移動活動は多少とも絶え間なく続く．R. Y. Moore, Circadian timing, in: M. J. Zigmond, F. E. Bloom, S. C. Landis, J. L. Reberts, and L. R. Squire (eds.) Fundamental Neuroscience (Academic Press: San Diego, 1999), pp. 1189-1191 より．

る．そして視交叉上核は，本来この周期であるべきところに，ほぼ24時間の周期を何らかの方法で強制しているらしい．つまりメカニズムは不明だが，視交叉上核はほぼ1時間のリズムを約24時間のリズムに変換させているように思われる．当然，これが動物の行動を完全に再編成することになる．たとえば，視交叉上核が正常な動物では，飲食は毎日の12時間の覚醒時に集中して行われるが，視交叉上核に傷害を受けた動物では24時間を通じて絶えず行われる．アルツハイマー病において不眠不休の時間が延長するのは，視交叉上核の病的な障害が一因かもしれない．

　かなり最近になって重要な進歩があった．それは，視交叉上核のニューロンと，そして驚いたことには体中の他の多数の細胞で，概日リズムを作り出す分子的基盤についての知識が得られたことである．この進歩の鍵は，普段のリズムが変化してしまったショウジョウバエの突然変異が同定されたことにあった．原因となる遺伝子を調べてみると，一群の遺伝子が同定された．これらの遺伝子のタンパク質産物は，概日性パターンで変化する遺伝子発現の複雑なプログラムに関与していることが分かってきた．この遺伝子発現の概日性パターンが，視交叉上核のニューロン活動を概日的に変動させるのである．

生殖周期

　多くの動物は生殖周期を示す．生殖周期は，生殖および子孫の存続を最大限にするような役割を果たしている．進化という歴史的観点からみると，種は自然の中でそれなしでは存続できないから，生殖周期は最も重要な体の機能である．生殖周期がなかったら，その種は絶滅してしまったかもしれないのだ．ニコラス・ティンバーゲンが解析したイトヨでは（図6.10を見よ），生殖周期は季節的である．年に1回，子孫が春の間に産まれるように時期を合わせている．対照のために述べると，婦人は受胎可能な年齢の間，月周期に近い生殖周期を示し，それは年に12-13回来る．そして雌のラットには，4日または5日のさらに短い生殖周期がある．3つのすべての種において，生殖周期のピークは排卵時期あたりに起こる．排卵は実際には脳が誘発している．つまり，視床下部の吻側部あるいはその近くに存在するGnRH神経内分泌運動ニューロンプールでの神経活動によって引き起こされる（図6.11と図6.13～6.15を見よ）．これらの運動ニューロンは，下垂体前葉からの性腺刺激ホルモンの分泌を急激に増大 surge させ，それが次に排卵を引き起こし，性腺から性ステロイドホルモンを分泌させる．

　これらの性腺ステロイド（雌ではエストロゲン，雄ではアンドロゲン）こそが生殖行動を活性化させているのだ（図6.10を見よ）．これらの性ステロイドホルモンは，脳に入って作用する．脳内でこれらのホルモンは，生殖行動を仲介する神経回路で神経伝達に関連した遺伝子発現を修飾する．結局のところ，これらの性ステロイドホルモンは配偶動物を探し出し交尾する特別な行動のための神経回路を活性化するのである．脳には性的二型を示す神経回路――性器や体の二次性徴のように解剖学的に異なる特徴を示す――が存在し，その状態は生殖腺から血中に分泌されるエストロゲンとアンドロゲンによって制御されているのだ（第10章を見よ）．

　これらの生理学的ならびに行動学的な生殖周期の特徴の背後にあるアイディアは，ラットで見事に示されている．ラットは20世紀の間中，熱心な実験的分析の対象になってきた．非常に単純な行動測定から始めよう．それは，1匹のラットの歩き回る量（移動あるいは"活動"）である．これを思春期前の雌のラットで測定すると，歩き回る量は比較的低いレベルであり，その量

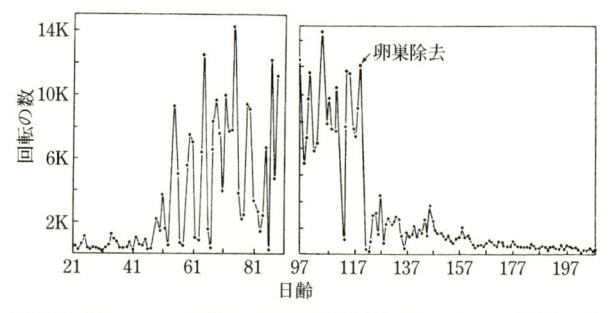

図7.4 雌ラットの年齢に応じた移動活動（廻し車の回転数）．移動活動は初期の約50日まではまったく低いことにまず注意．約50日になるとラットは思春期に達し，最初のエストロゲンの急激な増加を示し最初の排卵周期に入る．排卵日には，動物は行動的に"発情"の状態にあり，移動活動の劇的な増大を示す．この活動の増大は，雄を見つけ出し惹き付けるためのものである．その後，移動活動のピークが4日ごと，つまりこの動物の発情サイクルの期間ごとにあるのに注意．最後に，119日目に卵巣が除去されると（矢印），4日周期の活動増大と発情サイクルは両方とも直ちに終了するのに注意．エストロゲンを体内に与えると，その周期をもとに戻すことができる．S. A. Barnett, The Rat: A Study in Behavior (Aldine: Chicago, 1963) より改変．

は毎日ほぼ同じである（図7.4）．しかし，思春期に達すると[3]，雌のラットは大いに走り回り交尾すべき雄を実際に探す．彼女は，排卵するちょうど前の約1日，排卵の日，そして排卵直後の間"発情 in heat"状態にあり，それゆえ受胎可能である．まだ未成熟で排卵しなかった期間や，成熟しても排卵後3日間は，雄に対して生殖的な関心を示さない．事実その間はむしろ，雄を近づけようともしないし，雄が性的な行為のために接近しようとすると激しく防御する．

この4日または5日にわたる排卵と発情行動の周期は絶え間なく続き，閉経したり性腺が除去されると[4]，ようやく止まる．この実験モデルの見事な点は，エストロゲンが原因だと確実に分かるところにある．なぜなら，卵巣を除去した動物にエストロゲンを投与すると，周期がもとに戻るからである．エストロゲンの投与という簡単な処置の後，約8時間経ってから発情行動が

---

[3] 性腺刺激ホルモンの分泌が急激に増大した最初の日，と定義される．
[4] または，エストロゲンが薬理学的にブロックされると．

示される．多分この8時間というのは，発情状態に伴う極度に熱心な探査的行動（図7.4）を作る脳神経回路（性的二型を持つ）において，エストロゲンが特別な遺伝子発現パターンを生み出すまでにかかる時間なのだろう．その特別な遺伝子発現パターンについてはまだ不完全にしか分かっていない．これとは対照的に，性的に成熟した雄にはテストステロン[5]の分泌の周期はない．基本的には，彼らはいつも雌ラット，特に発情している雌ラットに（多分，強力なフェロモンを分泌しているのだろう）関心を示す．雌の場合と同じく，雄の場合も性腺のステロイドは異性に対する"関心"を示すのに大いに寄与している．雄のラットでは去勢によって性的欲求は著しく減じるが，生理学的に正常な量のテストステロンを投与するともとに戻る．

　ここで重要な一般化をすると，睡眠-覚醒周期と同様に，生殖周期は行動パターンを組織するのに根本的な役割を果たしている（睡眠-覚醒周期ほど劇的ではないにしても）．明らかに，生殖周期の両極端では異なる行動状態が見られ，変動している性腺ステロイドのレベルがこれらの行動状態を確立するのに重要な役割を果たしている．この話題をここで論ずるのは，ラットの視交叉上核を傷つけると正常な睡眠-覚醒周期が見られなくなるのとまったく同様に，正常な生殖周期も見られなくなるからである．何らかの仕組みによって，視交叉上核からの概日性シグナルが4日または5日ごとに性腺刺激ホルモンを大量分泌させるようなシグナルに転換されるのだ．この転換は，おそらく視床下部 hypothalamus の前腹側室周囲核 anteroventral periventricular nucleus で起こっている．この神経核は神経入力（投射）を視交叉上核から受け，次に投射を GnRH 神経内分泌運動ニューロンプールに対して送る．この GnRH 神経内分泌運動ニューロンプールは下垂体からの性腺刺激ホルモンの分泌を制御している．ラットで視床下部の前腹側室周囲核を傷つけると，やはり生殖周期が見られなくなる．

睡眠-覚醒の周期

　上述のように，視床下部のマスター概日時計（視交叉上核）を完全に取り

　5）訳注；アンドロゲンのうちの主要なもの．

除くと，1日の24時間中，およそ1時間か1時間半続く睡眠と覚醒の期間が交互に現れる（図7.3）．この根本的な睡眠覚醒パターンを作り出す神経メカニズム（個々の細胞群があるのか，それとも特別なネットワークがあるのか）については分かっていない．となると，やはり不明なのは，どのようにして視交叉上核がこの本来的パターンを転換させて，ヒトなり動物が1日のうち8時間から12時間多少とも連続的に眠り，残りの時間は起きているという標準的な状況に変えるのか，という点である．

しかしながら十分な実験的理由によって，根源的な睡眠-覚醒ジェネレータ（または時計）は橋網様体 pontine reticular formation の吻側領域に（見掛け上，橋網様核の口側/吻側部分に）存在していると推測される．さらにこの同じ一般的な領域は，REM 睡眠を，あるいは少なくとも REM 睡眠のいくつかの主要な特徴を作り出している．たとえば，脚橋被蓋核 pedunculopontine tegmental nucleus のアセチルコリン作動性ニューロン群は視床に投射しており，REM 睡眠中の EEG に特徴的な橋-膝状体-後頭葉（PGO）スパイク ponto-geniculo-occipital spikes を作るのに必要不可欠らしい．そして，他の下行性に投射する橋のニューロンは，REM 睡眠に特徴的な筋肉の弛緩（緊張がほぐれること）を引き起こすようである．これは少なくとも部分的には，橋のニューロンから延髄網様体 medullary reticular formation の腹側部への興奮性の（グルタミン酸作動性の）投射を通じて起こる．この延髄網様体の腹側部は，次に下行性の抑制性（少なくとも部分的にはグリシン作動性の）投射を脊髄の運動ニューロンプールに対して送る．興味深いことに，視交叉上核に障害を受けた動物では，睡眠と覚醒の期間が約1時間の長さであり，これはちょうど REM 睡眠と深睡眠の期間と同じなのである（図7.2）．この事実は，約90分から120分の周期を持つ基本的な行動状態のリズムジェネレータが橋に存在していて，そのリズムジェネレータが睡眠-覚醒のサイクルと REM 睡眠-深睡眠サイクルの両者の基盤となっていることを暗示している．

特殊化した特定の細胞集団が脳幹に存在し，これらが橋に存在する基本的な行動状態のリズムジェネレータからの出力を，また覚醒時の覚醒レベルを，そして睡眠サイクルのさまざまな睡眠段階をコントロールしている，ということを示す広範囲にわたる証拠がある．しかしながら現時点では，これらの

細胞集団が，行動状態のリズムジェネレータのネットワーク自身の不可欠な部分を構成しているのか，それとも行動状態のリズムジェネレータを単にある程度調整しているのに過ぎないのか，については不明確なままである．便宜上ここで，脳幹に存在する一連の興味深い細胞集団についてさらに考察しよう．これらの細胞集団の特徴は，特別な神経伝達物質（多くの場合は生体アミン）を発現すること，軸索投射が比較的広く分布し細かく枝分かれしていること，そして行動状態を調整あるいは制御するのに関わっているらしいこと，の3点である．

行動状態を調整すること

1960年代の初めに，スウェーデンの2人の若い神経科学者，Annica Dahlström と Kjell Fuxe は新しい組織化学的方法によって一連の非常に独創的な神経解剖学的研究を行った．その方法とは，彼らの師匠である Bengt Falck, Arvid Carlsson, そして Nils-Åke Hillarp らによって，生体アミンを含有するニューロンを証明するために折よく開発されたばかりのものであった．Dahlström と Fuxe は，以前には考えられなかったような構造をもついくつかの神経系の全体像を詳しく記載した．それらの構造はあまりにも異常だったので，懐疑的な神経解剖学者達[6]にそれらが現実に存在することを納得させるためには多大な時間がかかった．

その最初の神経系はノルアドレナリンを含んでいた．ノルアドレナリンは，自律神経系の交感神経系で使われているのと同一の神経伝達物質である（第6章を見よ）．とりわけ，あるノルアドレナリン作動性細胞集団は目立っていた．それは青斑核 locus ceruleus であった．すぐに明らかになったのは，橋の中心灰白質 pontine central gray に存在するこの青斑核ニューロンは，その軸索を実質的に中枢神経系全体に送って支配している，ということであった．その支配は，脊髄の尾端から小脳と脳幹，そして大脳皮質全体に及び，見たところびまん性で，かなり非特異的な様式であった（図7.5）．青斑核は，第四脳室の吻側の床に小さいけれど明瞭な青いスポットを作っているために，

---

[6] 神経解剖学者は非常に保守的な傾向がある．

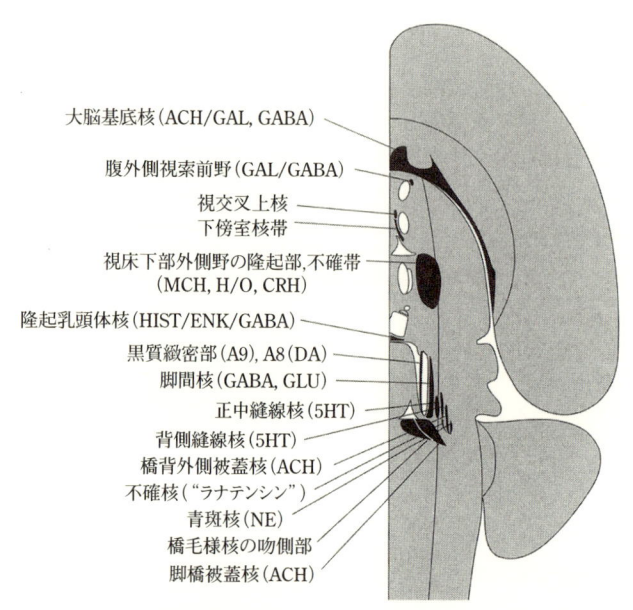

154　第7章　行動状態系——睡眠と覚醒の内在的調節

　　　　　　大脳基底核（ACH/GAL, GABA）
　　　　　　腹外側視索前野（GAL/GABA）
　　　　　　　視交叉上核
　　　　　　　下傍室核帯
　　　　　視床下部外側野の隆起部, 不確帯
　　　　　　　（MCH, H/O, CRH）
　　　　　隆起乳頭体核（HIST/ENK/GABA）
　　　　　　　黒質緻密部（A9）, A8（DA）
　　　　　　　脚間核（GABA, GLU）
　　　　　　　正中縫線核（5HT）
　　　　　　　背側縫線核（5HT）
　　　　　　橋背外側被蓋核（ACH）
　　　　　　不確核（"ラナテンシン"）
　　　　　　　青斑核（NE）
　　　　　　橋毛様核の吻側部
　　　　　　脚橋被蓋核（ACH）

図7.5　ラットの行動状態のコントロール系に関与する主要な細胞集団（黒）を中枢神経系の平面地図上で示した．行動コントロールのカラム（図6.11を見よ）は白で示されている．黒質緻密部はA9細胞集団とも呼ばれ，腹側被蓋野はA8細胞集団を含む．神経伝達物質の略語：ACH　アセチルコリン；CRH　コルチコトロピン放出ホルモン；DA　ドーパミン；ENK　エンケファリン；GABA　γ-アミノ酪酸；GAL　ガラニン；GLU　グルタミン酸；H/O　ヒポクレチン／オレキシン；HIST　ヒスタミン；MCH　メラニン凝集ホルモン；NE　ノルエピネフリン（訳注；ノルアドレナリンと同義）；5HT　セロトニン．

　フランス人の神経解剖学者，フェリックス・ヴィック・ダジールFélix Vicq d'Azyrによってヒト脳で当時から約200年前に発見されていた（図7.5）．しかし今にして思えば，200年間誰1人として青斑核の本当の結合様式と神経化学について手がかりさえも摑めていなかったことになる．青斑核は脳幹における交感神経節のような構造である，と危うく誤って断定されるところだった．言うまでもなく，青斑核は広範な機能に関係していることが今や分かってきた．青斑核は，覚醒している間にあらゆる新しい刺激novel stimuliを処理し，睡眠-覚醒サイクルの特定の部分と部分の間の切り換えをしてい

ると結論しても間違いなかろう．ラットでは，青斑核は約1600個のほぼ純粋なノルアドレナリン作動性ニューロンの集団である．中枢神経系に存在する他のノルアドレナリン作動性の細胞集団はすべて菱脳に限局しており，それらのほとんどは青斑核よりもさらに特殊化した機能，特に中枢性の自律神経系コントロールネットワークに関係した機能をもっているようだ．

　彼らによって記述された2番目の系は神経伝達物質としてセロトニンを使うもので，これらのニューロンは中脳と菱脳に見られる．その大半は以前から記載されてきた神経核群の内部とその周辺に存在するが，その機能については知られていなかった．これらは縫線核 raphé nuclei と呼ばれ，成体の脳幹の正中線[7]とその近くに存在している．セロトニン作動性ニューロンの最も大きな2つの集団は中脳を中心に存在し（図7.5），青斑核のすぐ吻側に位置しており「dorsal nucleus of the raphé：背側縫線核」および「superior central nucleus：上中心核（正中縫線核）」と呼ばれている．これらの神経核もまた，非常に広範囲に広がるびまん性の投射を中枢神経系の大部分に送っているように見える．そして，行動状態のさまざまな局面を調整したりコントロールすることに重要な役割を果たしている．

　彼らの記載した3番目の系は中脳の腹側部を中心に存在し，ドーパミンを神経伝達物質として使っている（図7.5）．前述のノルアドレナリン作動性およびセロトニン作動性の系とは違い，この3番目の系の投射はすべてではないにしても大半は上行性である．黒質緻密部 compact part of the substantia nigra はこの系の特殊化したものの代表で，その軸索は主として背側線条体 dorsal striatum（終脳の大脳基底核の一部）を支配している．パーキンソン病ではこのドーパミン作動性経路が変性しており，ドーパミンの前駆体であるL-ドーパを処方すると，少なくとも病気の初期段階では，振戦や行動の開始がうまくできないという患者の症状が軽減する．この系のもう1つの特殊化した細胞群は，黒質のすぐ隣にある腹側被蓋野 ventral tegmental area および，いわゆる後赤核野 retrorubral area であり，ここからはさらに広範囲の上行性投射があり，腹側線条体 ventral striatum，大脳皮質の前頭前野 prefrontal cortex，そして海馬体 hippocampal formation に向かっている．

---

[7] 訳注；脳幹の正中線には縫線 raphé という線条構造がある．

DahlströmとFuxeは，以前には知られていなかったこれらの領域におけるドーパミン作動性ニューロン群をそれぞれA8, A10と名付けた．ドーパミン作動性の黒質緻密部はA9細胞集団と名付けられた．

腹側被蓋野は，体移動行動のレベル（行動的な覚醒）を調節することや報酬と正の強化のメカニズムに関与していることが示されてきた．腹側被蓋野に存在するドーパミン作動性ニューロンと非ドーパミン作動性（おそらくGABA作動性と思われる）ニューロンの特異的な役割については，まだ完全には明確になっていない．しかしながら，前者が報酬に関係したメカニズムに関わるのに対して，後者は体移動行動の調節に関わっている，というのはありそうなことに思われる．このことは，隣接している黒質のドーパミン作動性部（黒質緻密部）と非ドーパミン作動性部（黒質網様部 reticular part of the substantia nigra）についても同様に当てはまるかもしれない．

このようにして，DahlströmとFuxeは，神経伝達物質にコードされた3種類の脳幹の系について，その基本的な神経解剖学を整理して提示した．これらの系は，何らかの方法で行動状態を制御することに決定的に関与している[8]．彼らの研究以来，同様な機能をもった近傍に存在する他の多くの細胞集団が同定されてきた（図7.5）．たとえば，前節「睡眠-覚醒の周期」で，脚橋被蓋核を中心として存在するアセチルコリン作動性の細胞集団について論じた．この脚橋被蓋核が決定的に関わっているのは，行動状態，特にREM睡眠に関連した視床皮質系 thalamocortical system とその他の系を調整することなのである．さらに，その背側に隣接したアセチルコリン作動性の（橋中心灰白質の青斑核の隣の）細胞集団は，非常に広範囲に，見たところびまん性の投射をしている．これは橋背外側被蓋核 laterodorsal tegmental nucleus であり，やはり行動状態の調整に明確に関与している．最後になるが，不明瞭な神経核である不確核 nucleus incertus について言及すべきであろう．この神経核は，青斑核，背側縫線核，そして橋背外側被蓋核の近くの橋中心灰白質に存在している．不確核は他の2つの脳幹の中心線上にある核（上中心核 superior central nucleus と脚間核 interpeduncular nucleus）と相互に強く線維連絡しており，これら3つの核すべては大量の投射線維を前頭前野と

---

[8] その詳細は現在も解決されていない．

海馬体に関連する前脳系へと送っている．この脳幹正中部の3つの核（不確核，上中心核，脚間核）は，覚醒時の行動の優先順位を決定するのに主要な役割を果たしているのはほとんど確実である．

これまで議論してきた場所から吻側に行くと，視床下部の外側帯 lateral zone of the hypothalamus に至る．視床下部の外側帯はしばしば脳幹網様体 brain stem reticular formation の吻側端と考えられてきた．ここには，2つの特に興味深い領域がある．まず第1に隆起乳頭体核 tuberomammillary nucleus がある．この神経核はニューロンの薄い層状の集まりで，乳頭体をゆりかごのように取り囲んでいる．これらのニューロンが使う神経伝達物質の1つはヒスタミンであり（もう1つはGABAである），それらの軸索は非常に広範囲に，脳の大半の部分にびまん性の投射を送っているように見える．隆起乳頭体核のニューロンは，脳内でヒスタミンを合成している唯一のニューロンである．そして，抗ヒスタミン剤による眠気は隆起乳頭体核ニューロンの正常な機能が阻害されることから生じると考えられている．

第2番目に，視床下部の外側部の特徴としてこの文脈で興味深いのは，混在しているけれども別個の3つのニューロン集団が視床下部腹内側核 ventromedial nucleus と乳頭体前核 premammillary nucleus のレベルに存在していることである（図7.5）．3つのすべての細胞集団は，非常に広範囲の投射を脳幹，脊髄，そして大脳皮質を含む中枢神経系の多くの部分に送っているように見える．1つの細胞群は，ペプチドであるメラニン凝集ホルモン melanin-concentrating hormon（MCH）を神経伝達物質の1つとして用い，もう1つの細胞群はペプチドのヒポクレチン hypocretin／オレキシン orexin とダイノルフィン dynorphin を神経伝達物質として用い，3つ目の細胞群は特定の（食欲不振 anorexia の場合のような）条件下ではコルチコトロピン放出ホルモン（CRH）を神経伝達物質の1つとして用いている．視床下部の外側帯は行動状態を調整するのに重要な役割を果たしていると長い間考えられてきた．しかし，このことが劇的に立証されたのは，ヒポクレチン／オレキシン遺伝子あるいはその受容体遺伝子に突然変異が起こると，睡眠発作（ナルコレプシー narcolepsy）という病気を引き起こすことが発見されたことによる．この病気になると，動物でも人間でも覚醒状態を持続するのが困難になる．この視床下帯の外側部のニューロン集団は，脳内でヒポクレチン

／オレキシン遺伝子を発現している唯一のニューロン集団なのである．

　最後に，終脳の大脳核すなわち大脳基底核について述べる[9]．ここには，かなり重なり合っているが，局所対応的な投射を大脳皮質外套全体に送るアセチルコリン作動性ニューロンの集団がある．1960年代に，このニューロン集団は霊長類のマイネルトの基底核 basal nucleus of Meynert に対応するものと考えられるようになった．マイネルトの基底核自体は，今から1世紀前にすでに発見されていたものである．このアセチルコリン作動性ニューロンは，腹側淡蒼球と内側中隔-対角帯複合領域 medial septal-diagonal band complex の全体にわたって，ある所では凝集して，また別の所では広く間隔をあけて不規則に分布している．そして，背側淡蒼球ではアセチルコリン作動性ニューロンはもっと分散して存在するようになり，線条体の一部分においてすら，さらに散在的に存在している．アルツハイマー病ではこれらのアセチルコリン作動性ニューロンが変性しており，これらのニューロンは学習と記憶のメカニズムおよび行動状態の調整にある役割を果たしていると考えられているものの，その正確な機能については不明である．現在では，前脳基底部から皮質へ向かういわゆる基底核前脳投射 basal forebrain projection には，他の種類の細胞から起こるものもあることが分かっている．

　要約すると，解剖学的特徴と使われている神経伝達物質によって区別がつくニューロン集団があり，それらは橋と中脳から，視床下部を経て大脳基底核に至るまで広く分布し，行動状態を調整するのに重要な役割を果たしている．これらの細胞集団がそれぞれ特殊な機能（それらの機能が正確には何であるのかはまだ解決されていないが）を担っていること，そしてそれらの間には強い相互性の結合があって特別に複雑な神経ネットワークを形成していること，などは明らかなように思われる．おそらく，この神経ネットワークの特別な活動パターンが行動状態を決定するだけではなく，特定の状態での覚醒レベルをも決定しているのだろう．この神経ネットワークは，純粋な感覚系および運動系とは関連のないもの，そして大脳半球の認識系とも別なものと考えられる（図5.5を見よ）．解剖学的に言うと，この神経ネットワーク

9）　訳注；大脳基底核とは，線条体 striatum と淡蒼球 globus pallidum だけを指す場合もあるが，本書では大脳皮質以外の広範な大脳の部分を指している．第8章を参照されたい．

は第6章で論じた行動コントロールのカラムに密接に関係している（図6.11と図7.5）．

第7章のための読み物

1. Fuxe, K., Hökfelt, T., Jonsson, G., and Ungerstedt, U. Fluorescence microscopy in neuroanatomy. In: W. J. H. Nauta and S. O. E. Ebbeson (eds.) Contemporary Research Methods in Neuroanatomy. Springer-Verlag: New York, 1970, pp. 275-314.
2. Goto, M., Swanson, L. W., and Canteras, N. S. Connections of the nucleus incertus. J. Comp. Neurol. 438: 86-122, 2001.
3. Hobson, J. A. The Dreaming Brain. Basic Books: New York, 1988. これは多数の観点からこの問題（夢）を考えた良い概説である．
4. Jones, B. E. The neural basis of consciousness across the sleep-waking cycle. Adv. Neurol. 77: 75-94, 1998.
5. Jouvet, M. The Paradox of Sleep: The Story of Dreaming. MIT press: Cambridge, Mass., 1999. 睡眠神経生物学の開拓者の思索．
6. Klein, D. C., Moore, R.Y., and Reppert, S. M. (eds.) Suprachiasmatic Nucleus: The Mind's Clock. Oxford University Press: New York, 1991.
7. Moore, R. Y. Circadian rhythms: basic neurobiology and clinical applications. Ann. Rev. Med. 48: 253-266, 1997.
8. Rechtschaffen, A. and Siegel, J. Sleep and dreaming. In: E. R. Kandel, J. H. Schwartz, and T. M. Jessell (eds.) Principles of Neuroscience, fourth edition. McGraw-Hill: New York, 2000, pp. 936-947.
9. Rodrigo-Angulo, M. L., Rodriquez-Veiga, E., and Reinoso-Suárez, F. Serotonergic connections to the ventral oral pontine reticular nucleus: implications in paradoxicalsleep modulation. J. Comp. Neurol. 418: 93-105, 2000.
10. Saper, C. B. Diffuse cortical projection systems: anatomical organization and role in cortical function. In: Handbook of Physiology: The Nervous System. Waverly Press: Baltimore, 1987, pp. 169-210.
11. Saper, C. B., Chou, T. C., and Scammell, T. E. The sleep switch: hypothalamic control of sleep and wakefulness. Trends Neurosci. 24: 726-731, 2001.

第 8 章

認識系 —— 思考および行動の随意的調節

　このように，随意運動，感覚，そして王座にある魂——それによって，我々は想像し，熟考し，記憶する——を引き起こすものが何か，については未だ明らかに説明されていない．本書はこの課題に取り組んでいる．
　　　　　　　　　　　　　　　　　　　——アンドレアス・ヴェサリウス（1543）

　私は脳の機能を，感情に関するものと知性に関するものの2つの種類に分ける．そしてこの生理学的分類に対応して，私は脳を2種類の部分に区別する．前錐体［錐体］を私は知的な操作に関わるものと考える．そして，延髄の他の神経束を…それは輪状隆起［橋］を横切って多くの部分と交通しているのだが，感情的な発現に関わるものと考える…この2つの系の分離は，人間および哺乳類では，延髄より上方の，いわゆる視床［間脳］と線条体［大脳基底核］までは非常に明瞭である．
　　　　　　　　　　——ヨハン・スプルツハイム Johann Spurzheim（1826）

　神経系の複雑さは並外れており，そのさまざまな連合系と細胞の集塊は非常に多く，複雑で，やり甲斐のある課題だが，我々が最大限の努力を打ち込んだとしても，神経系を理解することは永久にかなわないだろう．
　　　　　　　　　　　　　　　　　——サンチャゴ・ラモニ・カハール（1909）

　大脳皮質は進化の頂上をきわめた栄誉に輝くものである．大脳皮質は考えることを担当している神経系の一部分である．四肢麻痺患者の脊髄は悲劇的にも脳と分離されてしまっているが，正常に考えることができる．小脳なしに生まれた人々も同じである．しかし大脳皮質が広範な損傷を受けると，認識 cognition がひどく障害される．大脳皮質は思考の器官なのである．思考

の器官は,それ自身をいつか理解することができるのだろうか？　我々は思考の物質的基礎をいつか理解するだろうか？　我々は大脳皮質の回路の根本的な組織原理をいつか発見できるのだろうか？　意識 consciousness の生物学とは何か？　たとえ,これらの疑問に答えるのは不可能だとしても,考えることを担当している脳回路の実体を理解しようとする我々の企ては,いったいどのくらいまで達成されたのだろうか？

　これらの疑問に答えようと試みることさえも危険を伴うことであったのは,そう昔のことではなかった. フランツ・ヨセフ・ガル Franz Joseph Gall は,大脳皮質の灰白質で思考が生じ,灰白質の領域ごとに異なった性質の認識が生み出される,と論じた最初の医師,神経科学者であった. しかし1802年,ドイツ[1]の皇帝フランツ1世は,ガルが公的にも私的にもこの主題について講義をするのを禁じた. 唯物論的であり,したがって反信仰的である,という理由によるものであった. 3年後ガルは彼の故郷を永久に離れ——追放され——ヨーロッパ中を放浪し始め,最終的には1807年パリに住み着いた. このようないきさつで,4巻からなる彼の記念碑的な本『Anatomie et physiologie du système nerveux…：神経系の解剖学と生理学…』——この本は若い同僚であるヨハン・カスパール・スプルツハイムと共同で書かれた——は,ウィーンではなくパリで1810年から1819年の間に出版された.

　またガルとスプルツハイムは,灰白質の特定の領域が異常に大きく,これに対応した特定の精神的機能が過度に発達すると,真上を覆っている頭蓋骨の特定の場所に膨らみ（または骨の出っ張り）として反映されるかもしれないと仮定した. この仮定が似非科学である骨相学を生んだ. 初期にはスプルツハイム自身によって指導されていたのだが,その後いわゆる骨相学の専門家達は頭蓋骨の正確な形を分析することによって,人々の精神的才能と精神的欠陥を決定しようとした. しかし同時代のフランスにおいてさえも,大脳皮質それ自体のうちに機能的局在があるという考え方に対しては広範な反対意見があった. この抵抗は,大部分は偉大な生理学者,マリー-ジャン-ピエール・フルーランの実験結果に基づいていた. フルーランは1820年代に脳の部分的切除法を用いて実験し,「大脳半球は実際に知性と知覚の座ではあ

---

1) 訳注；当時のオーストリア帝国.

るけれど，機能的局在はない」と結論した．フルーランは，機能的局在に反対して「特別な知覚と知的な能力は，大脳半球全体にわたって現れる（あるいは分散している）」と彼自身の実験結果を解釈したのであった．この見解は1860年代になるまでは，大きくは反駁されなかった．1860年代になると，ポール・ブロカ Paul Broca，グスタフ・フリッチ Gustav Fritsch，エドアルド・ヒッチッヒ Eduard Hitzig，ヘルマン・ムンク Hermann Munk らによって先駆的研究が行われ，話す機能，運動の制御機能，そしてさまざまな種類の感覚に対応する大脳の機能局在が確立され始めたのであった．今日では，認知神経科学者は生きている人間の脳に対して機能的磁気共鳴映像（fMRI）による研究を適用している．考えうるあらゆる精神現象について，それぞれの皮質局在の違いを測定するためである．骨相学の土台をなす基本原理，つまり機能が皮質に局在することならびに皮質の特殊化には個人差があるということは，以前には決してなかったほど活発に利用されている．

大脳皮質の区画化

　第4章で，大脳半球（大脳 cerebrum，端脳 endbrain，または終脳 telencephalon ともいう）は2つのまったく異なる部分に分けられることを学んだ．1つは背側にあり，層構造をもったシートのような組織で，大脳皮質 cerebral cortex または外套 pallium と呼ばれる．もう一方は前者より腹側に位置しており，層構造は見られない．この部分は，大脳基底核 basal ganglia，基底核 basal nuclei，または大脳核 cerebral nuclei とさまざまに呼ばれている．大脳皮質は，その根本的な構成について多くの研究者の意見が一致しており，その構造は比較的単純なので，大脳について考え始めるのにあたって確かに最もよい場所である．

　大脳皮質と大脳基底核との区別は，図4.10 に描かれているような5脳胞期の初期胚で明らかになる．ここでは，大脳半球はコンタクトレンズのような，あるいは少し平らになった半球のような，単純な形をしている（図8.1）．皮質領域と大脳基底核領域との間の移行部分は，第三脳室の内面にある浅い溝，すなわち皮質基底核（または皮質線条体）溝 corticobasal sulcus が目印となる（図8.1）．哺乳類の大脳皮質はさらに発達するにつれて，外反して巨

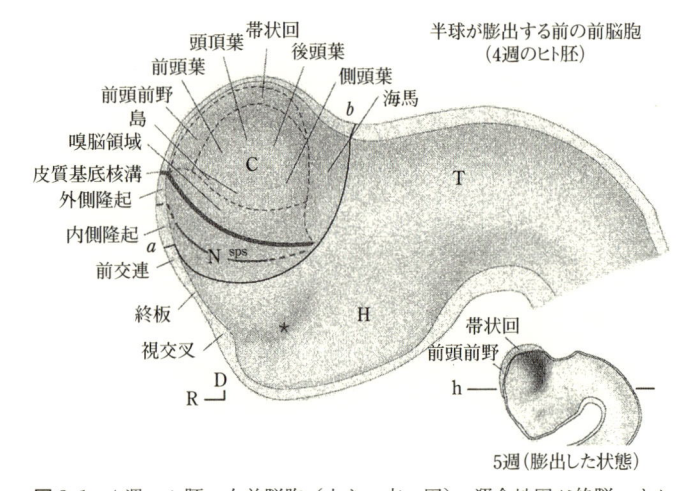

164　第8章　認識系——思考および行動の随意的調節

図8.1　4週ヒト胚の右前脳胞（大きい方の図）．運命地図が終脳つまり大脳半球の上に重ねて示されている．大脳は将来皮質（C）と基底核（N）になることに注意．この時期には半球がまだ大きく膨出していないので構成が分かりやすく，皮質の領域化について，どこが何になるかという運命地図をその上に容易に描くことができる（前脳胞が膨出し始めた時期の小さい方の図，および膨出が更に進んだ図8.2を見よ）．略語：aとb　前脳胞の中で終脳と間脳を分ける線で，その末端は将来のモンロー孔に相当する；DとR　背側と吻側；h　図8.2の大体の水平断面を示す線；H　視床下部；sps　線条体淡蒼球溝；T　視床；★　眼胞．L. W. Swanson, Cerebral hemisphere regulation of motivated behavior, Brain Res., 2000, vol. 886, p. 117 より改変．

大に膨らみ出し（図8.2），しまいには皺がよって折り畳まれたものになる．その皺は種によって多かったり少なかったりする．皮質の皺は発達すると大脳溝 sulci によって[2] 分離された大脳回 gyri になる．大脳回は，皮質シートの自由な拡大を頭蓋骨が制限するために生ずる．その結果，相当多くの皮質表面が一定の容積の中に押し込まれることになる．皮質シートの折り畳みの様子は，本書の口絵と図8.3の脳に明瞭に示されている．これによって，ヒトの皮質シート[3] の2/3は，頭蓋骨に接した外表面（表面から容易に見られる面）の下に埋もれて，表面からは見えなくなってしまう．

　この議論のポイントは，少なくとも原理的には，成体の大脳皮質は平らに

2）　あるいはもっと深い大脳裂 fissures によっても．
3）　半球あたり約1平方フィートの表面積をもつ．

図 8.2 前脳胞の水平断の模式図.大脳半球が急速に膨出し大きくなり始めた時期を示す(大きくなる方向は矢印で示されている.図 8.1 と比べよ).略語:CER. CTX 大脳皮質;CN 大脳基底核;IVF 室間孔(モンロー孔);l 外側脳室隆起 lateral ventricular ridge;lam 終板;m 内側脳室隆起 medial ventricular ridge;trp 終脳の蓋板;V3 第三脳室;VL 側脳室.L. W. Swanson, Brain Maps: Structure of the Rat Brain (Elsevier Science: Amsterdam, 1992) p. 33 より改変.

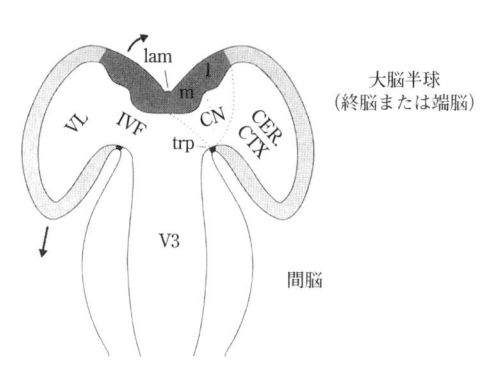

することができるシートだという点である.トポロジー的には,成体の大脳皮質は,その下(腹側)の縁を大脳基底核に付着させている平らなシートと考えうる.この関係は初期胚では完全に明白である(図 8.1).この基本的関係は,胚の大脳が成体の大脳に発達する過程でも変わることはない.したがって,皮質シートを構造的および機能的に異なる領域に分割できる.それはちょうど,1 枚のヨーロッパの地図を多くの異なる国に分けるのと同じである.この分割あるいは領域化様式は,先にこの章で触れたブロカ,フリッチ,ヒッチッヒ,ムンクらが始めた仕事以来,1 世紀半にわたる膨大な量の研究から生まれたものである.そして,ちょうどこの同じ時代にヨーロッパの地図がそうであったと同様に皮質領域の境界も大きく変わり,異なる学派によって異なる解釈を受けてきた.大脳の構築がよく分かるにつれて,その地図も進化せざるをえないのだ.

「皮質を諸領域に分割できる」という最初のヒントは,イタリアの医学徒フランチェスコ・ジェンナリ Francesco Gennari の研究から得られた.彼は,ヒトの新鮮な(無固定の)大脳皮質のスライス標本で,尾側領域の灰白質中に明瞭な白質の層が存在することを 1776 年に記述した.これについては間もなく学ぶが,この有名な"ジェンナリの線条 stripe of Gennari"は,ヒトの特定の皮質領域の特徴的様相であることが何年もあとになってから明らかになった.その特定の領域とは後頭葉の一次視覚野であり,そしてさらに詳しく特定すると,この領域の第 IV 層が問題の白質層なのである.この特徴的

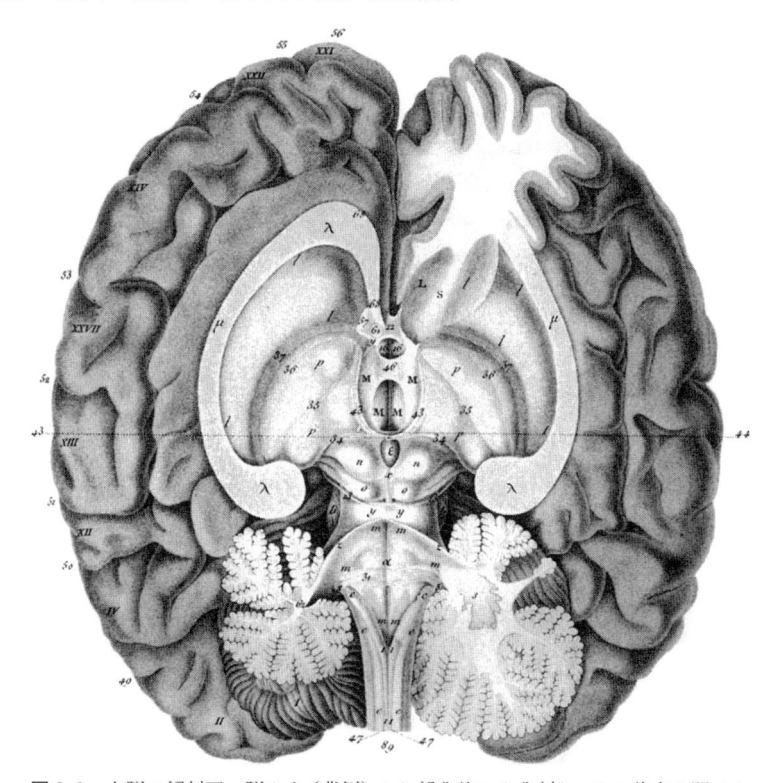

166　第8章　認識系——思考および行動の随意的調節

図 8.3　人脳の解剖図．脳を上（背側）から部分的に 2 分割し，その後本を開くように広げている．そのため，大脳半球の内側断面と延髄（と小脳）の背側断面が見える．これに加えて，大脳皮質の灰白質と白質の特徴的パターンを見せるため，右側の大脳半球の前極が薄く削ぎ取られている．右側の小脳も薄く削ぎ取られ，白質（生命の樹）の中に埋め込まれた小脳核（歯状核）がうまく描かれている．F. J. Gall, and J. C. Spurzheim, Anatomie et physiologie du système nerveux en general et du cerveau in particulier（Schoell: Paris, 1810-1819）から．

な縞のために，その領域は線条野 striate area[4] とも呼ばれる．ほぼ同じ頃，偉大な生物学者であるアルブレヒト・フォン・ハルレル Albrecht von Haller は，皮質の広い領域をそれらを覆う頭蓋骨の骨と関連付けて命名し始めた．それによって前頭葉 frontal lobe，頭頂葉 parietal lobe，後頭葉 occipital lobe，そして側頭葉 temporal lobe の各大脳葉あるいは領域の名称ができた．その

---

4)　訳注；有線野ともいう．

後，1860年代のテオドール・マイネルト Theodor Meynert を皮切りに，神経解剖学者達は一連の皮質地図 cortical maps を作り始めた．その地図は，組織学的な基準に基づいて皮質シート（すなわち外套）全体を領域に分け，それら領域を系統的に記述するものであった．最も有名で永続した皮質地図はコルビニアン・ブロードマン Korbinian Brodmann によって作成されたものである．この問題に関して彼が1909年に出版した本は，知的な大傑作で神経科学における偉大な古典である．「皮質外套の異なる領域で，神経細胞の細胞体がどのような層を作る傾向があるか」という観点に基づいて，ブロードマンは約50のはっきり識別可能な皮質領野 cortical areas を哺乳類で同定し，任意の番号を割り振った（図8.4）．これらの領野の局所解剖学的な関係は図8.5の皮質の平面地図に示されている．

誰が何と言っても，前世紀になされた大脳皮質の構造と機能に関するすべての重要な研究は，ブロードマンによって作られた地図から派生したものである．この間になされたのは，その領野の多くに機能的な意義を割り当てること，そして多くの場合，始めの領野をさらに細かく区分けすることであった．詳細な点では多くの論争があるけれども，大筋では，皮質外套は運動野 motor areas，単一モダリティーの（単一の感覚情報を処理する）感覚野 unimodal sensory areas，そして連合野 association areas（ここには複数の感覚，そして／または運動モダリティーが集束する）の3種類に分けられるようである．1970年の特に慧眼な論文で，Edward Jones と Thomas Powell は次のことを示唆した．それぞれの種類の感覚情報の流れは，最初は個別に，それから次第に集束しながら，最後は多元的モダリティーの（多種類の感覚情報を処理する）連合野に至るという，よく似たコースを皮質内でたどる．

感覚情報はまず一次の単一感覚種を受け取る感覚野（図8.5では黒い影で描かれている）に到達する．次にその情報は，その感覚野に隣接する単一感覚種を受け取る1つ以上の感覚連合野に送られ，ここでその感覚情報はさらに複雑な処理を受ける．また，感覚情報は前頭葉に存在する運動に関与する1つ以上の領域にも送られる．その次に，それぞれの単一感覚種を受ける感覚連合野からは隣接する連合野へ情報が送られ，そして前頭葉にある他の運動に関与する領域へも同様に情報が送られる．結局，単一の感覚種を受ける感覚連合野は多元的モダリティーの（多種類の感覚情報を処理する）連合野

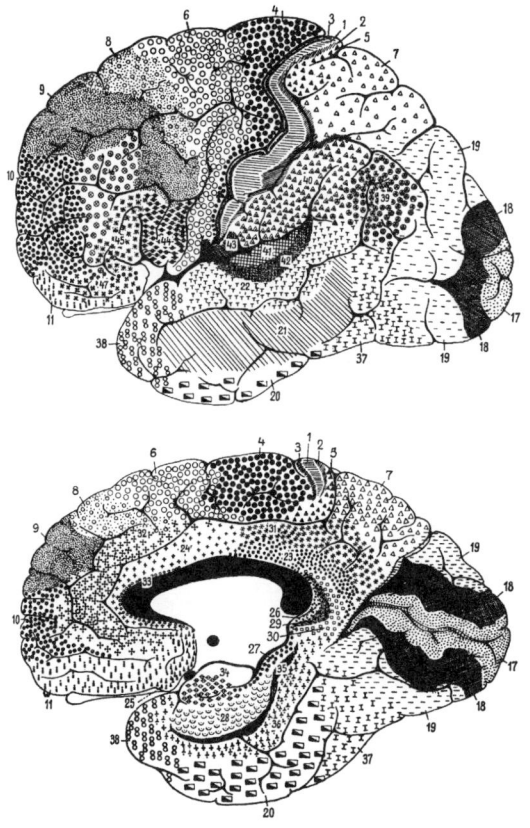

図 8.4 ブロードマンのヒト大脳皮質の領域地図．外側から見た図（上の図：左半球）と内側（正中）から見た図（下の図：右半球）．それぞれの皮質領野は異なる記号のパターンと番号によって示されている．K. Brodmann, Vergleichende Localisationslehre der Grosshirnrinde in ihren Prinzipien dargestellt auf Grund des Zellenbaues (Barth: Leipzig, 1909) より．

に投射し，そこでは複数の感覚の種類からの情報が集束する．次に，多元的モダリティーの連合野からは運動野へ向けて投射があり，またもとの単一感覚種の感覚連合野へと戻る方向の投射もある．たとえば，ブロードマンの17野は一次視覚皮質 primary visual cortex と考えられる．18野と19野は単一の感覚種（視覚）を処理する視覚性連合皮質 unimodal visual association

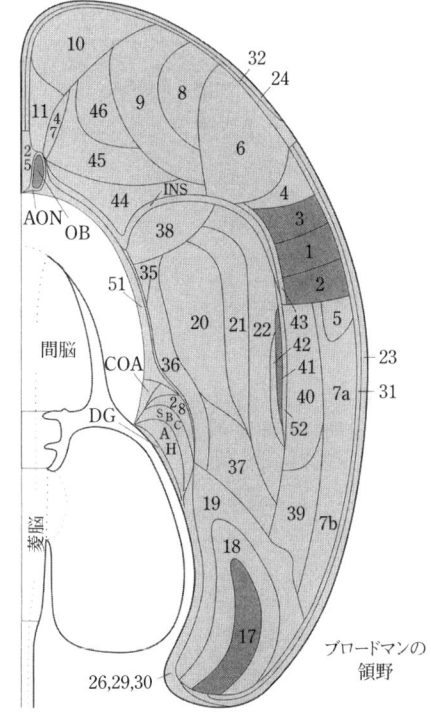

図 8.5 人脳の平面地図上にブロードマンの皮質領野を位置関係を変えずに表現したもの．一次感覚野はより黒っぽい灰色で示されている（1-3 体性感覚野；17 視覚野；41 聴覚野；OB 嗅球）．略語：AH アンモン角；AON 前嗅覚野 anterior olfactory area；COA 扁桃体皮質核野 cortical amygdalar area；DG 歯状回；INS 島領域；SBC 海馬支脚（台）複合体 subicular complex. L. W. Swanson, Mapping the human brain: past, present, and future, Trends Neurosci., 1995, vol. 18, p. 471 の付属ポスターより改変．

cortex と考えられる．下側頭皮質 inferior temporal cortex（20 野）と海馬体 hippocampal formation（アンモン角）は多元的モダリティーの（多種類の感覚情報を処理する）連合皮質 polymodal association cortex と考えられ，そして 4, 6, 8 野は一次運動野 primary motor cortical areas および補足運動野 supplementary motor cortical areas と考えられる[5]．

皮質の機能についてこのように考えること――特定の感覚種が一次感覚野に達した後，どのような経路をたどるのかを考察すること――は非常に有用なのが分かってきたのだが，実際の状況はこれよりはるかに複雑である．それぞれの皮質領野は，視床のある特異的な神経核あるいは一群の核からの情報を受けるとともに，脳幹の行動状態コントロール系からも多様な入力を受ける（第 7 章と図 7.5 を見よ）．したがって，特定の感覚入力が特定の皮質内

---

[5] 訳注；4, 6, 8 野はそれぞれ一次運動野，運動前野，前頭前野の一部と呼ぶことが多い．

経路を通って同時に連続的に処理されているにしても，現実的な意味ではそれぞれの皮質領野は上行性入力群によって常に並行的にコントロールされている．さまざまな皮質領野の間の結合ネットワークで行われている情報処理過程について，その実際の動態を完全に理解するにはほど遠い状態なのだ．

しかし非常に基礎的なレベルでは，この皮質内ネットワークを形成している結合を2つの種類に分けることができる．連合結合 association connections と交連結合 commissural connections である．連合結合は同側半球内での皮質領野間を連絡するのに対して，交連結合は左右の半球間の皮質領野の間を結合している．交連経路は正中線を横切って左右の半球を互いに連絡している．交連経路には，前交連 anterior commissure，大大脳交連（脳梁 corpus callosum），海馬交連 hipocampal commissures などがある．皮質内結合の実際の構築様式は，複雑すぎて人間が理解できる限界をはるかに超えていると言ってよいだろう．

大脳皮質の細胞構築

皮質の層構造のパターンは何度も繰り返し注目されてきた．このパターンとは何か？　ブロードマンと他の多くの人達が利用してきた特徴は，皮質シート内でのニューロンの細胞体の分布である．1890年代にフランツ・ニッスル Franz Nissl は，ニューロンの細胞体の位置，大きさ，形を脳の組織学的切片で非常に明瞭に示すことができる染色法を開発した．彼の染色法は，その単純さ，信頼性，そして有用性のために神経解剖学でおそらく最も広く使われるようになった．ブロードマンが広くさまざまな哺乳類の大脳皮質に適用したのはこの方法だった．結局のところ，彼は約50の異なる，言い換えると明確に識別できる層構造のパターンを大脳皮質に確認した．最も一般的な基準で彼はそれらを2つの種類に分けた．1つは，発生の過程ではっきりとした6層構造の段階を経たもので，彼はこれを「homogenetic cortex：単純発生皮質」と呼んだ．もう1つは発生過程で6層構造の段階を経なかったもので，彼はこれを「heterogenetic cortex：突然発生皮質」と呼んだ．数年後の1919年に，オスカー Oskar とセシル・フォークト Cécile Vogt 夫妻は，「isocortex：等皮質」と「allocortex：不等皮質（または異皮質）」という用語を，単

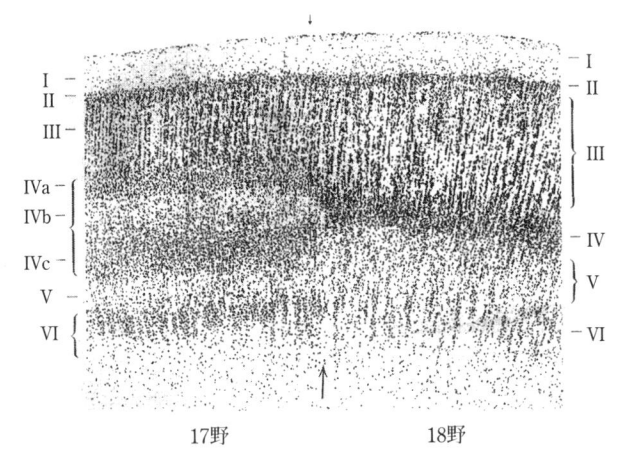

図 8.6 ヒトの視覚皮質の細胞構築．ニッスル染色した組織切片の顕微鏡写真．下部の大きな矢印は 17 野（左）と 18 野（右）の境界を示す．それぞれの層は両端にあるローマ数字で表示した．大きな矢印は外套の深部の白質に位置する．皮質の外表面は図の上方である（小さな矢印の近く）．K. Brodmann, Vergleichende Localisationslehre der Grosshirnrinde in ihren Prinzipien dargestellt auf Grund des Zellenbaues (Barth: Leipzig, 1909) より．

純発生皮質と突然発生皮質のそれぞれに当てはめた．現代ではそのフォークト夫妻の用語が好まれている．今なお普通に使われている他の用語には，「neocortex：新皮質」（等皮質に対応），そして「paleocortex：古皮質」と「archicortex：原皮質」（両者を合わせたものが不等皮質に対応）がある．しかし，これらは 19 世紀終わり頃行われた根拠のない進化的議論に基づいた用語である．

　等皮質での，層状構造パターンの違いが最も分かりやすい例は，隣接した 17 野と 18 野であろう．これらの領野はそれぞれ一次視覚野と単一の感覚を処理する視覚連合野である．図 8.6 はブロードマンの本から引用した顕微鏡写真で，ヒトの大脳皮質をその表面に垂直方向に切った切片をニッスル染色したものである．17 野と 18 野の境界は図の中央に垂直に走っている．両方の領野には正統的な 6 つの細胞層が存在していることに注意しながら，第 IV 層を見よう．等皮質全体にわたって，第 IV 層には小さいニューロンが存在しているのがその特徴である．この理由のために，古い時代に第 IV 層は

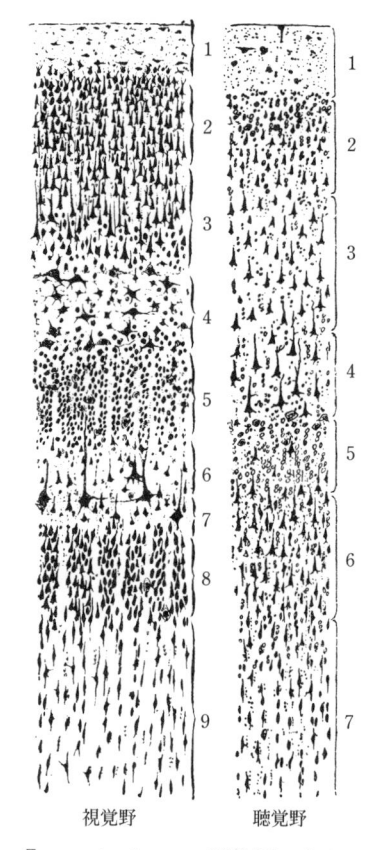

図 8.7 ヒトの視覚皮質と聴覚皮質の細胞構築.ニッスル染色した組織切片の描画で両者が並べて比較されている（カハールによる）．それぞれの層について，ブロードマン方式とは異なる番号が付けられているのに注意（視覚皮質については図 8.6 右半分を見よ）．S. R. Cajal, Histologie du systèma nerveux de l'homme et des vertébrés, vol. 2 (Maloine: Paris, 1909) より.

「granular layer：顆粒層」または「granular cell layer：顆粒細胞層」と名づけられた．18 野では（右側），第 IV 層は浅い部分（第 I 層の上にある皮質の表面に近い部分）から深い部分（第 VI 層の下の白質に近い部分）まで比較的均一なのに対して，17 野（左側）では，第 IV 層が非常にはっきりと 3 つの亜層，a，b，c に分割されているのが分かるであろう．この 17 野における第 IV 層の拡張と分化は，隣接した第 III 層と第 V 層の厚さに対して重大な影響を明瞭に与えている．その違いは 6 層構造における量的変異のように見えるが，17 野と 18 野におけるニューロンの層状分布がまったく異なることは疑いない．

おそらく 17 野と 18 野ほどは目立たないけれど，かなりはっきりとした違いがさまざまな一次感覚野の間にもある．図 8.7 はカハールの解釈を図示し

ていて，成人男子の脳の視覚皮質と聴覚皮質では層状構造が異なることを示している．図 8.7 でカハールは，写真ではなく（彼は実際にはまったく写真を使わなかった），ニッスル染色した切片の描画で彼の発見を示すことを選んだ．通常と異なるカハールの番号付けの様式[6] は無視するとして，それぞれの皮質領野の全層にわたって違いがあるのは明瞭であろう．ただ推測するしかできないのだが，これらの差異は部分的には視覚と聴覚という感覚機能間の質的な違いのせいではないだろうか．

何年にもわたって，構造神経科学者は「層構造パターンの違いに基づくと，皮質はいくつの領野に区分できるのか？」を決定しようとしてきた．残念なことに，その差異の多くはここで描かれたものよりずっと微妙なものであり，何人かの研究者は，連合皮質の特定の領域では，明確な境界ではなくむしろ隣接領野間での勾配が見られると主張してきた．全体的にみて，さまざまな研究者によって区別された皮質領野の数は約 20 から 400 の範囲にある．

ヒトの脳の左右両側の大脳皮質における全ニューロンの数を算定すると，30 億から 140 億の範囲にある．いずれにしろこれは莫大な数のニューロンであり，そしてその 10 倍のオーダーのグリア細胞 glial cells がある．ありがたいことに，これらのすべてのニューロンは大まかに 2 つの種類に分けられると考えるのは正当なようである．それは，長距離の投射を持つ錐体細胞 pyramidal neurons[7]，および，ある特定の皮質領野内の局所的な回路結合をもつ星状ニューロン stellate neurons[8] である．この区別は，もとはと言えばカミロ・ゴルジによる 1873 年の簡単な 3 ページの報告の中でなされたものである．神経科学の歴史上おそらくその 1 行 1 行が重要なこの論文の中で，このイタリアの若い医師は個々のニューロン全体を隅から隅まで染色できるまったく新しい方法を報告した．彼はこの方法によって，当時の常識に反して，樹状突起は互いに吻合していないことを発見した．また彼は，軸索の側副枝を初めて正確に記載し，あらゆるニューロン（大脳皮質のニューロンを含む）を投射型 projection class および局所回路型 local circuit class に分類した．

---

6) 彼の第 5 層はブロードマンの第 IV 層に対応する．
7) 訳注；ゴルジ I 型細胞のこと．
8) 訳注；ゴルジ II 型細胞のこと，前出の顆粒細胞も含まれる．

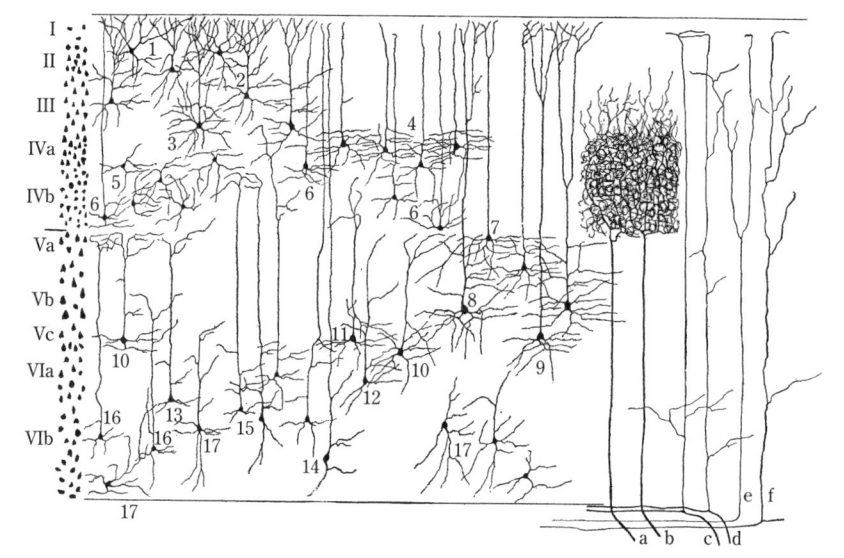

図 8.8 大脳の等皮質のさまざまな層（I-VIb）に見られる主なニューロン（1-17）．皮質に入り終末を形成する軸索（a-f）についても，その主な形態を示す．皮質の各層はニッスル染色によって同定され（左端），ニューロンおよび求心性線維はゴルジ染色標本から描画された．J. F. Fulton, Physiology of the Nervous System (Oxford: London, 1938) p. 302 の Raphael Lorente de Nó による描画より．

等皮質では，第 I 層にはニューロンはほとんどない．第 II 層と第 III 層は比較的小さな錐体細胞によって特徴付けられる（それに加えて局所回路ニューロンがある）．第 IV 層はほとんど全体が局所回路型（顆粒 granule）細胞からなる．そして第 V 層と第 VI 層は比較的大きな錐体細胞によって特徴付けられる（それに加えて局所回路型ニューロンがある）（図 8.8）．興味深いことに，最も小さな錐体細胞は第 II 層に局在する傾向があり，それらは概して同じ半球内の他の皮質領野へ向かう連合投射を出している．第 III 層の錐体細胞はいくらか大きい傾向があり，それらは同側の半球内へ向かう連合投射も出してはいるが，概して反対側の半球内へ向かう交連投射を出している．最も大きな錐体細胞は第 V 層と第 VI 層に見られ，それらが皮質から大脳基底核，脳幹（視床を含む），そして脊髄へと向かう下行性投射のほとんどを作り出している．

このような配列は，「細胞体の大きさが異なる錐体細胞が不均等に集団的

に分布しているために，大脳皮質に特徴的な層状構造が形成される」ということを示唆している．細胞体の大きさの異なる錐体細胞は，最終投射野の違いによって区別される[9]．トレーサー（追跡用の標識物質，補遺Cを見よ）を用いた現代的な線維連絡の解析実験の結果はこの仮定を支持している．すなわち，各皮質領野の線維連絡を詳しく解析すると，他の脳部位へ向かう投射はそれぞれ異なったパターンを示すことが分かっている．これらの投射は，おそらく錐体細胞の亜集団（それが層構造パターンにある程度明白に反映されている）によって作り出されているのだろう．

この皮質ニューロンの配列はまた，等皮質は根本的には3つの"超層 super layer"から構成されていることも示唆している．超層とは，上顆粒層，顆粒層（第IV層），そして下顆粒層のことである．第IV層には視床からの豊富な入力があり（図8.8），第IV層の星状ニューロンからの局所回路出力の多くは上顆粒層に向かう．比較的小さい錐体細胞からなる上顆粒層は，主に皮質内投射を作り出す．要するに，上顆粒層は皮質領野の間で非常に複雑な結合ネットワークを作り出している．カハールは，このネットワークが思考，学習，記憶の主要な原因である可能性を力説したおそらく最初の人物であった．上顆粒層はまた，下顆粒層への主要な入力も提供しており，この下顆粒層には大脳皮質から他の脳部位に向かう出力の大部分を送り出す比較的大きな錐体細胞が存在している．言い換えると，下顆粒層は本質的には大脳皮質の"運動性"部分なのである．等皮質に関するこの図式によると，下顆粒層は上顆粒層で作り上げられた認識に関する計算を実行していることになる．

皮質投射

すぐ前で述べたように，等皮質からの下行性投射の大半は下顆粒層の錐体細胞から起こる．大雑把に言えば，これらの投射は3つの種類の錐体細胞から起こるように思われる．1つ目は第VI層を特徴付けるもので，視床に投射する．2つ目は第V層の浅い層を占有し，大脳基底核の線条体成分への投

---

[9] たとえば，連合投射，交連投射，大脳基底核や視床へと向かう下行性投射，脳幹と脊髄へと向かう下行性投射．この順に細胞体は大きくなる．

射によって特徴付けられる．3つ目は第V層の深い層を占有し，脳幹と脊髄へ投射する（しかし，線条体へは強く投射しないようである）．全体として，これらの皮質からの下行性投射は第6章と第9章でそれぞれ説明されている運動系と感覚系を主に神経支配する（図5.5も見よ）．

驚きはしないと思うが，皮質からの下行性投射（これは，行動に対して認識的な影響を与える）は広範囲にわたり甚だしく複雑である．これは，我々が今議論している範囲をはるかに超えた問題で，本章の終わりにあげてある参考文献を読めばさらに深く掘り下げることができる．しかし，十分認識しなければならないのは，これらの皮質投射はすべて局所対応的に組織され，基本的には図8.4と図8.5に示した領域地図に基づいているということである．これは，「皮質が領域化している」という原理を理解することの重要性を，いくら強調しても強調し過ぎではない理由の1つである．たとえば，実質上すべての皮質外套は視床と双方向性に結合しており，線条体に対しても局所対応的に組織された投射を送っている．

話が皮質-線条体投射に及んだので，次には大脳半球の残りの半分である大脳の核すなわち大脳基底核について考えよう．

大脳の核

以前に見たように（図8.1），大脳皮質と大脳基底核は，非常に若い胚の終脳胞においてすでにはっきりと区別できる構造である．しかし，大脳基底核は皮質よりもずっと大きく成長するために内方（脳室側）に突出し，成熟するにつれて皮質部分に接近し（図8.9），成体の脳では（図8.10）皮質の一部に隣接するようになる．多くの混乱と不一致があるのは，「正確には何が大脳基底核を構成しているのか？」についてである．そして，実際のところ「大脳半球のさまざまな構成物をどのようにグループ分けするか？」についても多くの混乱と不一致がある．大脳半球を扱っていると，以下のような多数の用語に出会う．辺縁系 limbic system，中隔 septum，扁桃体 amygdala，広義の扁桃体 extended amygdala，嗅脳 rhinencephalon，線条体 corpus striatum，背側 dorsal と腹側 ventral の線条体 striatum，背側 dorsal と腹側 ventral の淡蒼球 pallidum，新皮質 neocortex，など．この章の冒頭に述べた

大脳の核　177

図 8.9　大脳半球発生過程における大脳基底核（CN；濃い灰色）の成長．大脳基底核は大脳皮質（CTX；薄い灰色）と比較して特異的に大きくなる（早期 A から後期 C へ）．略語：a 側脳室の腹角 ventral angle；fx 脳弓；int 内包；m 神経管の外套層；mfb 内側前脳束；st 分界条；v 神経管の脳室層；VL 側脳室．L. W. Swanson, and G. D. Petrovich, Trends Neurosci., 1998, vol. 28, p. 325 より改変．

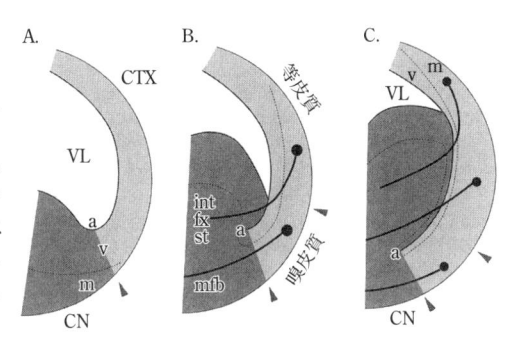

ように，この "用語の沼地から立ちのぼる毒気" を回避する 1 つの方法は，大脳半球は単純に皮質 cortex と核 nuclei（これは線条体 striatum と淡蒼球 pallidum に分かれる）から構成されている，という見解を採用することである[10]．もし，大脳皮質の領域地図から堅実に始め，そのさまざまな領野の機能と結合を考察するならば，先ほど列挙した多くの用語は，不必要な，あるいは恣意的で混乱を招くものとさえみなしうるだろう．

この大脳半球の領域分けに関する単純な考え方は，発生学によって支持される．また，この考え方は皮質から大脳基底核への投射経路で使われている即効性神経伝達物質の種類によっても，そして（次節で明らかになるように）大脳から運動系へ向かう下行性投射の構築によっても支持される．大脳基底核の構成要素は何か？　そして，それらは線条体と淡蒼球の間のどこに存在するのか？　発生学が指し示すトポロジー的な特徴に加えて（図 8.1 と図 8.9），現在次のことも明確になったように思える．すなわち，皮質からの投射を送り出す錐体細胞は興奮性神経伝達物質であるグルタミン酸を使うのに対して，大脳基底核の下行性投射は抑制性神経伝達物質である GABA を使うということである．そこで，もし大脳半球のある特定の細胞集団が皮質に属

10）　訳注；本書における線条体とは，尾状核 caudate nucleus および被殻 putamen の総称である．これを新線条体 neostriatum と呼ぶ場合もあるが，「新皮質」と同じように，「新線条体」も根拠のない進化的議論に基づいた用語であるため，著者は使用しないように強く主張している（第 4 章の参考文献 19 を参照されたい）．

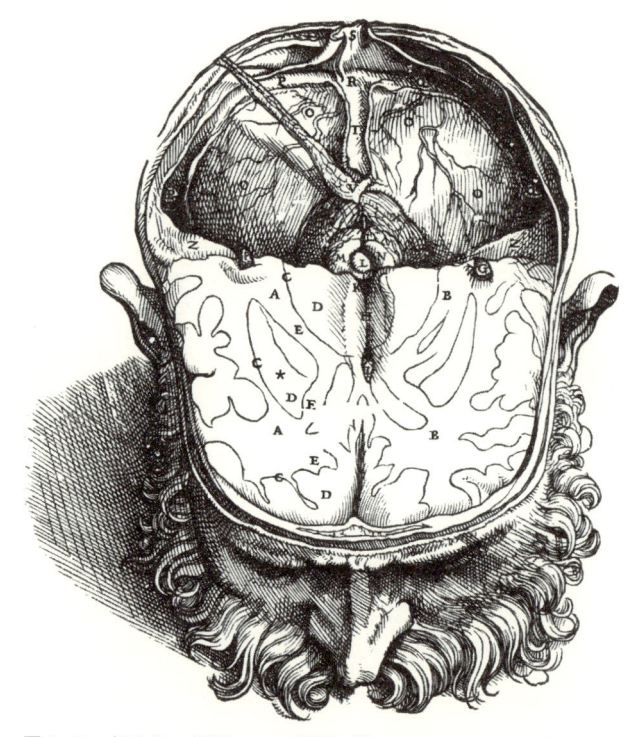

178　第8章　認識系──思考および行動の随意的調節

図 8.10　部分的に解剖された頭部と脳．ヴェサリウスの『ファブリカ』（1543）から引用．松果体（L）や，中脳蓋（M, N），小脳などを見せるために，大脳半球の尾側半分は除去されている．残りの大脳半球を水平に薄切りにして灰白質と白質のパターンを明瞭に見せている．絵の左側（右半球）では大脳核つまり大脳基底核の輪郭が明確に描かれていること（本書で付け加えた星印によって示されている）に注意．この図は，15枚からなる一連の壮麗な図（脳の徹底的な解剖を描写している）の1つである．図5.1と比べよ．

するのか，それとも大脳基底核に属するのか，が不明な場合には，「問題の細胞集団からの下向性投射で使われている主な神経伝達物質は何か？」ということが1つの判定基準となる．大脳皮質はGABA作動性ニューロンの集団も含んでいるが，それらは投射型ニューロンではなく局所回路型ニューロンである．John Rubensteinと彼の同僚が最近証明したことによると，大脳皮質のGABA作動性ニューロンのほとんどは実際には初期胚の大脳基底核領域で生まれ，その後背側に移動して大脳皮質領域に入ってゆく．このように，

図8.11 ラット脳の平面地図における，大脳基底核内の細胞群の全体的な配置．大脳基底核は線条体領域（STR）と淡蒼球領域（PAL）に分けられることに注意．略語：AAA 扁桃体前野；ACB 側座核；BST 分界条床核；CEA 扁桃体中心核；LS 外側中隔複合体；MA 大細胞性視索前野 magnocellular (preoptic) nucleus；MEA 扁桃体内側核；MS/NDB 内側中隔-対角帯核複合領域 medial septal/nucleus of diagonal band complex；TRS 三角状中隔核 triangular septal nucleus. L. W. Swanson, Brain Maps: Structure of the Rat Brain, second edition (Elsevier Science: Amsterdam, 1998-1999) より改変．

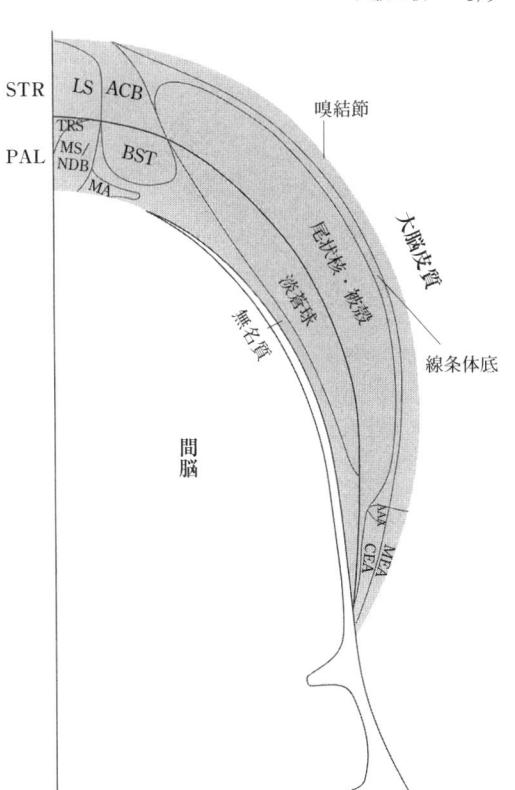

ほとんどの大脳の GABA 作動性ニューロンは，胚では大脳基底核領域で生まれているらしい．

これらの発生学的な判定基準と，どの神経伝達物質を使っているかという基準に基づいて，すべての非皮質性の大脳の細胞群は大脳基底核に起源すると考えることができる．大脳皮質と同じように，それらはトポロジー的に秩序正しく配列されている（図8.11）．大脳基底核全体を線条体と淡蒼球に分類することは，発生学的な関係に基づいて，試験的に行ってもよいだろう．そして，その分類は，古典的な線条体（尾状核 caudate nucleus と被殻 putamen の総称）と淡蒼球 globus pallidus の間の線維連絡のモデルに基づく類推によっても行いうる．これについてこれから検討してみよう．

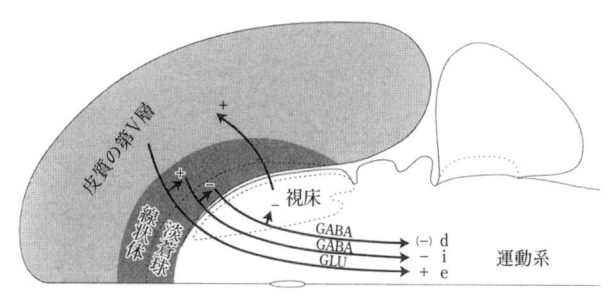

図 8.12 大脳半球から広義の運動系に向かう三重の下行性投射の構成. 視床皮質フィードバックループが存在することに注意. 等皮質では第Ｖ層の錐体細胞から大半の下行性投射が起こる. 略語：＋　興奮性 (e)；－　抑制性 (i)；(－)　脱抑制性 (d). L. W. Swanson, Cerebral hemisphere regulation of motivated behavior, Brain Res., 2000, vol. 886, p. 129 より改変.

大脳からの三重の下行性投射

　大脳半球のすべてあるいは大半の部分に適用できる，基本的な最小回路はあるのだろうか？　1つの魅力的な可能性として，運動系へ向かう大脳半球の下行性投射がある（図 8.12）．等皮質のほとんどは局所対応的に構築された投射を，線条体[11]のすべての部分に向けて送っている，ということが 1960 年代になって初めて明確になった．この投射は，主に第Ｖ層の錐体細胞から起こることが今では分かっている．その第Ｖ層の錐体細胞は，型通りに興奮性の神経伝達物質グルタミン酸を使っている．この線条体への入力は，少なくとも脳幹まで下向している軸索本幹の側副枝からくることも知られている．このようにして，第Ｖ層の錐体細胞は，興奮性の入力を尾状核と被殻に同時に供給するとともに広義の運動系にも供給する（第6章）．

　運動系へと向かう大脳の最小回路の第2番目の部分としては，線条体（尾状核と被殻）からの下行性投射がある．この投射は，典型的には抑制性の神経伝達物質 GABA を使っている．この投射は比較的簡単である．尾状核と被殻は，ともに淡蒼球 globus pallidus 全体（内節 internal part と外節 external part の両方）と黒質の両方の部分（網様部と緻密部）に向けて局所対応的

---

[11] 尾状核 caudate nucleus と被殻 putamen の総称．尾状核被殻 caudoputamen, または背側線条体 dorsal striatum ともいう．

に構築された投射を送る．André Parent らによって今では明らかになったことであるが，線条体から淡蒼球に向かう投射は黒質へと向かう軸索本幹の側副枝から出る．このように，尾状核と被殻の個々のニューロンは抑制性の入力を淡蒼球および黒質に同時に供給する．黒質網様部は，目と頭の定位運動を作り出すのに部分的に関与している行動コントロールカラムの一部であることを思い起こしてほしい（第6章，図6.11）．

運動系に向かう第3番目のそして最後の大脳の最小回路は，淡蒼球からの下行性投射である．この投射は，尾状核や被殻と同じように神経伝達物質として GABA を使い，枝分かれした投射を出している．これは，広義の運動系へ向かう投射と，それから枝分かれをして背側視床に向かう投射である．淡蒼球は線条体からの抑制性の入力を受け取るので，淡蒼球から運動系へ向かう下行性投射は「disinhibitory：脱抑制性」（抑制性の投射が抑制される）と考えることができる．この用語は，神経系において GABA を発見した Eugen Roberts によって導入されたものである．たとえば，大脳皮質のある領域（前頭葉領域の運動に関連する領野）からの投射に加えて，線条体と淡蒼球の両方から黒質網様部に向けて強い投射がある．大脳皮質からの直接入力は興奮性であり，線条体からの入力は抑制性で，そして淡蒼球からの入力は脱抑制性であると思われる（図8.12）．

ここまで議論してきた大脳の最小回路には2つのきわめて重要な要素がある．（広義の）運動系に向かう三重に重なり合った下行性投射と視床-皮質間のフィードバックループである．このように，皮質における神経活動は――それはある意味では認識作用と同じものと考えてよい――直接的な影響を運動系に及ぼし，この影響の結果は皮質にフィードバックされ，そこで次に起こる神経活動に影響を与える．このように分析を進めてくると，次に問題となる重要な質問はこうである．「この大脳の最小回路は等皮質，線条体，そして淡蒼球だけに当てはまるのか？　それとも，ほとんどの，またはすべての大脳半球の特性なのか？」．私が今手にしている線維連絡のデータを分析すると（その結果は2000年に出版された），どうも後者が真相らしい．

この考え方に沿った最初の本当の突破口は，1975年に L. Heimer と R. D. Wilson によってもたらされた．素晴らしい洞察力により，彼らは"古典的な"背側線条体（尾状核と被殻に該当）と背側淡蒼球（淡蒼球 globus pallidus

大脳基底核	背側	腹側	内側	尾吻部
線条体	CP	ACB FS OT	LSC	MEA CEA AAA IA
淡蒼球	GPe GPi	SI MA	MS/NDB	BST

図 8.13 大脳基底核（線条体と淡蒼球）の4つの領域．略語：AAA 扁桃体前野；ACB 側座核；BST 分界条床核；CEA 扁桃体中心核；CP 尾状核被殻；FS 線条体底 striatal fundus（訳注；この用語は齧歯類の神経解剖学に特有のもの）；GPe 淡蒼球外節；GPi 淡蒼球内節；IA 扁桃体介在核群 intercalated amygdalar nuclei；LSC 外側中隔複合体；MA 大細胞性視索前野 magnocellular preoptic nucleus；MEA 扁桃体内側核；MS/NDB 内側中隔-対角帯複合領域 medial septal/nucleus of diagonal band complex；OT 嗅結節；SI 無名質．L. W. Swanson, Cerebral hemisphere regulation of motivated behavior, Brain Res., 2000, vol. 886, p. 113 より改変．

に該当）を補完するものとして，その他に腹側線条体 ventral striatum と腹側淡蒼球 ventral pallidum というものが存在するのではないかと提案した．その腹側線条体とは，主として側座核 nucleus accumbens と嗅結節 olfactory tubercle からなり，腹側淡蒼球（無名質 substantia innominata など）に投射する．そして腹側淡蒼球は，次に視床に投射する．このようにして，背側の線条体淡蒼球 striatopallidum および腹側の線条体淡蒼球の両者が，ともに視床皮質ループを形成していることになる．とはいえ，その投射は局所対応的に構築されており，背側と腹側の大脳基底核によってそれぞれ異なる部分の視床と皮質が影響されるようになっている．

現在では，我々はこの見解を拡張して，大脳基底核のすべてが含まれるように，そして実質的には大脳皮質外套の全体もまた含まれるようにした．我々が提案した大脳基底核の配列法は図 8.13 に略述されている．これによって2つの部分が新たに付け加わったと思う．それは，線条体淡蒼球（すなわち大脳基底核）の内側部と尾吻部である（図 8.13）．この表では，外側中隔複合体 lateral septal complex（LSC）は，海馬皮質（またはアンモン角）に対応する（内側部の）線条体である．このことはカハールによって1世紀前に示唆されていた．そして，内側中隔-対角帯複合領域 medial septal-diagonal band complex（MS/NDB）は，海馬と外側中隔 lateral septum に対応する

（内側部の）淡蒼球である．さらにまた，GABA作動性の投射ニューロンをもつ伝統的な意味での扁桃体の特定領域（具体的には中心核CEAと内側核MEA）は嗅皮質olfactory cortexと臓性皮質visceral cortexの特定領域に対応している（尾吻部の）線条体とみなすことができる．そして，分界条床核bed nuclei of the stria terminalis（BST）は，嗅皮質と臓性皮質の特定領域に対応している（尾吻部の）淡蒼球とみなすことができる．これらの配列は全体としての分類図式にうまく当てはまる．なぜなら，淡蒼球だと想定された領域（内側中隔-対角帯複合領域と分界条床核）は，共に視床-皮質間フィードバックループを作っているし，両者とも発生学的には胚の内側脳室隆起medial ventricular ridgeから生じるからである．

　発生学と成体における線維連絡の観点から見ると，大脳半球は1つの統合されたユニットを形成しているようである．機能的な見方からすると，このユニットが認識作用を生み出す要因であり，認識的な影響を運動系，感覚系，行動状態コントロール系に与えているのである．大脳半球を理解するための鍵は，大脳皮質の構造的-機能的な領域地図がどのように配列されているかを解明することにある．視床は，局所対応的に構築された投射を実質的にすべての大脳皮質に送っており，そして皮質のほとんどすべての領域は，局所対応的に構築された投射を大脳基底核に送っている．表層側の（上顆粒層の）錐体細胞は，脳の両側の半球のさまざまな皮質領野の間に限りなく複雑な結合ネットワークを作っており，このネットワークが重要な役割を果たすことにより，認識作用のさまざまな局面が生み出されるのに違いない．深層側の（下顆粒層の）錐体細胞は，表層側の錐体細胞からの入力を受け取り，大量の下行性投射を大脳核，脳幹，そして脊髄へ向けて送る．すなわち，深層側の錐体細胞は，皮質内ネットワークにおける神経活動の結果を運動系，感覚系，行動状態コントロール系に伝達するための鍵となる役割を果たしている．さて，我々が次章でこれから考察していくのは，外界および内部環境に関する情報がいかにして神経系に送り込まれ，認識系，運動系，行動状態コントロール系に影響するのかについてである．

第8章のための読み物

1. Brodmann, K. Vergleichende Localisationslehre der Grosshirnrinde in ihren Prinzipien dargestellt auf Grund des Zellenbaues. Barth: Leipzig, 1909. 英訳は次を見よ. L. D. Garey, Brodmann's "Localization in the Cerebral Cortex"(Smith-Gordon: London, 1994). 大脳皮質に興味をもっているすべての人にとって必読の書.
2. Clarke, E., and O'Malley, C. D. The Human Brain and Spinal Cord: A Historical Study Illustrated by Writings from Antiquity to the Twentieth Century, second edition. Norman: San Francisco, 1996.
3. DeFelipe, J., and Jones, E. G. Cajal on the Cerebral Cortex: An Annotated Translation of the Complete Wrightings. Oxford University Press: New York, 1988.
4. Heimer, L., and Wilson, R. D. The subcortical projections of allocortex: similarities in the neuronal association of the hippocampus, the piriform cortex and the neocortex. In: M. Santini (ed.), Golgi Centennial Symposium Proceedings. Raven Press: New York, 1975, pp. 173-193.
5. Jones, E. G., and Powell, T. P. S. An anatomical study of converging sensory pathways within the cerebral cortex of the monkey. J. Anat. 93: 793-820, 1970.
6. Marin, O., and Rubenstein, J. L. A long, remarkable journey: tangential migration in the telencephalon. Nat. Rev. Neurosci. 2: 780-790, 2001.
7. Meyer, A. Historical Aspects of Cerebral Anatomy. Oxford University Press: Oxford, 1971. この主題（大脳の解剖学）についての非常に貴重で学究的な記述.
8. Peters, A., and Jones, E. G. (eds.) Cerebral Cortex. Plenum Press: New York, 1984-1999. 広い範囲の専門家によって書かれた14巻からなる論文集.
9. Swanson, L. W. Cerebral hemisphere regulation of motivated behavior. Brain Res. 886: 113-164, 2000.
10. Williams, P. L. (ed.) Gray's Anatomy, thirty-eighth (British) edition. Churchill Livingstone: Edinburgh, 1995. 大脳半球の機能的解剖学に関する優れた総説.

第9章

感覚系 ── 環境および体自身からの入力

感覚神経から中心器官[1]に伝えられた外界からの「印象」は，本当の意味での感覚を生じることなく運動神経の出る所に反射されるか，そうでなければ意識の座である知覚中枢に伝えられる．…次のようなことが考えられる．脳の中に感情の処理に特化した部分あるいは構成要素があり，その興奮がさまざまな観念を引き起こして情念の強さを決める．そして，その情念が非常に活発なときには，夢の中でさえも最も単純な激情の形を取る．しかしながら，そのような部分あるいは構成要素が存在するのを厳密には立証できないし，またその所在も証明できない．

—— ヨハネス・ミュラー（1843）

　感覚系というものは，多くの点で直感的なレベルで最も容易に理解しうる．眼はカメラのようにレンズをもっているし，焦点の合った視覚像を捉えるほとんどフィルムと同様な網膜ももっている．それらの映像は視神経によって伝達され脳に達し，そこで何らかの方法で感覚 sensations と知覚 perceptions に転換される．耳によって検知される音，鼻によって検出される匂い，舌によって認められる味，胃によって検知される空腹痛，そして皮膚によって感知されるくすぐったさやつねられた痛みにも，基本的には同様の原理が適用できる．

　やむをえず，感覚系のさまざまな側面は以前の章ですでに扱ってきた．我々が学んだのは，進化の過程でさまざまな外胚葉性の細胞が特殊化して，外部と内部の環境からの広範な刺激を検出するようになってきた，ということである．これらの受容細胞は「exteroceptors：外受容器」そして「in-

---

[1] 訳注；中枢神経系を指す．

teroceptors：内受容器」とそれぞれ呼ばれる．刺激の例としては次のようなものがある．化学物質（そして対応する受容細胞は「chemoreceptors：化学受容器」と呼ばれる）と，温度（「thermoreceptors：温度受容器」），機械的変形（「mechanoreceptors：機械受容器」），光（「photoreceptors：光受容器」），浸透圧（「osmoreceptors：浸透圧受容器」）である．綿密に内省してみると，眼と耳で受け取る刺激はまったく異なる感覚を生み出すことに気づくだろう．本章の冒頭に引用した，ヨハネス・ミュラーは，この標準的な感覚の種類（触覚，味覚，嗅覚，視覚，聴覚）の間の質的な違いの原因を"特異的な神経エネルギー"のせいだと考えた．彼によれば，エネルギーが違うために，ある特定の感覚器官を刺激すると，他のどんな感覚でもなくそれに固有の感覚が作り出されるという．しかし現代では，ほとんどの神経科学者は別の説明をする．それぞれの感覚系は大脳皮質の異なる領域に到達し，それぞれの感覚の種類に関連した，質的に異なる意識的な経験がそこで作られるのである（図8.7を見よ）．

また我々が本書の初めの方で学んだことであるが，感覚系は運動系と行動状態コントロール系に投射する（第5章）．それに加えて，感覚系は認識系にも投射し，そこで自覚できる意識（気付き）が作り出される（第5章）．運動系への直接的な感覚入力は，意識に上らない（気付かない）反射行動を生み出す．この章では，感覚系を特徴付けるいくつかの一般的様相についてさらに注意深く学ぶ．同様に，哺乳類の感覚のさまざまな種類を区別する，特徴的な性質についても考える．ここでは，個々の感覚器官の魅惑的な構築について詳しく述べることは意図しない．また，それぞれの感覚サブシステムの神経回路構造についても詳細に述べるつもりはない．この後者のテーマについては，あらゆる神経科学の入門的教科書に上手に紹介されている．感覚系に関する解剖学，生理学，化学などからの解明は，第二次世界大戦後に神経科学が成し遂げた輝かしい功績であった．

感覚ニューロンの進化と発生

第2章で，双極性の感覚ニューロンは，おそらくヒドラのような刺胞動物の外表面側の体壁（外胚葉から生じ外部環境に向き合っている）で最初に進

化したと述べた．中枢神経系をもつ蠕虫のようにより複雑な無脊椎動物では，外胚葉中の感覚ニューロンからの軸索は腹側神経索の神経節まで伸びている．そこでは軸索の本幹が典型的には二股に分かれ，一方の分枝は吻側に，もう一方は尾側に送られる．それぞれの分枝は，次に比較的短い側副枝を出し，その側副枝はさらに細かく枝分かれして近隣のニューロピルに入って終末を作る（図3.2，図3.4，図9.1Aを見よ）．さらに進んだ無脊椎動物，たとえば軟体動物では（図9.1B），多くの感覚ニューロンの細胞体は発生の途中で移動して動物の内部に入り込み，外胚葉性の皮膚の直下に位置するようになる．この配置は，生存競争的な意味で有利である．なぜなら，その感覚ニューロンの栄養センター[2]がより安全に保護され，外部環境からの傷害を受けにくくするからである．ここで注意してほしいのは，双極性の感覚ニューロンの感覚を受容する棒状の部分すなわち受容突起（樹状突起）が細長く伸びたことである．

　脊椎動物に目を転じると，皮膚を神経支配する感覚ニューロンの細胞体は，標準的には体の深部にある後根神経節[3]にある．実際のところ，後根神経節は椎骨で作られたポケットの中に収まっているほどなので，傷害から非常によく守られている．しかし非常に興味深いことに，成体ではこれらの神経節細胞は双極形ではなくて，丸い細胞体と単一の突起を持ち，その突起は少し伸びてからT字形に分かれる（図5.4と図9.1C）．この単一の突起が樹状突起であり，末梢に伸び混合神経[4]を通って皮膚などに（あるいは内臓に）達する．中枢性の部分，つまりT字形に分かれた枝のうち，より細い方は軸索である．これは後根を通って脊髄に入るか，あるいは特定の脳神経を通って脳幹に入る．これらの後根神経節ニューロンはいわゆる「pseudounipolar：偽単極性」形をしている．なぜなら，これから学ぶように，後根神経節ニューロンは胚の時期では典型的な双極性の形をしているのに，発生が進むと単極性の形になるからである．

　19世紀終わり近くにウィルヘルム・ヒスが発見したのだが，鳥類と哺乳類

---

[2] 核とその染色体，およびタンパク質を合成する装置を大部分含む細胞体．
[3] 訳注；脊髄神経節ともいう．
[4] 訳注；脊髄神経の前根と後根の合流点より末梢側では，運動性の線維と感覚性の線維の両方が存在しているので，末梢の脊髄神経は機能的な意味で混合神経と呼ばれる．

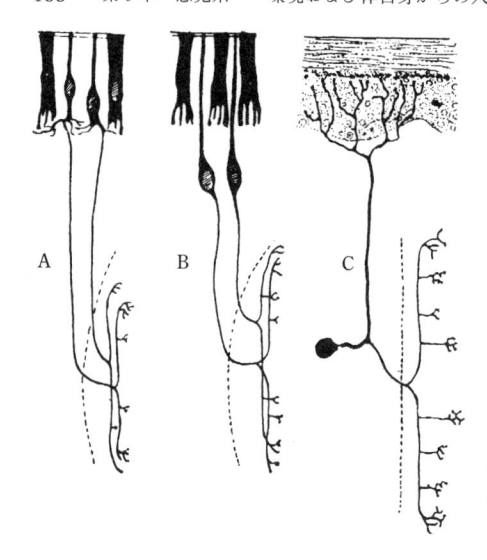

188　第9章　感覚系──環境および体自身からの入力

図 9.1 感覚ニューロンの細胞体がミミズ（A），軟体動物類（B），典型的な脊椎動物（C），と次第に中枢化してゆく様子．ゴルジ法による．S. R. Cajal, Histologie du systèma nerveux de l'homme et des vertébrés, vol. 1 (Maloine: Paris, 1909) より．

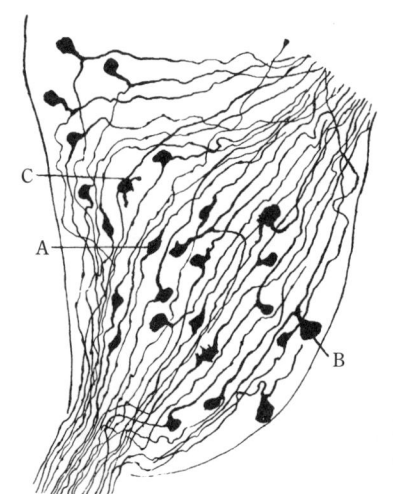

図 9.2 発生中の後根神経節（脊椎神経節）の様子．ヒトの約9週胚．双極性（A）から偽単極性（B）までのあらゆる段階を見ることができる．ゴルジ法による．S. R. Cajal, Histologie du systèma nerveux de l'homme et des vertébrés, vol. 1 (Maloine: Paris, 1909) より．

の後根神経節ニューロンは，初期胚では短い突起を持った多角形の，すなわち多極性の細胞として出発する．その後，後根神経節ニューロンは太い突起を末梢に，そして細い突起を中枢神経系に向けて伸ばしてゆき，単純な双極性の段階に進む（図9.2A）．最終的には，それぞれの細胞の核は，2つの突起に対して直角の方向に（神経節の辺縁部に向けて），移動を始める（図9.2C,

その後 B). この核とそれに伴った細胞体の移動によって, 後根神経節細胞は成体に見られるような明確な偽単極性の形態を示すようになる. T 字の縦棒は太く, 中断せずに末梢あるいは内臓に伸びる. これは機能的には樹状突起である. なぜなら, これは刺激を検知し, 軸索に向けて刺激を伝導するからである. 一方軸索は, 樹状突起が急激に曲がったところ (神経節の内部にある) から始まる. 軸索は樹状突起よりかなり細く, 情報を中枢神経系に伝える. 脊椎動物のニューロンでは, 樹状突起から軸索が生じるのはきわめて普通のことである. たとえば, このような生じ方は, 大脳皮質の錐体細胞とか小脳皮質の顆粒細胞のようなさまざまな細胞で見られる.

完璧を期すると, すべての"後根神経節細胞"が後根神経節にあるのではないことに注意すべきであろう (第 4 章). 1877 年にジークムント・フロイトは, ヤツメウナギ (原始的脊椎動物) ではこれらの感覚ニューロンの一部は脊髄近くの神経節にあるが, 一部は脊髄そのものの中にも存在するのを発見した. その数年後, グスタフ・レッチウスは, 頭索動物のナメクジウオでは, 感覚ニューロンの大部分が脊髄の中に存在するのを発見した. これらの感覚ニューロンのすべては, もちろん胚の外胚葉に由来する. しかし, もっと進んだ脊椎動物では, 神経板 (これはやがて神経管になり, そして脳脊髄になる) から離れて神経堤と上鰓プラコードが明瞭に分化してくる[5].

感覚ニューロンについての概観

ヒトと哺乳類の感覚ニューロンのほとんどは, 今論じた双極性および偽単極性の神経節細胞の変種である (図 9.3 を見よ). たとえば嗅覚受容ニューロン (嗅細胞) は, ミミズに見られる原始的な双極性感覚ニューロンに最も近い (図 3.4 と 9.1A). 嗅覚受容ニューロンの細胞体は鼻の嗅粘膜に存在している (図 9.3A, B). すなわち, 外胚葉に由来する特殊化した上皮細胞層に存在する. それらの軸索は脳にまで伸び, そこで大脳皮質の嗅球 olfactory bulb (この章のあとの方で議論する) で僧帽細胞 mitral cells とシナプスを形成する.

---

[5] 訳注;進んだ脊椎動物では, "後根神経節細胞"は神経堤とプラコードから発生する.

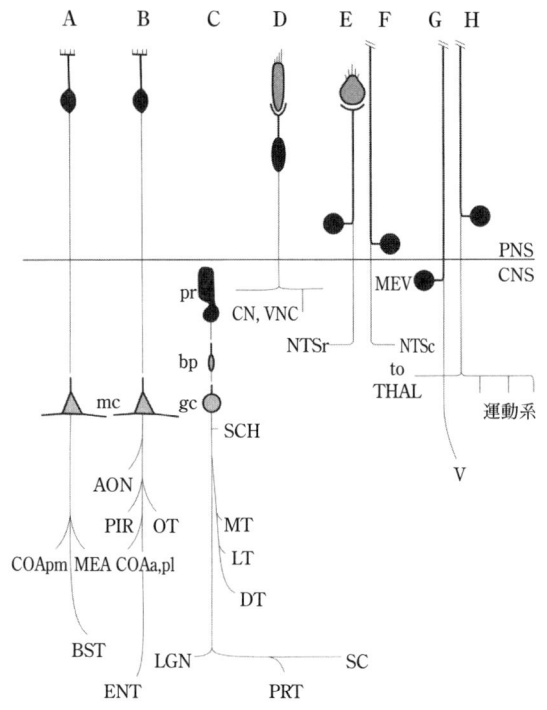

図 9.3 哺乳類に見出されるさまざまな感覚ニューロン（黒色）の基本的な配列．略語：A 鋤鼻神経ニューロン；B 嗅粘膜のニューロン；C 光受容細胞；D 有毛細胞からの情報を受ける蝸牛神経節細胞と前庭神経節細胞；E 味覚受容器からの情報を受ける膝神経節細胞，舌咽神経節細胞，迷走神経節細胞；F 内臓からの情報を受ける舌咽神経節細胞と迷走神経節細胞；G 三叉神経中脳路核；H 後根神経節（脊髄神経節）細胞；AON 前嗅覚核；bp 網膜の双極細胞；BST 分界条床核；CN 蝸牛神経核；CNS 中枢神経系；COAa, COApl, COApm 扁桃体皮質核のそれぞれ前部，後外側部，後内側部；DT 副視索背側核；ENT 内嗅野；gc 網膜神経節細胞；LGN 外側膝状体；LT 副視索外側核；mc 僧帽細胞；MEA 扁桃体内側核；MEV 三叉神経中脳路核；MT 副視索内側核；NTSc, NTSr 孤束核の尾部と吻部；OT 嗅結節；PIR 梨状葉；PNS 末梢神経系；pr 光受容細胞；PRT 視蓋前域；SC 上丘；SCH 視交叉上核；THAL 視床；V 三叉神経運動核；VNC 前庭神経核.

これとは対照的に，軟体動物に見られるようにその細胞体がもっと体の深部に移動した双極性感覚ニューロン（図9.1B）は，聴覚系と平衡覚系で典型的に見られる．これらの感覚は第VIII脳神経（前庭蝸牛神経または内耳神経）を通って運ばれる（図9.3D）．螺旋神経節 spiral ganglion の双極性ニューロンは，その樹状突起を内耳にある蝸牛 cochlea のコルチ器 organ of Corti に伸ばす一方，その軸索を脳幹の蝸牛神経核群 cochlear nuclei に送っている．前庭神経節 vestibular ganglion の双極性ニューロンは，その樹状突起を内耳の蝸牛以外の部分（半規管 semicircular canals，卵形囊，球形囊）に伸ばす一方，その軸索を脳幹の前庭神経核群 vestibular nuclei に送る．興味深いことに，第VIII神経の双極性ニューロンの樹状突起は，髄鞘化されていて活動電位（神経インパルス）を伝導する．

　聴覚と平衡覚の刺激は，それぞれコルチ器と半規管などに存在する「hair cell：有毛細胞」と呼ばれる感覚細胞によって検出される．有毛細胞は，その"毛"（実際には，微絨毛 microvilli または繊毛 cilia）が周囲の液体の圧力変化を検知する機械受容器 mechanoreceptors である．有毛細胞は感覚細胞ではあるけれど，伝統的にはニューロンとはみなされない．有毛細胞は，内耳腔を裏打ちしている非神経性上皮[6]から発生する．味蕾細胞 taste cells は，特殊化した上皮から作られる非ニューロン性の感覚細胞のもう1つの例である．この場合，その特殊化した上皮とは舌とその近傍の組織に付随したものである．

　偽単極性感覚ニューロン pseudounipolar sensory neurons は哺乳類ではごくありふれたものである（図9.1Cと図9.3E～H）．その典型（図9.3H）は，1本1本の脊髄神経に付随した脊髄神経節の中にある後根神経節細胞であり（図5.4と図6.4を見よ），それに加えて第V脳神経（三叉神経）の三叉神経節細胞である．三叉神経節細胞は，頭部の皮膚に対応した後根神経節細胞のようなものである．後根神経節のニューロンの軸索が脊髄に入ると二股に分かれ，上行性と下行性の枝になるという事実は，1885年に発見され記述された．それは，1922年にノーベル平和賞を得たノルウェーの偉大な科学者かつ，極地探検家，政治家，博愛主義者であるフリチョフ・ナンセン Fridtjof Nan-

---

[6]「membranous labyrinth：膜迷路」とよばれる骨迷路を裏打ちする組織．

senによってなされた．この仕事は，メクラウナギ（*Myxine glutinosa*）に関する彼の博士論文（ベルゲン博物館で行われた）の一部であった．その後すぐに，カハールはさらに進んで，鳥類と哺乳類でも二股に分かれることを示した．そして，その二股に分かれた枝から豊富な側副枝が出て脊髄の灰白質に終末することを明らかにした．このように，後根神経節細胞の終末は多数のシナプス後ニューロンと接触できる．これらのシナプス後ニューロンには，運動ニューロン，運動パターンジェネレータに関係した介在ニューロン，そして脳幹のさまざまな部分に向かう上行性投射（視床-皮質投射系 thalamo-cortical projection system など）を出すニューロン，などが含まれる（図5.4を見よ）．後根神経節と三叉神経節からの感覚情報伝達の最初の段階で，非常に広範囲にわたる分散が見られるのだ．

　偽単極性感覚ニューロンには，やや異なるタイプのものがいくつかある．1つの例は，第IX番（舌咽）と第X番（迷走）脳神経に付随する神経節ニューロンに見られる（図9.3F）．これらのニューロンは，内臓からのさまざまの種類の（そして，体性部分からは非常に限られた量の）感覚情報を検出し，この情報を菱脳の感覚核，つまり孤束核の尾側端に伝える（体性部分からの情報は，隣接する三叉神経の核に伝える）．後根神経節細胞の軸索の場合とは違って，これら迷走神経と舌咽神経節の細胞の軸索は一般的には二股に分かれない．その代わりに，軸索は脳幹に入り，孤束を通って尾方に伸び，そこで枝分かれして孤束に付随している孤束核に入りこの核の尾側端を支配する．もう1つの例は味蕾を神経支配する偽単極性感覚ニューロンである（図9.3E）．これらのニューロンは3つの神経節に見出される．第IX番および第X番脳神経の遠位神経節[7]と第VII脳神経（顔面神経）の中間神経部分 intermediate part に付属する膝神経節 geniculate ganglion である．これらの神経節からの軸索は孤束を通って吻方に進み，孤束核の吻側端を支配する．孤束核の吻側端は，内臓感覚ではなく味覚を受けるように特殊化している．最後の例は三叉神経中脳路核 midbrain nucleus of the trigeminal nerve で，これは中脳の中心灰白質 periaqueductal gray の縁にある脳内の"後根神経節"である（図9.3G）．三叉神経中脳路核は，咀嚼筋つまり噛むための筋肉

---

[7] 訳注；下神経節のこと：舌咽神経に付随するものは岩様神経節，迷走神経に付随するものは節状神経節とも呼ばれる．

のコントロールに使われる伸張反射の求心側を形成している．咀嚼筋そのものは三叉神経（第V脳神経）の運動核によって支配されている．

　感覚ニューロンの最後の種類として眼の光受容細胞を考察しよう．おそらく奇妙に思うだろうが，単層の光受容細胞が備わった網膜は，発生の過程で脳（具体的には，前脳胞）から伸び出たものである（第4章を見よ）．つまり，光受容細胞は中枢性のニューロンなのだ．光受容細胞の軸索は網膜の双極細胞 bipolar cells（局所回路型介在ニューロン）とシナプスを形成する（つまり網膜双極細胞を支配する）．網膜双極細胞の軸索は次に，網膜神経節細胞 ganglion cells（視神経細胞）とシナプスを作る．網膜神経節細胞は投射ニューロンであり，その投射線維は視神経および視索[8)]を形成して，網膜で処理された視覚情報を他の脳部位に伝えている．光受容細胞は信じがたいほど鋭敏である．光受容細胞は，どうやらたった1個の光子さえも検出することができ，したがってそれに応答可能らしい．

感覚経路についての概観

　本書で概説された神経系の基本プランが強調するのは，感覚系は全体として運動系，行動状態コントロール系，認識系（大脳系）へ投射するという事実である（図5.5を見よ）．それぞれの特定の種類の感覚について，どのようにこのことが達成されているかを正確に述べることは，本書の範囲を超えている．その代わり，それぞれの種類の感覚の主要な特徴について次節で概説しよう．この観点から見ると，さまざまな種類の感覚すべてに当てはまるような一般化はほとんどできない，と結論するのが安全のように思われる．事実，教科書でそのような一般化を試みたり原理を作ろうとしたことが，不必要な混乱と誤解を招いてきた．たとえば，「すべての感覚情報が視床での"中継"を経て大脳皮質に到達する」のではない．ちなみに，嗅細胞は大脳皮質（嗅球）に直接投射する．また，孤束核からの内臓の感覚情報は視床での中継を経るものだけではなく，直接的に皮質に到達するものもある．それぞれの種類の感覚からの情報は，異なる経路を経て大脳皮質に到達するのだ（図9.4）．

---

　　8)　訳注；視神経と視索はひと続きの神経路で，視交叉の前後で名称が変わるに過ぎない．

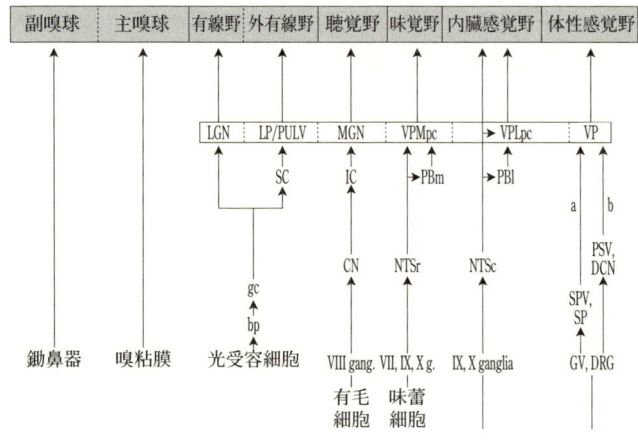

194 第9章 感覚系——環境および体自身からの入力

| 副嗅球 | 主嗅球 | 有線野 | 外有線野 | 聴覚野 | 味覚野 | 内臓感覚野 | 体性感覚野 |

```
                    LGN   LP/PULV   MGN   VPMpc   →VPLpc   VP
                     ↑      ↑        ↑      ↑       ↑      ↑
                           SC       IC   →PBm    →PBl
                                                          a  b
                                    CN    NTSr    NTSc   PSV,
                                                         DCN
                                                         SPV,
                            gc                            SP
                            bp
  鋤鼻器    嗅粘膜   光受容細胞  VIII gang. VII,IX,Xg.  IX, X ganglia  GV, DRG
                                        有毛      味蕾
                                        細胞      細胞
```

図9.4 異なる種類の感覚情報が大脳皮質（灰色の四角）に到達する大まかな経路（白い四角は視床を示す）．略語：a, b　それぞれ脊髄視床路と内側毛帯；bp　網膜の双極細胞；CN　蝸牛神経核群；DCN　後角の核；DRG　後根神経節（脊髄神経節）；gc　網膜神経節細胞；IC　下丘；GV　三叉神経節；IX, X ganglia　舌咽神経節と迷走神経節；LGN　外側膝状体；LP/PULV　後外側核／視床枕；MGN　内側膝状体；NTSc　孤束核の尾側部；NTSr　孤束核の吻側部；PBl　結合腕傍核の外側部；PBm　結合腕傍核の内側部；PSV　三叉神経主感覚核；SC　上丘；SP　脊髄；SPV　三叉神経脊髄路核；VII, IX, Xg.　膝神経節，岩様神経節，節状神経節；VIII gang.　蝸牛前庭神経節；VP　後腹側核；VPLpc　後外側腹側核の小細胞部；VPMpc　後内側腹側核の小細胞部．

　第6章で学んだように，運動系の中核部（小脳を除く）は階層的構成様式という観点からうまく解析することができる．しかし感覚系は違う．さまざまな種類の感覚のそれぞれの経路は，かなり長い距離にわたって分離したままである．すなわち，少なくとも主要な種類の感覚（視覚，聴覚，嗅覚，味覚，体性-臓性感覚）に関する限りは，それらは並列に配列されている．それらが集束するのは，大脳半球の多元的モダリティーの領域と脳幹の特定領域においてである．そしてその領域の大半は（すべてではないにしても），認識系，行動状態コントロール系，運動系，の一部である．

前脳の感覚系——嗅覚性，視覚性，体液性，浸透圧性

　前脳は神経系の中でも最も複雑な部分であり，そこには多数の特別な感覚系がある．これらの感覚系はユニークで，前脳の複雑さを作り出す重要な要因である．これらの感覚系のうち，どの感覚系がどの程度相対的に分化しているか（大雑把に言えば，それらの比較的大きさ）はさまざまな種ごとに大きく異なる．たとえば，嗅覚はハツカネズミでは非常に優れているが，ヒトでは比較的劣っている．その一方，視覚に関しては逆が当てはまる．夜行性でほとんど目の見えないハツカネズミ[9]と比べると，ヒトは比較的精妙な視覚を持っている．嗅神経と視神経は，前脳の主要な脳神経である．それらの相対的大きさは，ヒトとハツカネズミの間で大きく異なる．しかし，ヒトとハツカネズミという2つの種においてだけではなく哺乳類一般においても，両者の感覚系は同一の基本的構成と基本プランを持っている．これもまた，それぞれの章で強調されたように，音楽にたとえれば，ある主題曲の単なる変奏曲である．哺乳類の神経系には基本となるプランがあり，それぞれの種における神経系はそのプランを量的に変化させたものなのだ．

　第1番目の脳神経，嗅神経 olfactory nerve から始めよう．すでに述べたように，この神経は非常に原始的な——あるいは，より正確に言えば，非常に古く，したがってとても保守的な——特徴を持っていて，ネットワーク構成の観点から見ると最も単純な感覚系である（図9.4を見よ）．しかしながら，嗅覚系に取り組む前に，「脳神経は12対ある」という伝統的な分類体系（第6章）がここでは完全に破綻していることに気付かねばならない．なぜなら，中枢神経系の吻側端には少なくとも3つの神経が付属しているからである．

　嗅神経は第1番目の脳神経ではあるが，それには鋤鼻(じょび)神経 vomeronasal nerve という，番号が付けられていない明瞭な神経も含まれる．鋤鼻神経は鼻粘膜のくぼみから起こる．そこでは，双極性の感覚ニューロンが特殊化しており，フェロモン——1匹の動物から放出され，他の動物によって検知される分子で，行動のさまざまな局面[10]に影響する——を検出する．鋤鼻神経

---

[9]　いつでも可能ならば光を避けようとする傾向がある．
[10]　たとえば，性行動，親の養育行動，縄張り行動，あるいは内分泌などの生理学的機能．

は種差の大きさについての素晴らしい例を提供している．鋤鼻系は齧歯類では非常に発達し生殖行動にとって不可欠であるが，成人の圧倒的多数では欠けている．しかしこの成人では欠けているというのは，退化の結果として生じていることなのである．つまり，ある種ではこの系が完全にない，というような根本的な違いではない．鋤鼻系は，齧歯類と同様にヒトの胚でも発生するのだが，その後未知の理由によって変性退化してしまう．

これに加えて，19世紀の後半に発見された謎めいた終神経 terminal nerve というものがある．これもまた12対の脳神経という構成様式においては番号を持たない．終神経は鼻粘膜を神経支配しているらしく，その線維は脳の中の終板 terminal lamina の領域に，つまり，大脳基底核の内側中隔-対角帯複合領域 medial septal-diagonal band complex およびそれに隣接する視床下部の視索前野 preoptic region に達しているようである．終神経は，最近になって注目されるようになった．GnRH神経内分泌ニューロンは胚の時期に嗅上皮で生まれ，その後移動して最終的には前脳の基底部に落ち着くのだが，終神経がその移動経路を作っているらしいことが分かったからである（第6章）．

鋤鼻系の最初の段階は実際非常に単純である．鋤鼻神経は副嗅球 accessory olfactory bulb[11] に終末する．トポロジー的にそして発生学的には，主嗅球と副嗅球は最も早く分化する大脳皮質である（図8.5を見よ）．そしてカハールやブロードマンを含むさまざまな権威ある研究者は，嗅球のこれら2つの部分は主嗅覚系と副嗅覚系のそれぞれ一次の感覚皮質である，と確かな根拠に基づいて考えてきた．言い換えると，鋤鼻神経はすべて一次の鋤鼻皮質 primary vomeronasal cortex，つまり副嗅球のみに終末する（図9.3と9.4）．

ありがたいことに，一次の鋤鼻皮質からの投射は非常に単純で，単一感覚種を処理する感覚野の最も基本的なパターンに従う．つまり，副嗅球は鋤鼻皮質連合野（扁桃体後内側皮質核 posteromedial cortical nucleus of the amygdala）と（尾吻部の）線条体の1つの領域（扁桃体内側核 medial amygdalar nucleus；図8.11）に強く投射する．状況を正確に言えば，副嗅球

---

11) 嗅神経の終わる主嗅球の一部が特殊化したもの．

は尾吻部の淡蒼球の領域[12]にも少し投射している．このように，副嗅覚系は，大脳皮質と線条体と淡蒼球から運動系に向かう基本的な三重下行投射と同様なパターンをもつ（図8.12）．副嗅覚系の運動系に向かう出力先の主要なものは，視床下部である．具体的には，社会行動を制御する視床下部内側核群の中でも吻側のグループ，そしてそれに隣接する脳室周囲領域の臓性運動パターンジェネレータネットワークである（図6.11を見よ）．

主嗅覚系はもっと複雑である．というのは，その一次感覚野（つまり主嗅球 main olfactory bulb）は，二次嗅皮質に向かってさらに広がった投射をしているからである．二次嗅皮質は数多くあるが，その中でも特に言えば，前嗅核 anterior olfactory nucleus，梨状葉 pyriform area，扁桃体皮質核 cortical amygdalar nucleus の前部と後外側部，海馬体の内嗅野 entorhinal area of the hippocampal formation などである（図9.3）．一次嗅覚野（主嗅球）からの（腹側）線条体への投射は，主に嗅結節 olfactory tubercle[13]に行く．そして，その（腹側）淡蒼球における対応する領域は，無名質 substantia innominata の限局した部分（吻腹側部分）に集中している．二次の主嗅皮質と副嗅皮質は厳密には単一感覚種を処理する感覚野ではない．両者は互いからの情報を受け取り，両者の嗅覚系で識別された情報を少なくともある程度までは統合している．一次の主嗅皮質は脳幹には投射しない．その代わりに，二次の主嗅皮質（特に扁桃体領域の）および無名質が脳幹に，その中でも主に視床下部および視床の一部に嗅覚情報を送るのである．

視覚系については膨大な文献があり，ここではそのなかでも一番大切な部分について少し触れることしかできない．はじめに言っておくと，網膜における視覚情報の処理は並外れて複雑である．よく知られていることとしては，網膜双極ニューロン bipolar neurons は情報を光受容細胞から網膜の神経節細胞（視神経細胞）に"中継し"，その次に網膜の神経節細胞はこの情報を視神経と視索によって脳の各部分に送る（図9.3）．これに加えて，他に介在ニューロン（水平細胞 horizontal cells とアマクリン細胞 amacrine cells）の2つの層があり，これらが光受容細胞からの情報を網膜内で平面（横，接線）

---

12) 分界条床核 BST の主核 principal nucleus of bed nuclei of the stria terminalis. BST は扁桃体内側核，つまり（尾吻部の）線条体の構成物から大量の入力を受けている．
13) これは副嗅覚系の線条体，つまり扁桃体内側核のすぐ吻側にある．

方向に広げる．このように，網膜には5つの基本的なニューロンの種類がある．そして，それらの作るネットワークの中で，情報がどのように実際に処理されているのかについての詳細は明確には理解されていない．

理解が難しい1つの理由は，5種類の網膜ニューロンがそれぞれ非常に分化し，そのそれぞれには機能上重要な違いをもついくつものサブタイプすなわち変種があるから．たとえば，光受容細胞（視細胞）にも2種類，すなわち桿（状）体 rods と錐（状）体 cones があり，それぞれ夜と昼（色）の視覚を担当している．これに加えて，赤，緑，青の光の波長に対して最大の感受性をもつ3つのサブタイプの錐（状）体がある．最後に，少なくとも3つの主要なサブタイプの網膜双極細胞（ニューロン）と，少なくとも6つの主要なサブタイプの神経節細胞があるうえに，水平細胞とアマクリン細胞のサブタイプは数ダースある．

視神経 optic nerve は脳内で非常に広範囲に終末している．その最初の分枝は視交叉上核に向かう．視交叉上核は視交叉 optic chiasm（それぞれの眼からの視神経が全交叉あるいは部分的に交叉して，脳の反対側に向かう場所）のすぐ背側にあり，脳の主要な概日リズムジェネレータすなわち概日時計である（第7章と図9.3）．ちょうどこの場所を超えた所で，視索 optic tract（視神経が視交叉を超えると，その続きの神経はこの名前になる）からもう1つの枝分かれ，すなわち副視索 accessory optic tract が分かれて中脳に向かい，そこで3つの終末核（副視索内側核，副視索外側核，副視索背側核）に入る．これらの核は眼球の運動制御に重要な役割を果たしており，したがって運動系の一部である．視索の主要部はさらに進み続け，枝を視床の外側膝状体 lateral geniculate nucleus および視蓋前域 pretectal region に送った後，中脳の上丘 superior colliculus すなわち視蓋 optic tectum に終わる（図9.3）．外側膝状体の背側の部分は一次視覚野に投射する．これに対して，視蓋前域は視覚反射に関わり，上丘には2つの主要な役割，すなわち運動系への投射および視床を介しての二次視覚野への投射がある（図9.4）．哺乳類における，それほど目立たず，そして未だよく理解されていない他の視神経終末領域には次のようなものが含まれる．視床下部外側野 lateral hypothalamic area，視床の前核群，分界条床核，そして背側縫線核である．

脳弓下器官 subfornical organ は，胚の時期に前脳の蓋板が分化したもので，

間脳（視床）と終脳の間の背側部にある．この構造物は，正常な血液-脳関門 blood-brain barrier を欠いているために，その中に存在するニューロンは血液中のペプチドホルモンに直接的に曝されている．これに作用するホルモンのひとつはアンジオテンシンⅡである．このホルモンのレベルは，脱水症や大出血などのせいで体液が失われると上昇する[14]．これらの状況下では，血圧が維持される必要があり水分の摂取が必要になる．脳弓下器官のニューロンにはアンジオテンシンⅡ受容体があり，受容体が活性化されたときには脳弓下器官から脳の他の部分に向かう3つの経路が作動する．1つ目の経路は，視床下部から延髄への出力を調整し，血圧をコントロールする圧受容器 baroreceptor の反射中枢（延髄の自律神経中枢の1つ）を調節する．2つ目の経路は，視床下部の神経内分泌ホルモンの放出を調整するもので，そのホルモンは体の水分保持と血圧を調節する．そして，3つ目の経路は，渇き感覚を刺激して飲水行動を引き起こす．このように，脳弓下器官は，血中のホルモンレベルを感知する"体液感覚 humerosensory"器官あるいは核である．網膜の場合と同じように，その感覚ニューロンは脳から生ずる．

最後に，視床下部の浸透圧受容器 osmoreceptors について述べよう．Earnest Basil Verney と Bengt Andersson が1940年代に始めた古典的な研究以来知られるようになったのであるが，浸透圧受容器が視床下部の吻側端，つまり第三脳室の吻側端の周囲にあり，その受容器が飲水行動を引き起こし，体の水分を調節する視床下部の神経内分泌ホルモンを分泌させる．浸透圧受容器の細胞が正確にはどのようなものであるかは未だに謎のままであるが，体の水分が失われたために血液の浸透圧が増加すると，浸透圧受容器がそれに応答することだけは明確である．脳弓下器官は，これらの視索前野の浸透圧受容器に投射していると考えられる十分な理由がある．これにより，脳弓下器官のアンジオテンシン感知ニューロンと視索前野の浸透圧感受性ニューロンは，飲水行動をコントロールして体の水分を調節するシステムの一部として一緒に働くことになる．

---

14) 訳注；血液が減少すると，腎臓からレニンが分泌され，その働きによって血漿からアンジオテンシンⅠが作られる．アンジオテンシンⅠは加水分解されてアンジオテンシンⅡに変換される．

神経節細胞の感覚系——サブモダリティー

　図9.3D〜Fに描かれた4種類の感覚系の感覚性神経節細胞は，延髄背側部にある一次感覚核に軸索を送る．これらの神経節細胞は（a）蝸牛神経核群に軸索を送る聴覚系の神経節細胞，（b）前庭神経核群に軸索を送る前庭系の神経節細胞，（c）孤束核の吻側部に軸索を送る味覚系の神経節細胞，（d）孤束核の尾側部に軸索を送る迷走神経および舌咽神経の臓性受容系の神経節細胞，である．これらの特殊感覚核のすべては胚の菱脳胞の高度に分化した背側領域，すなわち菱脳唇から発生する（第4章，図4.15）．詳細には述べないが，これらすべての感覚核からは，認識／大脳系（図9.4），行動状態コントロール系，運動系に向けて軸索投射つまり神経路が出ている．

　最後に，脊髄神経に付随した後根神経節系と，その頭部への延長物と考えられる三叉神経節について見てみよう．三叉神経の感覚核群は胚の菱脳唇のすぐ下（腹側）から発生し，実質的には「後根神経節からの入力を受け取る脊髄領域が，吻側に伸びて脳幹に入り込んだもの」とみなすことができる．

　後根神経節系は，一般に体性感覚系と相等しいとみなされているが，この「体性感覚系」という用語の意味をはっきりさせる必要がある．後根神経節は，通常の身体（大まかに言うと皮膚と骨格運動系）と考えられている所からの感覚情報を，そして内臓からの感覚情報も伝達する．体性感覚情報の伝達では，後根神経節は，触覚，痛覚，温度感覚（温から冷まで），筋肉と腱の伸張，関節と靱帯と筋膜の状態，といったかなり多様な種類の感覚を伝える．筋肉と腱の伸張受容器は，筋肉の緊張をコントロールする反射に関わるという点で珍しいものであるが，その活動は意識レベルには到達しないように思われる．これとは対照的に，関節，靱帯，筋膜からの感覚情報は運動感覚（空間における体の位置を自覚すること）kinesthetic sense を作り上げるために重要である．内臓神経（第6章）には，後根神経節からの突起が含まれていて，内臓からの広範囲な感覚を脊髄へ伝え，次に脳へと伝えている．内臓神経はまた，交感神経椎前神経節への豊富な節前軸索を含んでいる（図6.12）．

　後根神経節細胞の末梢側の神経終末は，まったく単純な裸のものから，周りを取り囲む非ニューロン細胞で作られた優美なカプセルに包み込まれたものまで（図9.5）幅広い形態を示す．一般的に，単純な裸の末梢神経線維は小

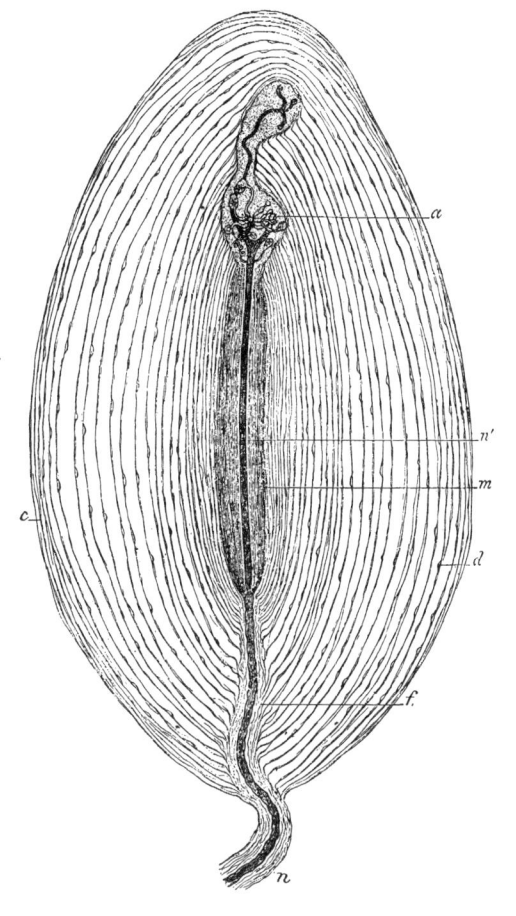

図 9.5 パチニ小体の組織学的構造．ネコの腸間膜から採取したパチニ小体の横断切片を示す．この小体はカプセルに包まれた神経終末で，振動に特に敏感な機械受容器である．その層板 lamellae は特殊化した線維芽細胞によって形成される．図は 1875 年の Louis Ranvier の描画に基づく．略語：a　終末線維の枝の1つが分かれて多数の枝を作り，豊富な終末ボタンを形成する領域；f　神経周膜 perineural sheath；m　中心塊つまり内棍 inner bulb；n　小体から出てゆく神経線維；n′　終末線維．L. F. Barker, The Nervous System and Its Constituent Neurones（Appleton: New York, 1901）より．

型の後根神経節細胞の突起である．このような細い神経線維は活動電位をゆっくり伝え，温痛覚の刺激を検知し，その刺激は脊髄視床路 spinothalamic tracts を通って視床に到達することが多い（図 9.4a）．これとは対照的に，カプセルに包まれた末梢の神経終末は大型の後根神経節細胞の突起である．このような太い末梢神経線維は活動電位を速く伝え，触覚や伸展刺激を検知し，その刺激は選択的に後索-内側毛帯路 dorsal column-medial lemniscal pathway を通って視床に到達する（図 9.4b）．

　言葉を代えると，"体性感覚系"つまり後根神経節系には実際には細かく分類できる多くの種類の感覚がある．そして，それぞれの種類は脊髄の中で多

かれ少なかれ特徴ある経路をもっており，その経路は脊髄から大脳皮質に向かっている．それでもやはり，多元的モダリティーの後根神経節細胞というものが存在していて，体性と臓性の入力が個々のニューロンに集束することは，脊髄と脳のあらゆるレベルで広範に起こっている．この状況は，他の主要な感覚の種類と原理的にそれほど違ったものではない．嗅覚系には主嗅覚系と副嗅覚系の2つの系が存在する．視覚系にも4つの光受容細胞に対応する視覚の"サブシステム"が存在する．そして内耳にも2つの主要な区分（蝸牛系と前庭系）があり，それぞれに対応した異なる神経と神経節がある．最後に触れておくが，主要な感覚系はすべて多かれ少なかれ並行して進む経路を通って，大脳皮質のそれぞれ特異的な一次感覚野に向かうのだが，それぞれの感覚の種類にはそれぞれ固有の特徴がある（図9.4）．

情動——苦痛と喜び，感情，気分

意欲 motivation と感情 emotion は，意識的な経験における基本的な2つの側面である．そして，それらは心理学のありふれた主題であるが，今や立派な神経科学の研究領域として返り咲きつつある．膨大な量の実験データが，意欲と感情を形成する神経メカニズムが脳のどこに局在しているか，についての手がかりを提供している．しかしながら率直に言って，これらのメカニズムの基本的な構成構造は分かりにくく，未知のままに残されているのを認めなければならない．動機付けあるいは欲求 drive という話題は，第6章で運動パターンイニシエータを議論するときに初めて取り扱った．そこで示唆されたことは，「動機付けには，視床下部の内在的な神経活動が重要な役割を果たしている」というものであった．とはいえ，「欲求または動機付けに関する意識的な知覚はどの場所で作られるのか？」という決定的な疑問には答えないままであった．その場所は大脳皮質なのだろうか，それとも大脳皮質より下なのだろうか？

感情 emotion という話題は，情動 affect あるいは気持ち feeling，というもっと一般的な主題につながる．現代では，意識の中でも知的あるいは思考的な面に非常に強い興味がもたれているのは明瞭である．しかしながら，意識の中でも感情的な面こそが，我々人間がコンピュータのような機器とは決定

的に異なっている点なのだ．コンピュータは，論理的な操作をさせると我々よりもずっと上手にやってのける．「あらゆる自覚される経験は，かすかな快・不快の気持ちから激怒や性的絶頂感のような極端な感情にまで及ぶ，感情的な調子を伴う」という主張は支持できるものである．どんな神経系が情動を生み出すのか？　そして，情動についての知覚は脳のどの場所で実際には作られるのか？

おそらく，この問題を考える出発点としては痛みと喜びが良いであろう．結局，それらは罰と報酬が意識に反映したものである．罰と報酬は「ある振る舞いを避けるか，それとも繰り返すか」の学習を強化する．苦痛を伴う行動は将来避けられ，喜びを伴う行動は将来繰り返されるようになる．そのうえ，苦痛あるいは痛みに関わる神経系の構成・構造は非常に詳しく研究されてきた．前節で述べたように，痛みを伴う刺激は，末梢（体壁と内臓）へ細く単純な突起を伸ばしている小型の感覚性神経節細胞によって検出される．これらの刺激は脊髄ニューロンから脳に伝えられるのだが，その伝導経路はいわゆる脊髄視床路を形成している．実際のところ，脊髄視床路は脳の広範囲の部分に投射しており，その分枝を脳幹の網様体，中脳の中心灰白質，そして孤束核と結合腕傍核 parabrachial nucleus に与えた後，視床に広く終末する．そのうえ，脊髄視床路はさらに伸びて，視床下部の限られた部分，大脳基底核，そして大脳皮質前頭前野の内側領域さえも神経支配している．

これらの脊髄視床路の投射はすべて重要である．しかし，今注意すべきなのは，視床における脊髄視床路の終末領域には視床の後腹側核 ventral posterior nucleus が含まれており，この視床の核はまた，後索-内側毛帯系を通じて触覚情報も受け取り，体性感覚皮質に投射していることである（図9.4）．この視床における脊髄視床路の終末領域には，視床の後核群 posterior complex，正中核群 midline nuclei，髄板内核群 intralaminar nuclei も含まれ，これらはすべて非常に広範囲に及ぶ皮質領域に投射している．全体的に見て，中枢の痛覚（侵害刺激）の神経系は，非常に複雑な回路をもつ多くの構造を含んでいるのが明らかである．そしてもし痛みを知覚することが大脳の属性であるならば，痛覚情報の入力部位が視床の広範囲に及んでいるために，候補となるべき皮質領域はたくさんあることになる．少なくとも神経科学にとっては幸運なことに，さまざまな皮質領域に傷を受けた人々が，皮質のどこ

で痛みが知覚されるかについての重要な手がかりを提供してきた．この臨床的なデータや，神経学的に健全な人達を対象として，無麻酔で行った機能的イメージングによるごく最近のデータは「痛覚は大脳皮質の特定の領域で痛みとして知覚される」ということを示唆している．その特定の皮質領域には，前頭前野 prefrontal region と島皮質の吻側半分 rostral half of the insular region のうちのどちらか，あるいはその両方が含まれる．だいたいこの領域が傷害されている人達が語ることによると，「つねられている，あるいは突つかれている」ということは感じられるが，それによって痛みは感じられないそうである．

痛覚と比べると，脳の喜びの系についてはあまり研究されてこなかった．この問題についての，おそらく最も興味深い動向は，1950年代の James Olds による発見から始まった．彼の発見は，「電極をラットの脳内に埋め込むと，そのラットが自発的にレバーを押して自分を電気刺激するようになる脳の場所が存在する」というものである[15]．そのラットは，食べることも飲むことも含め他のあらゆる行動をしなくなり，この自分の脳に対する電気刺激を1日に数千回も繰り返すようになる．そして神経外科医の Robert Heath が1960年代に示したのだが，電極を人間の前脳の特定の場所に埋め込んだ場合には，その人達が述べることによると，性的絶頂感に近い気持ち良さを感じるそうである．どうやら，この実験法は脳における喜びの系の秘密の壁に突破口を開きつつあるようだ．

今では，電気的な自己刺激の実験例によって，喜びの系には次の神経経路が含まれているのが分かってきた．すなわち，前頭前野-島皮質と腹側大脳基底核との間から，視床下部の外側領域を通り，中脳および橋の被蓋の内側領域（網様体）に続く一連の領域に分布する経路である．喜びの系が医学的に重要な1つの理由は，無快感症あるいは鬱病での感情の喪失の問題にある．痛覚に関して今議論したばかりの臨床的なデータと類似したことだが，前頭前野の内側部が傷つくと，その人たちは無快感症になることが発見された．そして，ごく最近の機能的イメージングによる研究も，この機能局在を支持する傾向にある．

---

15) 訳注；脳内報酬系の発見．

これらを考え合わせると，現時点で得られている証拠が示唆するのは，「痛みと喜びの知覚が前頭前野内側部とその尾方に隣接する島皮質を含む大脳皮質の帯状の領域で作られている」ということである．これは，孤束核と結合腕傍核からの内臓性の情報と痛覚情報が，直接的にも，また視床を介して間接的にもこの帯状の皮質領域に到達している，という事実から眺めると特に興味深い．情動的な経験がどんなものであるか，内観的に考えて欲しい．情動的な経験は"心から from the heart"または"肚の底から from the gut"のものである．内臓的な興奮は実質的に情動と同義である．情動的な経験には，心臓の拍動変化，呼吸変化，体温の知覚の変化を伴う．最も分かりやすい説明は，「情動的な経験は内臓的な興奮の知覚を伴っている」ということである．

　このように，苦痛，喜び，情動の自覚的な認知は，前頭前野から島皮質に続く帯状の領域で作られているのだろう．これまでに得られた線維連絡のデータに基づいて考えると，この帯状の皮質領域での神経活動が，感覚性入力あるいは連合野からの入力によって影響されうるのは明白なように思われる．したがって情動的経験は，感覚性入力あるいは連合皮質の活動（たとえば，考えている間，あるいは夢をみている間の活動）によって引き起こされるのだろう．

　気分 moods はこれとは異なる．あれこれのタイプの刺激に対する一過性の感情的応答に比べると，気分は数日あるいは数週続くようなもっと長い期間をもっている．そして，あたかも設定値が切り替わったかのように，気分は安定しがちである．神経系の観点からは，もちろん，気分の調節の仕組みは分かっていない．しかし，行動状態をコントロールしている神経核が１つあるいは複数存在し（第７章，図 7.5），ここからの神経路が前頭前野–島皮質の帯状の皮質領域に投射しており，気分の調節に重大な役割を果たしている，と考えるのは理にかなっているように思われる．そして，最近の実験的研究は，「前頭前野–島皮質，扁桃体基底核 basal amygdalar nucleus と扁桃体中心核 central amygdalar nucleus，そして海馬体，の領域の間を双方向性に連絡している大脳内の神経ネットワークが，少なくとも部分的な原因となって学習された情動的反応を引き起こす」ということを示している．これまで述べたことから，情動を作り出す神経系の輪郭が次第に分かってきたのは明らかなようだ．しかし，情動を作り出す神経系は，視覚，聴覚，触覚，味覚とい

った典型的な感覚系と比べるとはるかに謎めいている.

第9章のための読み物

1. Bechara, A., Damasio, H., and Damasio, A. R. Emotion, decision making and the orbitofrontal cortex. Cereb. Cortex 10: 295-307, 2000.
2. Berthier, M., Starkstein, S., and Leiguarda, R. Asymbolia for pain: a sensory-limbic disconnection syndrome. Ann. Neurol. 24: 41-49, 1988.
3. Cajal, S. R. Histologie du systèma nerveux de l'homme et des vertébrés, 2 vols. Maloine: Paris, 1909-1911. 米語訳は次をみよ. Histology of the Nervous System of Man and Vertebrates, translated from the French by N. Swanson and L. W. Swanson, 2 vols. (Oxford University Press: New York, 1995). 20世紀の初めにカハールは,感覚系の構成について,特に細胞の形態と発生学の観点から優れた概論を書いた.
4. Finger, S. Origins of Neuroscience: A History of Explorations into Brain Function. Oxford University Press: New York, 1994. さまざまな感覚系についてのアイディアが歴史的にいかに発展してきたかについての卓越した入門書.
5. Gusnard, D. A., Akbudak, E., Shulman, G. L., and Raichle, M. E. Medial prefrontal cortex and self-referential mental activity: relation to a default mode of brain function. Proc. Natl. Acad. Sci. USA. 98: 4259-4264, 2001.
6. Handbook of Sensory Physiology. Springer-Verlag: Berlin, 1971-. これまでに権威ある9巻が出版された.すばぬけた知的源泉.
7. Petrovich, G. D., and Swanson, L. W. Combinatorial amygdalar inputs to hippocampal domains and hypothalamic behavior system. Brain Res. Rev. 38: 247-289, 2001.
8. Schafe, G. E., Nader, K., Blair, H. T., and LeDoux, J. E. Memory consolidation of Pavlovian fear conditioning: a cellular and molecular perspective. Trends Neurosci. 224: 540-546, 2001.
9. Swanson, L. W. Cerebral hemisphere regulation of motivated behavior. Brain Res. 886: 113-164, 2000.
10. Williams, P. L. (ed.) Gray's Anatomy, thirty-eighth (British) edition. Churchill Livingstone: Edinburgh, 1995. 典型的な感覚系についての権威のある総説.

第 10 章

変更可能性
——学習,ストレス,周期,損傷の修復

> 現在の方法と最新のアイディアは,化学と物理学の絶え間なく続く発展に全面的によっている.化学と物理学は今なお自然誌学者(博物学者)naturalist の主要な盟友である.
> ——サンチャゴ・ラモニ・カハール (1911)

　脳を生物的コンピュータと考えることは有効ではありうる一方,脳の回路を固定的につながれたコンピュータのチップ配線と考えるのは重大な誤りである.第1に,有性生殖に伴う染色体の混合のために,個人個人の容貌がそれぞれユニークであるように,1人1人の脳は細かい点で異なる.第2に,脳は組織からなる器官である.したがって,脳は生きていて常に変化を続ける.20世紀後期の神経科学が著しい発展を遂げた要因は,シナプス伝達の化学的過程が動的であること,成体の哺乳類でも新しいニューロンが産生されているかもしれないこと,および傷ついた神経路の再生が可能になるかもしれないこと,この3つがはっきりと理解された点にあった.

　神経の可塑性に関する話題は膨大なので,ここでは「脳構築は静的ではない」という原理を強調しつつ,いくつかの例を示しながら簡単に言及するだけに留める.脳の構造は常に変化している.それは,内的および外的な環境からの影響のためであり,そして,成長期,思春期,成体期,老年期,という正常なライフサイクルに伴う遺伝的因子のためである.それでもやはり,脳構築の違いには質的に異なった2つのレベルがあることを理解するのは重要である.それは,巨視的回路 macrocircuitry と微視的回路 microcircuitry のレベルである.

脳の巨視的回路は，肉眼レベルの脳構築と考えることができる．ここで見られるのは，基本的な部品である．つまり大きな細胞集団（核，皮質領野，その他）と，それらを互いに結ぶ大きな線維路である．脳の巨視的回路は，それぞれの種ごとにユニークな様式に進化してきた遺伝的プログラムによって，胚発生中に配線される．それぞれの種の脳には，まさに体全体がそうであるように，ユニークで特徴的な巨視的構築がある．これは，種がもともとどのように分類されたのか，ということに他ならない（第1章）．ある1つの種に属しているそれぞれの個体の違いは，種の間の違いに比べると，ある狭い範囲に収まる．巨視的回路とは対照的に，脳の微視的回路は，ある細胞集団のニューロンの絶対数や，軸索の側副枝と樹状突起の棘の絶対数，特定のシナプスの強度，などに関わっている．それぞれの個体の脳の微視的回路は異なっており，生きている間に動的に変化する．

要約しよう．それぞれの種には，発生を通じて遺伝的に組み込まれているある特徴的な脳の巨視的回路がある．そして，ある1つの種に属しているそれぞれの個体は，生存中に動的に変化するようなユニークな脳の微視的回路をもつ．

学習――シナプス強度を変えること

19世紀後期，カハールは成体の脳で神経細胞がどのように相互作用しているのかを発見した．軸索終末が樹状突起あるいは細胞体に接触して相互作用しているのだ．彼がすぐに気づいたのは，筋細胞が使用つまりトレーニングによって強くなるのと同じように，学習をこれらの機能的接触（シナプス）の強さの変化で説明できるかもしれない，ということであった．この最近の数十年の間に大変な進展があり，シナプスの結合力の変化についての細胞生物学的および分子的な基盤が理解されるようになってきた．

この問題を考える出発点としておそらく最も良いのは，連合学習 associative learning と非連合学習 non-associative learning という，根本的に異なる2つの種類の学習があるという所見であろう．「habituation：慣れ」は非連合学習の一例である．多くの場合，特定の刺激を繰り返し与えると，その刺激に対する定型的な応答の大きさは次第に減少する．その後，その刺激を与え

ずに，長時間おいてから再び与えると，最初と同じ大きさの応答が引き起こされる．この単純な種類の学習はアメーバでも人間でも共通に見られる．神経系をもつ動物では，「慣れ」はシナプスの結合力が一過性に弱くなることに関係しているように思われる．これとは逆の応答，つまり「鋭敏化（増感）sensitization」は，シナプスの一過性の結合力の増強（強化）に関係しているように思われる．

　連合学習は，非連合学習とは異なり，少なくとも神経系を必要とする．実験心理学者は伝統的に連合学習を大きく2つの種類に分けて区別してきた．古典的学習 classical learning と試行錯誤的学習（道具的学習ともいう）instrumental learning である．古典的条件付けあるいは古典的学習は，1904年に神経科学関連で最初にノーベル賞を勝ち取ったイワン・パブロフによって有名になった．この学習の素因となるものは，特定の刺激によって定型的な反応が必ず起こることである．たとえば，食物があるという光景（無条件刺激 unconditional stimulus）が犬に唾液分泌（無条件応答 unconditional response）を引き起こす．これとは対照的に，ベルが鳴ることは通常唾液分泌を引き起こさない．しかしながら，もし「ベルが鳴ること」と「食物がある光景」が時間的に対にされると（特に，食物を見せる直前にベルを鳴らすと），その犬は食物を見なくてもベルを聞いたときに唾液を分泌するのを学習する（連合させる）．ベルの音は，条件付けられた応答 conditioned response を導き出すような条件付けられた刺激 conditioned stimulus になったのだ．第6章で論じたように，Richard Thompson と彼の同僚は，パブロフ学習を仲介する神経回路の構成を明らかにするうえで大きな貢献をした．シナプス可塑性の鍵となる場所は小脳の深部にある小脳核だと同定されたのだが，その正確な化学的機序については不明確なままである．

　試行錯誤的学習は，ハーヴァード大学の B. F. スキナー Skinner によって有名になった．この場合，動物または人間は活発に何かを行って，その行動がもたらす結果を経験しなければならない．たとえば，実験室の檻の中でラットがやがてはレバーを初めて押すかもしれない．そして，思いがけずおいしいひとかけらの食べ物を受け取ったとしよう．その動物は，レバーを押すと何かおいしい食べ物が出てくるということをすぐに学ぶ．これが強化学習である．被験者（被験動物）は何かを行い，その後フィードバックとして正

の（愉快な）あるいは負の（不愉快な）強化を受け取る（つまり，報酬か罰を受け取る）．この，喜びまたは苦痛をその実行された行動と連合させることは，将来の行動を決めるうえで強力な因子となる．すなわち，ある特定の行動を繰り返すか，それとも避けるかを決定する因子である．古典的条件付けと試行錯誤的条件付けとの間の主な違いの1つは，前者は受動的な状況を伴うという点である．つまり，動物または人間は2つの刺激（無条件刺激と条件付け刺激）下におかれるだけであり，何らかの試行を繰り返す過程で，条件付けられた応答が学習される．これとは対照的に，試行錯誤的条件付けは被験者（被験動物）の能動的関与を必要とする．被験者（被験動物）は自発的にある振る舞いを開始し，その後結果についてのフィードバックを受け取らねばならない．被験者（被験動物）は学習事象を開始するのに試行錯誤的なのである．

　試行錯誤的学習を仲介する神経回路の構成については，古典的学習の場合とは異なり，よく理解されているとは言えない．しかしながら，自発的な行動の開始が試行錯誤的学習には必要不可欠なので，「決定的に重要なシナプス可塑性の場所は小脳ではなくて大脳（第8章）にある」というのは非常にありそうなことに思える．残念なことに，正負の強化システム（第9章で論じた苦痛と喜びの系）と大脳のシナプス可塑性との間の結びつきについては，依然として不明瞭なままである．

　シナプスの可塑性の化学的基盤や学習に伴う遺伝子発現の変化の役割について研究しようとした場合，最も良い研究モデルは「long-term potentiation（LTP）：長期増強」と呼ばれる現象である．この現象は海馬皮質[1]で最も徹底的に研究されてきた．海馬皮質は，空間的情報[2]を学習するのに重要な役割を果たしていると思われる．しかしながら，LTPは他の多くの神経系の部位でも見出されていて，交感神経節におけるある種のLTPは，1947年にM. G. LarrabeeとD. W. Bronkによって発見されている．海馬における研究は1973年に始まった．T. V. P. BlissとT. Lømoが示したのは，適切な活動電位のバーストを前もって与えておくと，活動電位に対するシナプス後応答は強められるか助長される，ということであった．言い換えると，正しい種

---

1) 訳注；アンモン角のこと．
2) たとえば，探査的行動または食物探査行動をしている環境についての．

類の細胞で正しい条件下でならば，シナプス後応答は先行する活動電位のパターンによって大きく増大されうる．たとえば，鋭敏化に伴う短期間続く増大については以前から知られていた．LTPが異例なのはその持続期間が長い点にある．正常なラットでは，海馬のLTPは少なくとも数ヵ月間継続しうる．

　LTPの化学的基盤は著しく複雑であり，場合によってはシナプスの種類によって異なることが立証されてきた．しかし実際のところ，シナプス伝達の増強を究極的に支えている長く続く生化学的変化の実体については，依然として分からないままである．しかし，その過程の初期段階については明確に分かっている．たとえば，この初期段階の生化学的変化は，カルシウムイオンのシナプス後区画への流入増大によって引き起こされることは確かであるように思われる．このカルシウムイオンのシナプス後区画への流入は，シナプス後膜が脱分極しているとき（たとえば，一連の活動電位によって）だけに開く特殊なグルタミン酸受容体（NMDA型受容体）を介して起こることも分かっている．

　肝心なのは，多くのメカニズムによってシナプスの結合力が使用に伴って変更されるという点であり，あらゆるシナプスでの伝達効率が使用によって修正されるのは疑う余地なくありうるということである．これらの細胞生物学的メカニズムは，慣れや鋭敏化から，テタヌス刺激増強 tetanic potentiation とテタヌス刺激後増強 posttetanic potentiation, さらに長期増強と長期抑圧 Long-term depression (LTD) までの広い範囲にわたって存在する．これらは，シナプス可塑性についての電気生理学的な程度の違いなのである．

この節を終えるにあたり，LTPでは形態学的変化も起こっているかもしれないという重要な観察について触れたい．LTPではシナプスの形の変化[3]だけではなく，シナプスの数も増加する，または少なくともシナプスの分布密度も増加する，ということを示唆する証拠がある．このように，少なくともある種の学習においては，脳の生理学的な微視的回路が形態学的にも変化するという証拠が増加しつつある．

---

[3] たとえばシナプス後膜がより大きくなり，より効率の良いシナプス伝達が行われる．

ストレス——生化学的スイッチ

ストレスは,「体のメカニズムをかき乱し,その正常な平衡状態から引き離すあらゆる状態」として定義されてきた.奇妙なことに,ストレスを実験に基づいて定義してみると,「下垂体からのACTHの分泌を誘発し,それによって副腎皮質からグルココルチコイドステロイドホルモン（たとえば,コルチゾール）を血液中に放出させる（図6.14を見よ）ようなあらゆる刺激あるいは状態」であることが分かった.ストレスを作る条件は実質的には無限に――暑い,あるいは寒い環境におかれることから,捕食者に直面すること,公衆の面前で話すことまで――ある.しかしながら,これらの場合のひとつひとつの状況に対処するには,ユニークかつ特別な応答の組み合わせを必要とするにもかかわらず,その応答はある特徴を共有している.つまり,グルココルチコイドホルモンの血中濃度上昇である.その名前が示しているように,このホルモンの重要な効果の1つはグルコースの血中濃度を上げることであり,それによってエネルギーの供給を助長し,ストレスに満ちた状況にうまく反応できるようにしている.

視床下部-下垂体-副腎をつなぐ軸（HPA軸）は,神経内分泌系における負のフィードバックコントロールの古典的な例である（図6.14を見よ）.基本的なアイディアは「循環血中の副腎からのグルココルチコイドホルモンが高濃度の場合は,それが視床下部にフィードバックされ,CRH――コルチコトロピン放出ホルモン：視床下部のペプチドホルモン／神経伝達物質で,下垂体前葉からACTHを分泌させる――の合成と放出を減少させる」ということである.そして,循環血中の副腎グルココルチコイドホルモンが低濃度の場合は,反対の効果を与える.つまり,CRHの合成と放出を増加させる.この仕組みは,循環血中のグルココルチコイドを比較的安定した濃度に保つのに役立っている.

グルココルチコイドにはこの文脈では重要な2つの性質がある.第1に,グルココルチコイドは血液-脳関門を通過できるので直接（妨げられることなく）脳に入ることができる.第2に,グルココルチコイドは,核のグルココルチコイド受容体に結合することによって,遺伝子発現に関して広範囲な影響を与える.グルココルチコイド受容体にグルココルチコイドが結合する

と，その複合体が DNA の調節部位に結合できるようになるからである．Wylie Vale と彼の同僚が 1980 年代初頭に CRH を同定し，それに対する抗体を作った後には，視床下部-下垂体-副腎軸を免疫組織化学的な方法によって[4] 実験的に調べるのが可能になった．非常に基礎的なレベルで分かってきたのは，「グルココルチコイドは室傍核 paraventricular nucleus における CRH 遺伝子の発現を——そして，神経内分泌性 CRH ニューロンにおける CRH ペプチドの濃度を——強く抑える影響を及ぼす」ということである．この発見は驚くべきことではなかったが，思いがけないことに，グルココルチコイドの負のフィードバックが除去されたときには，これら CRH ニューロンはさらに 2 種類の神経ペプチド遺伝子も発現する，という事実が発見された．その 2 種類とはバソプレシンとアンジオテンシン II の遺伝子で，この両方のペプチドは ACTH を分泌させるのである．このように，グルココルチコイドの血中濃度が低い状態が長く続く場合には，神経内分泌性 CRH ニューロンは 3 つの ACTH 分泌促進因子を合成する．これら 3 つは相乗的に作用し，ACTH 放出を非常に強力に促進する．

これらの結果が示すのは，「グルココルチコイドホルモンは，合成され軸索に運ばれる神経ペプチドの比率を劇的に変えうる」ということである．しかしながら，CRH 神経内分泌性運動ニューロンにまつわる状況には，これよりもさらにもっと目覚ましいものがある．今やよく知られるようになったことであるが，この CRH ニューロンという 1 種類の細胞が 10 種類以上の異なる神経伝達物質を発現できる．そして，免疫組織化学的およびハイブリダイゼーション組織化学的な方法によって示されてきたことであるが，ある動物が曝されるストレスの種類によって，この CRH ニューロンの中の神経伝達物質の比率が違ってくる．言い換えると，ある時点で CRH 神経内分泌運動ニューロンのペプチド性神経伝達物質がどのような種類でどのような比率になっているかは，その動物の経験によって決まる．つまり，最近数日間どんなストレスに曝されてきたかによって決まってくる．この節の初めに，それぞれの種類のストレス状況はユニークな生理的および行動的応答の組み合わせを必要とする，と述べた．これに照らし合わせれば，上述の発見は驚くべき

---

4) そして，最近ではハイブリダイゼーション組織化学的方法によって．

ことには思えないかもしれない．しかしながら，ニューロンがある時点である組み合わせの複数の神経伝達物質をもっていた場合，機能的には何が実際に起こるのかを知るのは実に困難なのである．

　CRH 神経内分泌性運動ニューロンは，「個々のニューロンの中で神経伝達物質の比率を変えた場合に，機能的にどんな結果が出てくるのか」を予想するための魅力的な研究モデルを提供している．これらのニューロンの軸索は，可能性のあるものも含めて 1 ダース以上の神経伝達物質を発現するのに加えて，軸索が行いうるほとんどすべての事柄を行う（図 10.1）．まず，その主な投射は正中隆起に向かうもので，そこで神経終末は神経伝達物質をそれがどんな組成のものであれ，下垂体前葉に向かう門脈血 portal circulation の中に放出する．これはホルモン機能である．これに加えて，正中隆起に放出された神経伝達物質のうちの一部は近傍の神経終末の受容体（シナプス前受容体）に結合する．たとえば，CRH はラットの正中隆起における GnRH 放出を阻害するようである．これは，CRH 受容体をもつ GnRH 含有神経終末に対する CRH のパラクリン（傍分泌）的影響である．そして最後に，正中隆起に向かう CRH ニューロンの軸索は視床下部外側野 lateral hypothalamic area を通過中に通過性シナプスボタン boutons-of-passage（ボタン状の膨らみ）を作っている．どう見ても，これは CRH 細胞のシナプス機能である．このように，CRH 神経内分泌性運動ニューロンは，視床下部外側野，正中隆起，下垂体前葉に，それぞれシナプス的影響，パラクリン（傍分泌）的影響，内分泌的影響を及ぼすような立場にある．

　このような仕組みは，ある解剖学的に固定されている神経回路を流れる情報の切り換え装置「biochemical switching：生化学的スイッチ」になるかもしれない，と我々は示唆してきた（図 10.1）．まず，下垂体前葉に対する CRH のホルモン的影響について調べてみよう．循環血中のグルココルチコイドの濃度が慢性的に高い状態が続く場合（クッシング病のように），CRH ニューロンはバソプレシンとアンジオテンシンをほとんど作っておらず，中等度の量の CRH を作っているだけである．この状況では，ある数の活動電位が加えられたとしても，いくらかの CRH が放出されるだろうが，バソプレシンとアンジオテンシンはほとんど放出されないだろう．このような状態はACTH の中等度の放出を促し，そのために副腎グルココルチコイドが中等

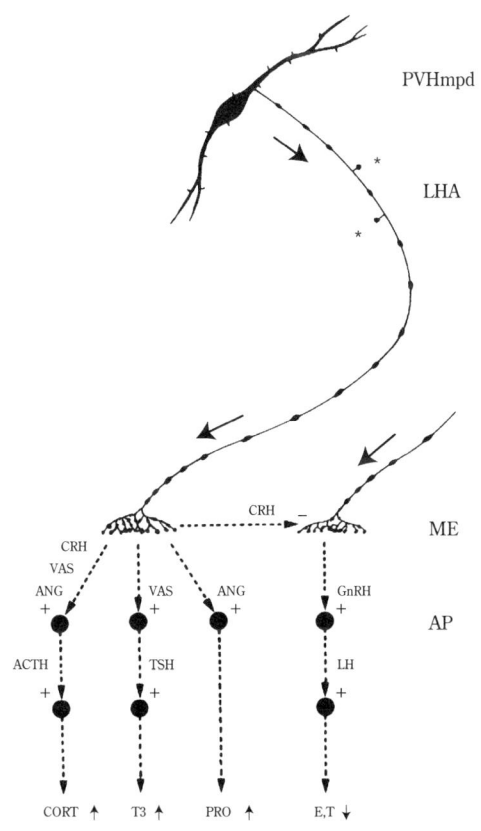

図10.1 視床下部の室傍核（PVHmpd）の内側小細胞部の背側部における典型的な CRH 神経内分泌運動ニューロンの基本的形態．軸索の本幹は「水しぶき」状の終末分枝（telodendron）を形成して正中隆起（ME）の外層に終わるが，その軸索そのものが視床下部外側野（LHA）を通過中にその経路に沿って通過性シナプスボタン boutons-of-passage を形成する（LHAにおける星印）．正中隆起で神経伝達物質は2つの作用をなしうる．第1に，神経伝達物質は適切なシナプス前受容体（たとえばCRHに対する）をもつ近傍の神経終末へ拡散してゆきパラクリン（傍分泌）効果をもたらしうる．第2に，神経伝達物質は視床下部の門脈血の中に入り下垂体前葉（AP）に運ばれうる．このようにして，CRHニューロンから放出される3つの神経ペプチドは，直接的にまたは間接的に（傍分泌的効果によって）下垂体前葉の4種類の細胞のホルモン分泌に影響を及ぼしうる．略語：ACTH 副腎皮質刺激ホルモン；ANG アンジオテンシンII；CORT コルチゾール／コルチコステロン；CRH コルチコトロピン放出ホルモン；E エストロゲン；GnRH ゴナドトロピン放出ホルモン；LH 黄体化ホルモン（黄体形成ホルモン）；PRO プロラクチン；T テストステロン；T3 甲状腺ホルモン；TSH 甲状腺刺激ホルモン；VAS バソプレシン．L. W. Swanson, Biochemical switching in hypothalamic circuits mediating responses to stress, Prog. Brain Res., 1991, vol. 87, p. 192 より改変．

度に放出されるだろう．これとは反対に，循環血中のグルココルチコイド濃度が慢性的に低い状態が続く場合（アジソン病のように），上の例と同じ数の活動電位によってCRH，バソプレシン，そしてアンジオテンシンIIは高濃度に生合成されるだろうし，比較的多くの量が放出されるだろう．このような状態は非常に高濃度のACTHの放出を導くだろうし，バソプレシンは甲状腺刺激ホルモン（下垂体前葉ホルモンの1つ）に対する分泌促進作用をもつので，甲状腺刺激ホルモンの放出をも促すだろう．これに加えて，アンジオテンシンIIはプロラクチンに対する分泌促進作用を持つので，プロラクチンも分泌されるだろう．したがって，あるホルモンの状況下においてはCRHニューロンはACTHだけを放出させることもあるし，また別のホルモンの状況下においては高濃度のACTHに加えて甲状腺刺激ホルモンとプロラクチンも放出させる場合もあることになる．

　しかし，これらのCRHニューロンによって生合成される他の神経伝達物質についてはどうであろうか？　それらのうちの2つ，つまりエンケファリンenkephalinとニューロテンシンneurotensinが特に興味深い．というのも，これらのペプチドに対する受容体は下垂体前葉には存在しないらしいからである．エンケファリン受容体は，下垂体前葉ではなくて，正中隆起に存在し（神経終末に存在するシナプス前受容体），ニューロテンシンの受容体は視床下部外側野に存在する．したがって，合理的に仮定できるのは，「これらCRHニューロンが多種類の神経伝達物質を生合成している理由の1つは，異なる種類の受容体がさまざまな場所に存在するためである」ということである．たとえば，ニューロテンシンは視床下部外側野のシナプス後細胞に影響を与えるかもしれないが，その受容体を欠く下垂体前葉には何の影響も与えないだろう．「神経回路を通じて流れる情報の生化学的スイッチ」という概念は，視床下部外側野に関しては容易に理解しうる．もしニューロテンシン遺伝子の転写がほんの少しの時間でも阻害され，かつシナプス後細胞にはただニューロテンシン受容体だけが発現されているとしたら，その他のあらゆる条件が同一でもこのシナプスは機能しないだろう．現実に起こっている状況にもっと即した言い方をすると，このシナプスが働くか働かないかはニューロテンシン遺伝子の発現に依存しているのだ．

　これまで考察してきた限りでは，ある特定のステロイドホルモンは，ある

特定の種類のニューロンにおける神経ペプチド遺伝子群の発現レベルに対して可逆的な影響を与える．しかしながら今では膨大な数の論文が公表され，他のホルモンも——そして，神経終末から放出された神経伝達物質も同様なのだが——神経系の多くの領域で神経伝達物質と神経伝達物質受容体の発現を調節できることが明らかになった．さらに，動物を実験的に操作すると，"サイン（署名）"のようにそれぞれの操作にユニークかつ一定の，固有の特徴をもつ遺伝子発現の変化が神経系に現れるらしい．このように神経回路には，広範囲におよぶ絶え間のない生化学的可塑性があることが判明した．この可塑性が，これら神経回路における情報処理（"計算 computing"）に正確にはどのように影響しているかについては，依然として大部分が未知のままである．

周期——概日周期と生殖周期

　第7章で概日リズムと生殖リズムについて論じた．そして，これらのリズムは遺伝子発現の変化を伴っており，その変化はシナプス伝達が起こるかどうかに潜在的に関係していることが明らかになった．それがここで言外に意味するのは，前の節でも論じたように，「神経回路における情報処理は，神経ネットワークにおける活動電位パターンの単なる産物ではない」ということである．情報処理は，神経伝達に関連した分子の利用可能量の変化（それは対応する遺伝子の発現レベルの変化によって決定される）によっても影響されるかもしれないのだ．たとえば，室傍核の神経内分泌性運動ニューロンにはCRH遺伝子発現の明確な概日リズムがあるし，視交叉上核それ自体（脳の主要な内在的概日時計）にも神経ペプチド遺伝子の発現に明白な概日リズムがある．

　自然条件下で遺伝子発現のパターンが変わるもう1つの例として，雌の生殖周期があげられる．これについては，齧歯類で最も綿密に調べられてきた．雌ラットにおける約4日の発情期サイクルについては第7章で論じた．そこで指摘したのは，動物は4日ごとに1回"さかり"に入るのだが，それは生殖周期の中で排卵が起こるときであった．この行動的受容性と排卵の一致は，交尾による卵の受精率を最大にするもので，視床下部によってコントロール

されているエストロゲンの急増 surge により引き起こされる．エストロゲンが急激に一過性に放出されると，雌の行動を大きく転換させ，雄が近づいてくるのを防御する行動から配偶動物に向かって活発に交尾を誘う行動に変わるようになる，ということも指摘した．エストロゲンの影響が現れるには約8時間かかる．そしてこれらすべてのことは，「ステロイドホルモンの影響によって，前脳の性的二型の神経回路において神経伝達に関連した遺伝子の発現が何らかの面で変化するため」であることをほとんど間違いなく意味している．

　いかにしてエストロゲンがこれらの行動の特異的な変化をもたらすのかについては正確には知られていない．しかしながら，発情期サイクルを通じて，エストロゲンが性的二型の神経回路での神経ペプチド遺伝子の発現に影響を及ぼすことは，これまでに明確に証明されている．たとえば，サブスタンスPとコレシストキニン cholecystokinin は，この神経回路において相互結合している3つの部分（扁桃体内側核，分界条床核 BST，内側視索前野 medial preoptic nucleus）のニューロンに一緒に発現されている．発情期サイクルを通じて，サブスタンスPの濃度はこれらのニューロンで一定のままなのに対して，コレシストキニンは発情の日にだけ検出可能である．言い換えると，性的二型の神経回路における個々のニューロンで同時に発現されている神経伝達物質の比率は，血中のエストロゲンの濃度変化のために雌の生殖周期の過程で劇的に変化する．これは，特異的な機能を持つ神経ネットワークにおける情報の流れに関する潜在的な生化学的スイッチのもう1つの例である．

損傷の修復──再生

　成体の哺乳類神経系における動的設計の最も劇的な例としては，おそらく損傷と病気に対する反応があげられるだろう．これはもう1つの大きな話題であり，医学的観点から決定的に重要であるため，ここで初めてではあるが簡単に取り上げる．なによりもまず，損傷の修復には末梢神経系と中枢神経系との間で基本的な違いがある．末梢神経が切断されると，その遠位端（傷よりも末梢側）はもちろん必然的に変性する（補遺C）．しかしながら，もし熟練した外科医がその切断された神経の断端同士を丁寧に繋ぎ合わせるなら

ば，その神経の生きている側（中枢側）の断端は以前の経路に沿って再び成長し，もとの神経支配領域に達し，感覚機能を回復することができる．この再生は，切断された場所が末梢に近ければ近いほどうまくいく．

中枢神経系では状況がまったく異なる．中枢神経系では，傷や破壊やニューロンの死が起こった場合，再生して以前の無傷の神経回路を回復することは滅多にない．なぜこのような残念な状況なのか？ その1つの原因は，脳の極度の複雑性にある．再生しつつある軸索は，信じがたいほど複雑な神経組織の迷宮を何とかして進み，そのもともとの標的を見つける必要があるのだ．もう1つの妨害となる原因の方は，将来的には何とか解決できるかもしれない．中枢神経組織が損傷されたときには，その場所に"グリア性瘢痕 glial scar"が生じる．グリア性瘢痕は，支持細胞（主として星状膠細胞 astrocytes）が大量に増殖することによって作られる[5]．しかしその他に，グリア性瘢痕の細胞は軸索の成長を阻害するような因子も分泌するらしい．

19世紀以来知られてきたことだが，損傷されたニューロンはその軸索を再成長させようとする．残念なことに，通例としてこれらの軸索の新芽はさほど遠方までには伸びない．ある程度の成功例は，損傷された脳の中に特定のニューロンを移植することによって得られてきた．たとえば，ある種のアミン作動性ニューロン（第7章）を移植してやると，新しい軸索をかなり遠くまで送り出すことができる．しかしながらこれらの場合，「成体の脳の中で新たに作られた軸索は正しいシナプス関係を構築したのか，それとも不正確なシナプスしか形成できなかったのか」を決定するのが重要である．新たな軸索は損傷された神経回路を再確立したのか？ それとも，新たな軸索は結局のところ異常な回路となるような新しい神経回路を作ってしまったのか？ 後者の場合には，全然修復されないよりもさらに悪い状況に当然なりうるだろう．これは実験神経学の基本的な難問の1つである．害のあるものを作り出さずに良い状態になるように（有害な副作用なしに利点があるように）損傷された神経回路をいかにして修復するのか，という難問である．中枢神経系の構造の複雑さは非常に手強い相手なのだ．

損傷された成体の神経系を修復するために最も有望なのは，おそらく神経

---

[5] 星状膠細胞（アストロサイト）は貪食作用 phagocytosis により損傷組織を除去する細胞である．

系の発生を細胞生物学的にそして分子生物学的に理解することだろう．その目的は，神経回路を胚の中で作り上げるための分子的なメカニズムをうまく利用することにある．その研究がうまくいけば，成体でその分子的メカニズムを再始動させること（つまり真似ること）ができ，その結果として損傷を受けた神経回路を再建あるいは修復することがおそらく可能になるだろう．

第10章のための読み物

1. Larrabee, M. G., and Bronk, D. W., Prolonged facilitation of synaptic excitation in sympathetic ganglia. J. Neurophysiol. 10: 139-154, 1947.
2. Kandel, E. R., Schwartz, J. H., and Jessel, T. M. Principles of Neural Science, fouth edition. McGraw-Hill: New York, 1999. 学習および損傷の修復の神経科学に関する良い手引きがある．
3. Sawchenko, P. E., Li, H. Y., and Ericsson, A. Circuits and mechanisms governing hypothalamic responses to stress: a tale of two paradigms. Prog. Brain Res. 122: 61-78, 2000.
4. Simerly, R. B., Young, B. J., Capozza, M. A., and Swanson, L. W. Estrogen differentially regulates neuropeptide geneexpression in sexually dimorphic olfactory pathway. Proc. Natl. Acad. Sci. USA 86: 4766-4770, 1989.
5. Swanson, L. W. Neuropeptides: New vistas on synaptic transmission. Trends Neurosci. 6: 294-295, 1983.
6. Swanson, L. W. Histochemical contributions to the understanding of neuronal phenotypes and information flow through neural circuits: the polytransmitter hypothesis. In: Molecular Mechanisms of Neuronal Communication, K. Fuxe, T. Hökfelt, I. Olson, D. Ottoson, A. Dahistrӧm, and A. Björklund (eds.) Pergamon Press: New York, 1996, pp. 15-27.
7. Zigmond, M. J., Bloom, F. E., Landis, S. C., Roberts, J. L., and Squire, L. R. (eds.) Fundamental Neuroscience. Academic Press: San Diego, 1999. これも，学習と損傷修復の神経科学に関する良い手引きを含む教科書．

第 11 章

遺伝子ネットワーク
——神経ネットワークとの関係

　　　少なからず注目に値するのは，神経系の特別な機能に関する知識がこの最
　　　近の 30 年のうちに確実なものとされるようになったことである．
　　　　　　　　　　　　　　　　　—British and Foreign Medical Review（1840）

　　　私は，多くの"分子生物学者"が示す馬鹿げた"科学的"傾向を良くない
　　　と思うし，彼らの過度の悪ふざけは十分嘲笑に値するものだと信じる．し
　　　かし，それにもかかわらず，私は彼らの専門分野を生物学の 1 つの重要な
　　　領域だと考える．
　　　　　　　　　　　　　　　　　　　　　　—Hartwig Kuhlenbeck（1973）

　これまで概説してきたのは，神経系の細胞構成，基本的部域の 3 次元的な関係，そして神経系の 4 つの基本的機能システムのネットワーク配列についてであった．これが正統的な神経科学である．他のあらゆる器官と同じように，脳にも領域的な設計原理と多くの機能システム——この場合には，運動系，認識系，行動状態コントロール系，および感覚系である——がある．脊椎動物の神経系の全体的な構造的プランは分節の原則に基づいており，「特定の神経分節の分化の程度は動物群によって異なる」ということに思われる．この分化のための最も決定的な因子は，おそらく特定の動物群の全体的な体の構造的プランであろう．あらゆる神経ネットワークの根本的建築要素すなわち構成成分はニューロンであるが，ニューロンは神経系をもつすべての動物で基本的には同一の細胞生物学的性質をもつ．種の間で異なるのは，神経分節を構築するためのニューロンの使われ方である．言い換えると，システム全体の中での神経回路または神経ネットワークを構築するためのニューロ

ンの使われ方である．

　しかし，一見したところまったく別のやり方で神経系の機能をとらえる方法がある．化学的システムという観点から，もっと基礎的なレベルでの遺伝子発現のパターンを見ることである．この観点は，「薬物がいかに脳に働くのか？」に関わるものであり，「遺伝子発現のパターンが変更されたとき，その変化がどのように神経系の構造と機能に影響を与えるのか？」に関わるものである．ここで基本的な難問となるのは，非常に多くの場合，薬物あるいは遺伝子発現が複数の機能系にわたって複雑に作用（あるいは変化）する点である．たとえば，アセチルコリンは，脊髄の体性運動ニューロン，内臓の副交感神経節，前脳基底部の大細胞，大脳皮質の介在ニューロン，などにおける神経伝達物質である．したがって，アセチルコリンを合成する酵素は特異的な細胞群に発現されるのだが，その細胞群はそれぞれがまったく異なる機能系の一部として存在する．この酵素の遺伝子の発現はきわめてニューロン特異的な様式で調節されるのだが，これまで知られているいかなる形でも，その特異的な細胞群と関連するような特定の機能系がない．言い換えると，かなりありうるのは，脳の機能系と遺伝子発現の全体的パターンとの間には必須の関係がないことだ．

　もしこれが正しいとすると，以下のような基本的な結論が導き出されることになる．たとえば，もしも機能系と遺伝子発現系つまり遺伝子発現のパターンとの間に関係がないとしたら，薬物は典型的には複数の機能系に作用するだろうし，どの単一遺伝子も典型的には複数の機能系でその発現が変化するだろう．もしこれが正しいとすると，遺伝子発現のパターンは神経系の機能的構築について何も明らかにしえないことになる．

　ここで重要なポイントは，脳の機能系と薬学／ゲノム系は，それらが相互に因果関係があるか否かにかかわらず，それ自体で等しく重要だ，という点である．この無関係ということが実際的に意味するのは，次のようなことである．一般的に言うと，個々の薬物は複数の副作用（複数の系に対する効果）をもつであろうし，ある特定の遺伝子の発現を遺伝子工学的に操作すると，その影響は複雑で多機能的なものになるだろう．現時点では，1つの機能系に対して高度に特異的な薬物作用が見られる例，または非常に局在した遺伝子発現が見られる例も確かにあるが，それらは例外的なのである．

今日では，ゲノムは少なくとも大筋では塩基配列が決定されている——DNA の分子構造がケンブリッジでジェームズ・ワトソン James Watson とフランシス・クリック Francis Crick によって解明されてから約 50 年経つ．もちろん，その塩基配列を解読するという課題は今や本格的に始められている．そして，この大事業の結果は，「神経ネットワークが遺伝子ネットワークと関係しているのかどうか？　そして，もし関係しているとしたら，どのように関わっているのか？」という問題を究極的に解決するだろう．とは言っても，塩基配列の決定それ自体に重要な意味がある．理論的，または計算的，または数理的モデル化という面では，哺乳類のゲノムには 3 万から 6 万のオーダーの遺伝子が存在する[1]ということを我々は知っている．これは本質的に重要なことである．なぜなら，ようやく今我々は，遺伝子ネットワークの複雑性という難問についての境界条件を知ったからである．原則的には，我々はすべての遺伝子が何であるか（すべての登場人物，つまり役者は誰か）を知ることができ，それらの遺伝子を機能的に分類し始めている．遠からずあらゆる遺伝子の機能が知られ，それらが秩序立って分類されるだろう．それは時間の問題である．一方，実用技術的な面では，この知識によって脳のいかなる特定部分でも，我々が興味をもついかなる条件下でも，時間経過とともにゲノム全体がどのように発現されるのかを評価することが原則的には可能になる．

　分子生物学の 1 つの究極の目的は，「それぞれの細胞の染色体上にある 3 万から 6 万の遺伝子ネットワークが，時間の経過とともにいかにして全体として調節されているか」を理解することである．現在確実だと思われるのは，遺伝子ネットワークにおける発現は，並外れて豊富な調節（転写）因子の組み合わせの共同作用によって調整されているということである．困難な問題が生ずるのは，この調節の動力学を実験的に決定しようとするときであろう．最終的には，複雑系の解析の問題に直面するのだ．

　これまで学んできたように，脳の設計を知ることもまた複雑系の解析の問題である．偶然にも，神経ネットワークと遺伝子ネットワークの複雑さはほぼ同じ程度らしい．中枢神経系の巨視的な神経回路を形成している主要な神

---

[1] その優に半分以上が脳で発現されていると考えられている．

経結合(神経路)のだいたいの数は,約5万と見積もられてきたからである.現時点では想像することすら困難なのは,このように複雑な2つの異なるシステムをいかにして系統的に比較することができるか,という点である.

　神経科学は21世紀中に,今そのやり方について憶測することすら馬鹿げていると考えられるほどに,分子生物学によって一変されるだろう.19世紀の中頃に細胞説の導入によって神経科学が一変したのとちょうど同じように,今我々は革命の初期段階にいるのだ.もし,歴史が何らかの案内役になるとしたら,脳設計に関する分子生物学の根本的な寄与は2つの源泉からもたらされると期待できるだろう.1つの源泉は,もっと単純な生物との比較生物学的研究だろう.もう1つの源泉は,巨視的神経回路が文字通り建設されている最中の初期哺乳類発生の実験的研究だろう.この回路は遺伝的青写真(遺伝的プログラム)によって建設されるのだが,このプログラムは依然として未解読であり,未だ分解工学 reverse engineer[2] によって明らかにされていない.分子生物学は脳の設計プランに関する2500年にわたる考察を最終的には基本的に確証するのか,分子生物学は脳の設計プランに関してまったく異なる解釈を提供することになるのか,それとも,分子生物学は脳の設計プランの研究に関しては見当違いであることが証明されてしまうのか.将来,これらの事柄の決着を見ることができるかもしれないと思うと,胸がわくわくするようである.

第11章のための読み物

1. Brenner, S. Theoretical biology in the third millennium. Phil. Trans. Roy. Soc. B 354: 1963-1965, 1999.
2. Davidson, E. H. Genomic Regulatory System: Development and Evolution. Academic Press: San Diego, 2001.
3. Evans, R. M., Swanson, L., and Rosenfeld, M. G. Creation of transgenic animals to study development and as models for human disease. Rec. Prog. Hor. Res. 41: 317-337, 1985.
4. Leighton, P. A., Mitchell, K. J., Goodrich, L. V., Lu, X., Pinson, K., Scherz, P., Skames, W. C., and Tessier-Lavigne, M. Defining brain wiring patterns and mechanisms through gene trapping in mice. Nature 410: 174-179, 2001.

---

2) 訳注;「機械の仕組みを解析してその装置を複製する」という意味.

5. Wade, N. Life Script: How the Human Genome Discoveries Will Transform Medicine and Enhance Your Health. Simon and Schuster: New York, 2001.
6. Watson, J. D., and Crick, F. H. C. A structure for deoxyribose nucleic acid. Nature 171: 737-738, 1953.

補遺 A

動物の体で位置を述べること

> この世のどんな芸術をもってしても，この眼に見えてくる顕微鏡的世界を紙の上に表現することはできない．
> ——ベネディクト・スティリング Benedict Stilling（1856）

　言うまでもないように思われるが，解剖学は身体的な関係をあいまいさなく記述することに決定的に依存している．それゆえ，神経解剖学の文献を読むのがいかに難しいものかに気づくと，驚き困惑する．ひどく悪いことには，補遺 B でこれから述べるように，神経解剖学に出てくる脳部域の名前は標準化されていない．しかし，さらに困惑させられることがある．それは中枢神経系の中での位置を述べるのに使用されている言葉さえもがしばしば不明確なことである．たとえば，地理的な意味での「東西南北」は誰にでも理解されるのに対して，「anterior：前の」と「posterior：後の」という用語は発生学と人体肉眼解剖学ではしばしば矛盾した意味をもつ．

　神経解剖学で位置と場所を述べる際に，なぜそのような混乱が生じるのだろうか？　多くの要素があるのは疑いないが，最も重要な原因は多分伝統だろう．ギリシアの古典時代から 18 世紀の終わりまでずっと，圧倒的な関心は人体の構造にあった．記述的解剖学にとって残念なことに，我々人間がいささか異常なのは，二足歩行という特徴的な移動様式をもつという点にある．そして，四足動物やヘビやサカナとは異なるこの人間の直立姿勢のために，人体解剖学における独特の専門用語が発展して使用されてきた．この問題の明瞭な解消法については本書の初めの方の章で力説した[1]．その解消法とは，

　1）　訳注；第 3 章の冒頭など．

古来から確立している比較解剖学的そして発生学的な方法を拠り所としたものである．位置的な記述は，"典型的な脊椎動物の構造的プラン"（図 4.2）や"真っ直ぐにした胚"（図 4.9，4.10）に注目すれば，最も明快かつあいまいさが無いものになる．この流儀の1つの利点は，単純で明快な位置を記述する同一の用語セットがあらゆる脊椎動物（そして，あらゆる左右対称的な無脊椎動物にも）に適用できる点である．その用語セットとは，吻側・尾側 rostrocaudal と，背側・腹側 dorsoventral，内側・外側 mediolateral，である（図 A.1，上方のラットの外側と背側から見た図）．しかし今のところは，文献を読むときにはその文脈とその背景をある程度理解することによって，その文献での位置的な意味を推測する必要がある．この話題について深く追究したい読者は，参考文献の P. L. Williams 1995 を参照されたい．以下の内容は入門的な概要である．

　知っておくべき重要な点は，「脊椎動物の身体は直交する3つの軸とそれに対応する3つの面という観点から記述できる」ということである．その軸（吻尾軸，背腹軸，内外軸）は，コンパスの北-南と東-西の線に少しばかり似ている．それらは互いに直交している．我々は一定の距離を北または南に向かって旅することができる．それはちょうど，吻側あるいは尾側に向かって一定の距離を進むことができるのと同じである．身体は（地球の）面ではなく3次元の物体なので，2軸（つまり基本的方角）ではなくて3軸が必要である．つまり，それらはデカルト座標の x, y, z 軸に対応している．

　さて，成人が立ち上がっているところを想像しよう（図 A.1，下右の図）．人間では，体の"背中"つまり背側は伝統的には「posterior：後の」と呼ばれるのに対して，"前面"または腹，つまり腹側は伝統的には「anterior：前の」と呼ばれる．そこで，たとえば脊髄の灰白質においては，ヒトでは正式には前角 anterior horn と呼び，動物では ventral horn[2] と呼ぶ．このことは著しい混乱を招きうる．なぜなら，吻尾軸を前後軸 anterior-posterior axis と呼ぶことに固執している発生学者達もいるからである．

　人体解剖学ではまた，頭に近い構造物を伝統的に「superior：上の」と呼び，

---

[2] 訳注；獣医学では腹角と呼んでいる．

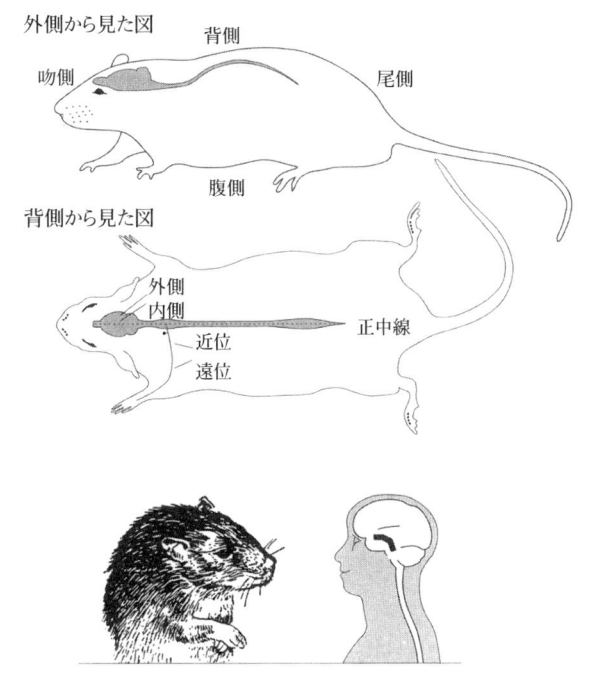

図 A.1 ラットとヒトで姿勢(体位)や体の部分をどのように記述すべきかを示す図. L. W. Swanson, Brain Maps: Structure of the Rat Brain, second edition (Elsevier Science: Amsterdam, 1998-1999) p.9 より.

足に近いものを「inferior:下の」と呼ぶ.この慣例は,人脳構造に特有な名称を生むきっかけとなった.1つのよい例は,これから簡単に触れるが,中脳蓋の上丘 superior colliculus と下丘 inferior colliculus である.これらの名称は比較神経解剖学では意味をなさない.

比較解剖学では,互いに直交する3つの標準的な面があり,それらが身体や引き伸ばされた胚の身体を通り抜けている.それらの面とは,横断面 transverse plan と2つの縦走する面(矢状面 sagittal plane と水平面 horizontal plane)である.デカルト座標では,それらは x 面と,y 面,z 面と同じことである.矢状面は,ヒトを含むあらゆる左右相称動物で同一である.矢状面とは,上から見たときの身体をいろいろな比率で右と左の部分に切り分

ける縦走面のことである[3]（図 A.1, 背側から見た図）．正中矢状面 midsagittal plane は，もちろん正中線 midline を走り，身体を真ん中で右と左の半分に切り分ける．正中線から外側に少しずつ離して切れば，傍正中矢状面 parasagittal plane[4] が作成される．さて，混乱が始まるのはここからである．立っているヒトでは，上から下に並ぶ一連の平面を「horizontal：水平面」と呼ぶ．確かにこの状態では"水平"と言える．しかし，比較解剖学では――最も普通には四足動物やヘビやサカナを扱う――水平面はまったく違った意味を持つ．比較解剖学では水平面は矢状面と垂直な縦走面であり，したがってこれもまた吻尾の方向を持っている．動物での水平面は，背中（背面 dorsum）に対して垂直ではなく平行なのである．この理由によって，人体解剖学と比較解剖学では，3番目の標準面（つまり，横断面とか，冠状面 coronal, 前頭面 frontal などと呼ばれる面）もまた根本的に違った意味をもつことになる．人体解剖学では，冠状面は体の長軸 longitudinal axis に平行で矢状面に対して直角である（直交している）．比較解剖学では，冠状面は体の長軸を正確に横断するものである．

　この専門用語の対峙がどれほど長く続くのかを予想するのは困難である．一方には比較解剖学者がいて，進化し続ける一般的原理を取り扱っている．他方には医学界があり，著しく影響力がありかつ保守的である．そして無理からぬことだが擬人的でもある．

　しかし，根本的な問題はもちろんもっと難しい．なぜなら，動物の身体の長軸は，したがって中枢神経系の長軸もまた，概して真っ直ぐではないからだ．あらゆる脊椎動物の胚の長軸は，発生中に複雑な形態的変化を受ける（図 A.2）．そして，成体のラットでさえ，その身体の長軸は真っ直ぐではない（図 A.1, の外側から見た図と図 A.2）．一方，人体，特に人間の脳には，決定的な特徴があって，それが深刻な混乱をもたらす．人間の脳の長軸には，中脳領域に90度に近い屈曲が存在するのだ（図 A.1, 下右図）．

　基本的には，脊髄と菱脳の長軸は，直立している人間では鉛直なのに対して，前脳の長軸は水平である．これが直立している人間が前を向いている"理由"なのである．人間の顔が向いている方向は腹に対して平行で，ラット

---

3) 訳注；無数にある．
4) 訳注；正確な解剖学的用語は paramedian sagittal plane．

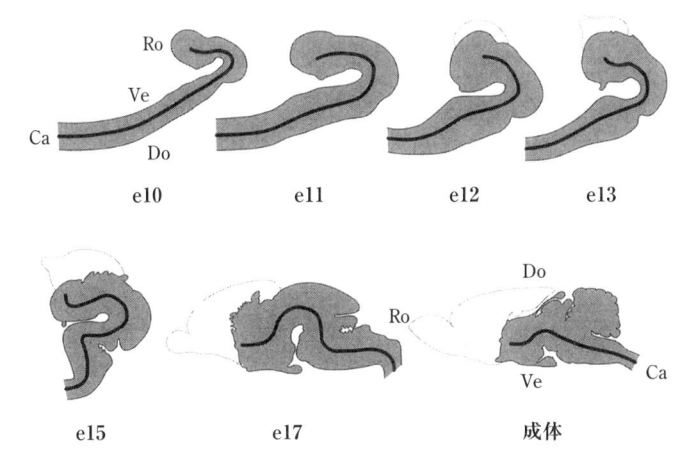

図 A.2 胚発生の過程で神経管の長軸（太い黒線）は形が大きく変化する．略語：Ca 尾側；Do 背側；e10-e17 10-17 日胚；Ro 吻側；Ve 腹側．G. Alvarez-Bolado, and L. W. Swanson, Developmental Brain Maps: Stucture of the Embryonic Rat Brain (Elsevier Science: Amsterdam, 1996) p. 29 より改変．

の場合のように腹に対して垂直になっていない（図 A.1，上方のラットの外側から見た図）．このような配列による実際的な結果は次のようになる．もし，人脳の一連の断面を図に描くならば，あるいは一連の切片を作るならば，それらの断面あるいは切片は"前"では（前脳の前極では）中枢神経系の長軸を横断する面から始まるが，"後ろ"（菱脳，脊髄，大脳の"後ろ"半分，小脳全体）の方にいくと，長軸に対して平行になるだろう．比較解剖学の用語を使うと，それらの切片は吻側では前頭切片に，尾側では水平切片に，その間（上丘と下丘があるような位置）では前頭切片と水平切片との中間的な切片となるだろう．

　厳密な物理的な関係に基づいて，一般的な脊椎動物の脳にデカルト座標（3 つの標準的な直交する面）を厳密にあてはめる論理的につじつまの合う方法はありえない，ということは明らかだろう．個々のどんな種の脳でも，もし吻尾軸を長軸と見なす場合は，厳密なデカルト座標を適用することはできないのだ．物理的な関係は胚発生中に動物の異なるグループごとにユニークな形に歪められるため，論理的に言えば，その一般的解決法は物理的な関係ではなくて各部域のトポロジー的な関係に注目することにあるように思われる．

そのような取り扱い方は未だ一般的には普及していないけれども，本書ではそのやり方を採用してきた．

本当に効果的な記述をするためには，俗語を避ける必要がある．これが，構造神経科学では"前に"とか，"後ろに"，"上に"，"下に"といった日常的な言葉を厳しく避ける理由である．ここで議論した専門用語についても，十分過ぎる混乱がある．これら普通に使われている用語の意味が多くの場合著しく不明確であるのは驚くほどである．したがって，比較的古い神経解剖学の文献を読むとき，原文の記述が多義的なのには驚いてしまう．そして，今でも普通の用語を使うならば，結局同じことが将来も起こることになる．

補遺 A のための読み物

1. Williams, P. L. (ed.) Gray's Anatomy, thirty-eighth (British) edition. Churchill Livingstone: Edinburgh, 1995, pp. xv–xvii.

補遺 B

神経系の部域を命名すること，分類すること

> 解剖学で取り扱われる「生気に満ちた身体各部」の中で，脳ほど馴染みやすくよく知られているものはないだろう．しかしその一方で，これほどわずかしか，あるいは不完全にしか理解されていないものもない．
> ——トーマス・ウィリス（1681）

> 専門用語をめぐる論争がしばしば起こる．その主な理由が，ある新しい用語にギリシア語とラテン語が混用されているかどうかである場合はそれほど多くない．実際のところ主な理由というのは，その用語が自分達の理論より他の人達の理論に偏向しているか否かなのである．
> ——Marcus Jacobson（1993）

　補遺 A で我々が扱ったのは，中枢神経系における位置と場所をどのように記述するかに関して広範な混乱がある，ということであった．ここで我々はさらに進み，もっと本質的でもっと大きな問題である，神経解剖学の命名法が首尾一貫していないことについて議論する．また，神経系の区域と部位に関する厳正な分類法がないことについても議論する．
　非常に多種類の言語で書かれた神経解剖学の文献群を読むとき，至るところで驚愕するのは，中枢神経系の部域を記載する専門用語の意味についてである．このことは，古代ギリシアにおける科学の始まりまでに直接遡る大問題である．この問題の大きさは，およそ 9000 の専門用語がすでに 1 世紀以前から約 500 の脳の部域を記載するために使用されてきた，という事実からうかがえる．1885 年に開催されたアメリカ神経学学会における Burt Wilder の会長講演によると，だいたいの数としてラテン語で 2600 用語，英語で

1300用語，ドイツ語で2400用語，フランス語で1800用語，イタリア語とスペイン語で900用語が存在した．それ以来，どのくらいの数の専門用語が付け加えられてきたのかを考えると，酔いが醒める思いがする．その数は正確には分からないが，莫大なものであるに違いない．

　残念なことに，この問題は同義語に関わるものではない．実際に多くの同義語があるけれど，それらを取り扱うのは比較的容易である．本当の問題は，以下のような事態から起こるのである．つまり，同一用語が異なる構造に使用される場合，特定の構造の境界やそれら構造をどのように分割するかについて解釈が異なる場合，そして著者が用語を定義せずに使用する場合，である．

　これらのことは，文献に提示されたデータが不明確になるために，いつも由々しい問題であった．その結果，読者はデータを誤って解釈しうるだろうし，さもなければ，解釈が困難なために重要なデータそのものをあっさり無視してしまうかもしれない．しかも，神経科学に関する大量の電子的データベースが運用されそうな現在，問題は一段と深刻である．

　つまるところ，この有害状況が生ずる理由は単純である．それは，解剖学者が他の科学者に比べてより怠惰であるとか，だらしないとか，批判力が少ないとかのためではない．なにしろ，骨と筋肉と血管をどのように命名するのかについての論争は実質的にはないのだから．これらの命名法は，数百年間にわたって確定している．神経解剖学の命名法における混乱の本当の原因は，骨格運動系や心臓血管系とは違って，我々は神経系の基本的構成を理解していないという事実に帰せられる．言い換えると，多くの，実に多くの領域で，脳の部域の神経解剖学について真性の論争があり，その解決のために更なるデータの解析が待たれているのである．結論として，我々は体の他のどんな部分より数桁も複雑なある器官（脳）を解析しようとしているのだが，現実的な観点から見ると我々はこの分析のきわめて初期の段階にいるのだ．

　歴史が繰り返し示してきたことだが，脳の局所解剖学の命名法を厳正にしようとする企図はもっともな理由によって失敗する運命にある．脳の設計に関する我々の理解は急速に進化しつつある．そこで，現時点で普及している用語の大半が今から1世紀の間には適切ではなくなってしまう，というのは十分ありうることである．神経解剖学は，それ自身のための特殊化した学術

言語をもっており，その用語は他のあらゆる言語と同じように進化する．特定の用語が，神経解剖学領域の大半の人々にとって役立つことが分かれば，好んで使われる．言葉には概念を具象化する力があるので，中枢神経系の部域の命名法を"標準化"するように強く主張しようとする考えは，現時点では大きな間違いである．そのような考え方は，先入観による偏見に捕らわれずにできるだけ自由に脳の現実の構造を理解しようとするとき，その進歩をただただ妨害するだけになりうる．

　上記は，すべての神経解剖学の用語が等しく有効であるとか，神経解剖学の命名法を明確にするためにできることは少ない，などと言っているのではない．この分野の神経科学者がやるべき唯一にして最も重要なことは，彼らの使う解剖学用語を定義することである．そして，他の用語ではなく，他ならぬその用語をなぜ使用するのかを説明することである．もし，以前にはない新しい用語を導入するならば，現に存在している用語に関連させて注意深く定義するべきであるし，その新用語を導入する理由を述べるべきである．読者の大半は，この提言がごくありふれた些細なものであるのに驚くことだろう．しかし，さらに驚くのは，神経解剖学の用語がまれにしか定義されていないことであり，逆に言えば，それらの用語の意味がいかに不明確であるかである．繰り返し述べておこう．この不明確さは，同義語の使用のためではなく，脳構造の解釈の違いから起こるのだ．同一の言葉が，著者によってしばしば異なる意味（構造的な解釈）をもつ．実際上の難問はここにある．ある神経解剖学の用語がある特定の論文で使用される場合，著者にとってその用語の意味は何なのか？　ほとんどいつの場合でも，その文献には互いに異なる決定的に未解決の視点がありうるのだ．これが神経解剖学の現状である．

　多くの心理学者は，人間の精神には分類する（分類せざるをえない）という自然に備わった傾向がある，と論じてきた．だから驚くことではないが，脳の部域を分類しようとする試みには長い歴史がある．もっとも，この努力は 20 世紀の後半には流行らなくなったが．分類体系 classification schemes は，それが拠って立つところのデータと同程度にしか良くなりえない．そしてこのことが，最近ではなぜこの主題についての関心がほとんど無くなってしまったのかを説明するかもしれない．文献には非常に多くのあいまいさがあり，著しく多数の異なる解釈があるので，総合的なアプローチは消失して

しまったのである．その代わりに，ますます狭く限定された問題に焦点を合わせるように還元主義的なアプローチによって研究が進んできた．しかしながら，この25年間の還元主義的なアプローチは，以前よりずっと信頼できる大量の神経解剖学的データを生み出してきた．そこで，この問題を再び取り上げる機は熟したと言ってよいだろう．

　分類すること，あるいは分類学は，解析の重要な方法であり分析結果を総合する方法である．リンネの2名法による命名体系が生物学にとっていかに影響力があったか，またメンデレーエフの元素の周期律表が化学にとっていかに生産的なものであったか．これらを見れば，分類の重要性はあまりにも明白である．しかしながら，常に心に留めておくべきなのは，どんな分類体系でもその提案者の偏りを不可避的に反映しているという点である．同時に，その分類体系はそれを学ぶ者にも同じ偏りを植え付けることにもなる．したがって，どのようなものであれ，すべての分類体系は絶えず強力かつ詳細な吟味を受け続けるのが賢明である．

　このことは，中枢神経系の部域を分類する体系には特によく当てはまる．中枢神経系の部域をグループ化するためには，本質的に異なった多数の方法がある．たとえば，成人の局所解剖学に基づいた方法，発生学と神経分節に基づいた方法，比較神経解剖学と進化神経解剖学に基づいた方法，遺伝子発現パターンに基づいた方法（ゲノム的なアプローチ）などである．これらの広い領域のそれぞれのなかにも，さらに異なった視点があることは言うまでもない．我々は本書の中で1つの分類体系について略述したし（図4.15と図4.17, 図B.1を見よ），他書で詳細な説明を公表した（Swanson 1998-1999を見よ）．しかしながら，この我々の，または他の人の，脳の部域の分類法は反論不可能なほど確実なものではない，ということは認めるべきであろう．この我々の分類法は，さらなる実験研究を刺激し，これとは別の分類体系を作るのを励ますためのモデルとして提示されたものである．同じ限界は，第5章から第9章に示された神経系の機能的分類についても当てはまる．本書で我々の提示したものは，現時点で手元にある唯一の現代的な包括的分類，または脳ネットワーク構成についてのモデルだと思われる．我々は，この分類またはモデルがもっと良いものに置き換わるのを待ち望んでいる．

1. 中枢神経系
    1.1 脳（ギリシア語でencephalon）
        1.1.1. 大脳（終脳または端脳）
            1.1.1.1. 大脳皮質
                1.1.1.1.1. 皮質板（1-6層）
                    1.1.1.1.1.1. 帯状回領域
                    1.1.1.1.1.2. 前頭領域
                    1.1.1.1.1.3. 海馬体
                    1.1.1.1.1.4. 島領域
                    1.1.1.1.1.5. 後頭領域
                    1.1.1.1.1.6. 頭頂領域
                    1.1.1.1.1.7. 前頭前野領域
                    1.1.1.1.1.8. 嗅脳領域
                    1.1.1.1.1.9. 側頭領域
                1.1.1.1.2. 皮質下板（第7層）
            1.1.1.2. 大脳核（大脳基底核）
                1.1.1.2.1. 線条体
                1.1.1.2.2. 淡蒼球
        1.1.2. 小脳
            1.1.2.1. 小脳皮質
                1.1.2.1.1. 前葉
                1.1.2.1.2. 後葉
                1.1.2.1.3. 片葉小節葉
            1.1.2.2. 小脳核
        1.1.3. 脳幹
            1.1.3.1. 間脳
                1.1.3.1.1. 視床上部
                1.1.3.1.2. 背側視床
                1.1.3.1.3. 腹側視床
                1.1.3.1.4. 視床下部
            1.1.3.2. 中脳
                1.1.3.2.1. 中脳蓋
                1.1.3.2.2. 中脳被蓋
                1.1.3.2.3. 視蓋前域
            1.1.3.3. 菱脳
                1.1.3.3.1. 橋
                1.1.3.3.2. 延髄
    1.2 脊髄
        1.2.1. 頸部（頸髄）
        1.2.2. 胸部（胸髄）
        1.2.3. 腰部（腰髄）
        1.2.4. 仙部（仙髄）
        1.2.5. 尾骨部（尾髄）

図 B.1　中枢神経系の部域に関する基本的命名方式のひとつ．L. W. Swanson, Brain Maps: Structure of the Rat Brain, second edition (Elsevier Science: Amsterdam, 1998-1999) p.194 より改変．

補遺 B のための読み物

1. Anthony, T. R. Neuroanatomy and the Neurologic Exam: A Thesaurus of Synonyms, Similar-Sounding Non-Synonyms, and Tems of Variable Meaning. CRC Press: Boca Raton, Fla., 1994.
2. Eycleshymer, A. C. Anatomical Names, Especially the Basle Nomina Anatomica ("BNA"). William Wood: New York, 1917.
3. Swanson, L. W. Brain Maps: Structure of the Rat Brain: A Laboratory Guide with Printed and Electronic Templates for Data, Models and Schematics, second edition, with double CD-ROM. Elsevier: Amsterdam, 1998-1999, pp. 38-42.
4. Swanson, L. W. What is the brain? Trends Neurosci. 23: 519-527, 2000. 脳の主要な部域がいかに命名され分類されてきたか，についての歴史を短く述べている．
5. Wilder, B. G. Paronymy versus heteronymy as neuronymic principles. J. Nerv. Ment. Dis. 12:1-21, 1885.

補遺 C

脳の構築を解析するための方法

> ［脳の］それぞれの部分を徹底的に調べるためには，非常に長い時間と並外れた精神の集中を必要とする．そのため，その課題以外のあらゆる労働とあらゆる思考を諦める必要があるだろう．
> ——ニコラウス・ステノ（1669）

> 我々の脳が神秘に包まれている間は，我々の脳構造の反映物である宇宙もまた神秘のままあり続けるだろう．
> ——サンチャゴ・ラモニ・カハール（1921）

> 他の系と比較すると，神経系においては，我々生理学者は解剖学者が教えてくれることになお一層依存している．
> ——ジョン・エックルス John Eccles 卿（1958）

　脳構造を分析するための方法は，大まかに 2 種類に分けられる．最も古い方法は局所解剖学を取り扱う肉眼解剖学的方法である．つまり，「メスとスクレイパー（擦過器）とゾンデ（消息子）で脳を解剖することによって肉眼的に見えるもの」である．実のところ，興奮させるような新テクノロジーのおかげでこの方法は現在花盛りである．たとえば，機能的脳イメージングという方法がある．この技術では，解剖はコンピュータグラフィックスによってアルゴリズム的に遂行される．しかしながら 19 世紀の中頃に，肉眼的な局所解剖学的方法は革命的な組織学的方法によって補われるようになり，その後何年にもわたって主役の座を奪われることになった．組織学的方法を用いると，神経組織を何桁も高い解像度で顕微鏡下で調べることができるから

である．かくして細胞神経科学 cellullar neuroscience の時代が始まった．細胞神経科学には構造研究の方面においては2つの部門がある．正常状態の構造研究と実験操作後の構造研究である．正常神経組織学 normal neurohistology は，実験的操作（傷を作ることや，トレーサーを注射することなど）を加えられていない神経組織の顕微鏡像を取り扱う．あらゆる科学的技法は，利点と欠点をもっており，それらがどんなものであるかを理解するのは決定的に重要である．どんな問題でも，単一の技法によって明快に解決されることなどはない．どんな見解であれ，最も強い論証は独立した複数の方法による独立した検証から常に生まれるのだ．

　器官としての脳の3次元的構成を理解するために，何にもまして良いのは，脳を個人的に自分で解剖することである．人脳，そして羊や牛のような動物の脳は大きい物体であり，注意深く解剖すれば本当に驚くほどたくさんの構造上の成り立ちを観察することができる（500ぐらいの数の主要部域を容易に観察できる）．組織学的切片（たとえ完全な連続切片だとしても）を調べるだけでは，あるいは巧みな透視図を見るだけでは，器官としての脳の構造を十分理解するのはおそらく不可能だろう．灰白質のあらゆる主要な部分の区別，そしてあらゆる主要な線維路は，それらの基本形と局所的な関係をもとに解剖して調べることができる．これが局所解剖学あるいは局所構築学というものであり，それは地球上の大陸と大洋の分布を勉強するのによく似ている．局所解剖学は，さらに詳細な脳の検査と記述のために必須のオリエンテーションを与えてくれる．この方法の主な限界は，明白なことだが，細胞レベルの分解能をもっていない点にある．神経回路の構成を肉眼的な解剖によって決定するのは不可能なのだ．敷衍して述べると，機能的イメージング法によっても不可能である．普通の実施例では，この方法は実際には肉眼による脳の検査よりも低い解像度しかないからである．

　顕微鏡は17世紀に発明されたのだが，1820年代までに顕微鏡で観察された神経系の実質上すべてのものは人工産物であった．1820年代になって初めて，球面収差と色収差に対する厳密な補正が施されたレンズがドイツで完成され出した．1840年代までには，さまざまな動物で個々の神経線維とニューロンの細胞体が顕微鏡で観察されるようになった．ベネディクト・スティリングが，人脳の脳幹と小脳と脊髄に関する比類のない調査を始めたのはそ

の頃であった．この研究は20年以上の期間にわたって遂行されたのであるが，スティリングは材料を3つのすべての面で切った切片を作り，その連続切片を顕微鏡で調べ，その結果を一連の記念碑的著作に記述した．当時，神経組織に対する組織学的染色法は未だ発達していなかったが，彼は史上初めて多くの細胞集団を観察することができた．たとえば，彼は脳神経核の大半を発見し，脳幹や小脳，脊髄などに見られる主な細胞の特徴も初めて観察した．

最初の有用な染色法は，1858年にヨセフ・ゲルラッハ Joseph Gerlach によって発表された．それはカルミン carmine による染色法であった．カルミンは組織のある構成要素，特に細胞核に選択的な親和性をもっているために，脳の組織切片で細胞体がずっと容易に観察された．ニューロンの細胞体のための，より優れた染色法がようやく導入されたのは1894年になってからのことであり，この年にフランツ・ニッスルが塩基性アニリン色素の使用法を完成させたのであった．今では，この色素が核酸[1]を染めることを我々は知っている．このニッスルの方法は，現代でも標準的な染色法として残っている．他方，カール・ワイゲルト Carl Weigert が1882年に発表したのは，髄鞘化した神経線維路を染める染色法であり，この方法も今日でもなお使用されている．そして，その約10年後にサンチャゴ・ラモニ・カハールとマックス・ビールショウスキー Max Bielschowsky が軸索そのものの染色のための還元銀染色法 reduced silver methods を創案した．ワイゲルト法，ニッスル法，カハール法，そしてビールショウスキー法の変法は，脳におけるニューロンの細胞体と神経線維路の一般的分布について豊富な情報をもたらした．しかしながら，これらの方法は個々のニューロンの全体的形態あるいは神経回路の構成については何も明らかにできなかった．

上記の他にも次にあげる3つの神経組織学的方法は，正常状態の構造研究には無くてはならないものであった．1番目のものはカミロ・ゴルジによって1873年に発表されたものである．これが革命的かつ有名な銀と重クロム酸塩による"黒い染色"であり，未だに不可解な理由によって，1枚の組織切片中の約1%のニューロンを無作為にしかも完全に鍍銀する．つまり，その

---

[1] 細胞核，および細胞質中に存在する小胞体のリボゾーム，の両方に存在する．

ニューロンの軸索，細胞体，およびすべての樹状突起の全体像を完全に染めるのである．ゴルジはこの方法によって軸索の側副枝を初めて的確に記載した．そしてカハールはさらに進み，この方法によって成体の脳のあらゆる場所でニューロンが互いにどのように接触しているかを示した．カハールの研究は，神経回路の細胞構築について理解するための要石として今なお残っている．1886年にパウル・エールリッヒ Paul Ehrlich は，メチレンブルーを用いて個々のニューロンを完全に染めるためのまったく独自の方法を発表した．そして現在では，微小電極を用いてニューロンの電気生理学的活動を記録し，そのニューロンに微小電極を通じて標識物質を注入することができる[2]．全体として，これらの方法は局所的神経回路の設計を明確にするためには計り知れないほど貴重なものであった．しかし最近10年ぐらいまでは，これらの方法は，ニューロンの細胞集団の間の長い投射を記述するためにはあまり役に立たなかった．

 2番目の正常神経組織学の主要な方法は「histochemical methods：組織化学的（染色）方法」と呼ばれる．この方法では化学反応を組織切片上で行い，反応が起こった場所を顕微鏡下で観察できるようにその場所を何らかの方法で標識する．たとえば，この方法によって神経伝達物質とその受容体の分布を細胞ごとに確定することが可能になる．現在最も強力な組織化学的手法では，抗体を使用して関心のあるどんな抗原でもその局在を見ることができるし（免疫組織化学 immunohistochemistry），核酸の相補鎖を使用して特異的なメッセンジャー RNA の局在を観察することもできる（イン・サイチュー・ハイブリダイゼーション in situ hybridization またはハイブリダイゼーション組織化学 hybridization histochemistry）．

 3番目の，最後に述べる正常神経組織学の主要な方法は，1950年代に創案された電子顕微鏡である．電子顕微鏡は光学顕微鏡より約3桁高い解像度をもたらした（光学顕微鏡での解像度は約 1 μm である）．そのため，史上初めてシナプスの構造が観察できたし，それとともに髄鞘と多くの細胞内小器官の構造も観察できたのである．

 さてここで，神経回路の構造を解析するための，いわゆる実験的神経組織

---

[2] 分子レベルでの解析のために，細胞内からサンプルを採取することも不可能ではない．

学 experimental neurohistology の方法を紹介しよう．神経回路を構成する相互連結は，信じがたいほどに複雑な網細工なので，実験的な経路追跡方法なしには確実性をもって解析するのが不可能であるのが示されてきた．実験的方法は，1850-1851 年にアウグスト・ウォラー August Waller の実証から始まった．彼の実証したのは，ある神経を切断するとその遠位側の部分が必ず変性するということであった．ルドヴィッヒ・チュルク Ludwick Türck は直ちにこの方法を取り上げ，脊髄に傷を作ることにより脳からの下行路におけるウォラーの（Wallerian）"二次変性 secondary degeneration[3]" を観察する，という素晴らしい方法を展開した．1880 年代に，カール・ワイゲルトは脳の中の神経経路を追跡しようと試み，脳に傷を作った後，彼のミエリン（髄鞘）染色によって線維路の消失を観察しようとした．2，3 の新事実が発見されたものの，それは不可能ではないにしても非常に難しいのが分かった．脳と脊髄の全体にわたって分布している有髄線維の広大な藪の中で，少数の神経経路の消失を追跡することは困難だったのだ．

　この問題点は，V. マルキー Marchi と G. アルゲリ Algeri によって解決された．彼らは 1885 年にある染色法を創案し，それによって変性しつつあるミエリンそれ自身を選択的に染め，明るく見える無傷のミエリンの背景上に変性したミエリンのみを識別できるようにした．この方法は，無髄の（髄鞘で覆われてない）線維路あるいは無髄の神経終末領域を明らかにできない，という明白な限界をもつ．これらの問題点は，1950 年代になってようやく解決された．その頃，W. J. H. ナウタ Nauta と L. F. Ryan が変性しつつある軸索そのものの選択的染色法を初めて創案したのである．

　マルキーとナウタの方法は，順行性 anterograde の（ウォラーの）軸索変性という現象に基づいている．どう見ても，この方法は通過線維 fiber-of-passage の切断（あるいはその線維の起源となっている細胞体の破壊）に全面的に依拠しており，これがこの方法の最大の弱みである．しばしば通過線維の起源が分からなかったし，起源の分からない通過線維が破壊された細胞体の領域を通過する場合もよくあることであった．したがって，このいわゆる "破壊実験" からのデータは，説明できないか，あるいは偽陽性の結果が

3）　訳注；単にウォラー変性とも呼ぶ．

得られるか，のどちらかであった．

　これらの問題点は，ニューロン内における正常な生理学的過程をうまく利用することによって 1970 年代の初期に見事に解決された．その生理学的過程の最も重要なものは，速い順行性 anterograde の軸索内輸送メカニズムである．最初に真にうまくいった方法は，放射性物質で標識したアミノ酸の取り込みに基づいたもので，解析しようとするニューロン集団に標識アミノ酸を微量注入したものであった．標識アミノ酸はニューロンに取り込まれ，タンパク質に組み込まれ，軸索の本幹に沿って運ばれ下り，あらゆる側副枝と神経終末に達し，そこで最終的に集積する．正確な注入場所と標識されたニューロンの投射パターンは，その後，脳から作った一連の切片のオートラジオグラムから再構成することができる．この方法には 2 つの大きな利点があった．まず，この方法は古い破壊実験法よりもずっと鋭敏なのが証明された（この方法は，より多くの経路すなわち神経回路の要素を明らかにした）．また，軸索にはタンパク質合成装置がないので，この方法には通過線維にまつわる問題も起こらなかった．この重要な特性が，破壊実験法では非常によく起こっていた偽陽性の結果を除去したのであった．

　オートラジオグラフィー法の主な欠点は，標識された投射線維の（軸索と神経終末の）形態が直接的には観察されないことであった．オートラジオグラフィー法では，直接観察する代わりに現像銀粒子の分布パターンから投射線維の形態を推定しなければならない．この問題点は，純粋に順行性に輸送される別のトレーサー（目印になる物質）が導入されて以来克服された．その別のトレーサーとして最も有名なものは，インゲンマメ *Phaseolus vulgaris* の白血球凝集素 leucoagglutinin（PHAL）である．このタンパク質のトレーサーは抗体によって検出できる（免疫組織化学）．そして，非常に明瞭に限局した注入部位（標識された投射軸索を出しているニューロンの集団）からの投射軸索は，ゴルジ染色による鍍銀のような明確さをもって標識され染色される．このように PHAL 法は，ニューロンの細胞集団の間の長い投射を研究するための，実験的ゴルジ法のようなものである．

　実験的神経路解析における 2 番目の一般的ストラテジーは 1879 年にベルナルド・フォン・グッデン Bernard von Gudden によって始められた．彼は，生まれたばかりの動物で特定の脳神経をその起始近くで引きちぎると，その

脳神経を出している脳幹の運動ニューロンに逆行性 retograde の変性が起こることを観察した．この研究が実証したのは，少なくとも原理的には，線維路の起源は逆行性の細胞変性によって証明できるかもしれないということであった．それは，線維路の経路と終末を順行性の軸索変性によって調べることが可能なのとちょうど同じである．しかし実際には，成体の動物の中枢神経系では線維路の明白な逆行性変性はほとんど起こらない．もし，側副枝を最小限出したあとの場所で[4] 軸索を切るならば，少しではあるが，典型的には明白な細胞体の逆行性変性（「chromatolysis：染色質溶解[5]」）が見られるのだが．

この問題が解決されたのは，やはり 1970 年代の初期になってからであった．この場合には，注入したトレーサーの速い逆行性の軸索内輸送が利用された．そのような目的に使用できる標識トレーサーは数多くあり，タンパク質の西洋ワサビ過酸化酵素 horseradish peroxidase（HRP）や多種多彩な蛍光色素がある．これらのトレーサーは神経終末から取り込まれ，その軸索の起始細胞の細胞体まで逆行性に輸送される．そして細胞体に輸送されたトレーサーは，さまざまな方法によって組織切片上で可視化して顕微鏡で観察することができる．この方法は並外れて強力な手法である．もっとも，あらゆる既知のトレーサーは実質的には多かれ少なかれ通過線維に取り込まれるかもしれない．そして，このことが結果の解釈を混乱させうる．しかし，良い解決法がある．それは，逆行性に標識された細胞集団に順行性のトレーサーを注入し，この独立した方法で逆行性解析で得られたデータを確認したり，場合によっては破棄したりすることである．すべての線維路は，結局は順行性トレーサーと逆行性トレーサーの両方を用いた方法で解析されるべきである．なぜなら，それぞれの方法は線維路の特質を別々に明らかにし，その 2 つの方法は互いの結果を確証することになるからだ．

今日では，神経ネットワークの順行性トレーサーと逆行性トレーサーによる解析は，同一切片上での組織化学的方法と組み合わせることができ，それによって，特定の線維路の神経伝達物質の内容や他の化学的特質も同時に調べられるようになった．さらに，これらの組み合わせ方法はまた，大変な忍

---

4) 訳注；細胞体に近い場所で．
5) 訳注；虎斑融解 tigrolysis ともいう．

耐を伴うものの，電子顕微鏡（超微細構造）レベルの観察にも適用でき，それによってシナプスの相互作用の構造的基盤を確定することができる．そして，神経回路を遺伝子工学に基づいて解析するための，まったく新しい世代の方法が出現する兆しがある．この方法の基本的アイディアは，特定の種類のニューロンにおけるユニークな遺伝子発現パターンをうまく使い，内在性のトレーサー分子をそのニューロン種だけに作り出すことである[6]．

補遺Cのための読み物

1. Cajal, Santiago Ramón y. Histologie du systèma nerveux de l'homme et des vertébrés, vol. 1. Translated by L. Azoulay. Maloine: Paris, 1909. 米語訳は次を見よ．N. Swanson, and L. W. Swanson, Histology of the Nervous System of Man and Vertebrates, vol. 1. (Oxford University Press: New York, 1995). 第2章には，カハール以前の古い方法についての素晴らしい総説がある．
2. Clarke, E., and O'Malley, C. D. The Human Brain and Spinal Cord: A Historical Study Illustrated by Writings from Antiquity to the Twentieth Century, second edition. Norman: San Francisco, 1996.
3. Haymaker, W., and Schiller, F. (eds.) The Founders of Neurology: One Hundred and Forty-Six Biographical Sketches by Eighty-Eight Authors, second edition. G. C. Thomas: Springfield, 1970.
4. Nauta, W. J. H., and Ebbeson, S. O. E. (eds.) Contemporary Research Methods in Neuroanatomy. Springer-Verlag: New York, 1970.
5. Rasmussen, A. T. Some Trends in Neuroanatomy. Brown: Dubuque, 1947. 神経解剖学のストラテジーに関するずばぬけた歴史的概説．
6. Swanson, L. W. Brain Maps: Structure of the Rat Brain: A Laboratory Guide with Printed and Electronic Templates for Data, Models and Schematics, second edition, with double CD-ROM. Elsevier: Amsterdam, 1998-1999.
7. Swanson, L. W. A history of neuroanatomical mapping. In: A. W. Toga and J. C. Mazziotta (eds.) Brain Mapping: The Applications. Academic Press: San Diego, 2000, pp. 77-109.

---

6) 訳注；最近マウスやメダカなどにおいて，遺伝子操作によって特別なニューロンのみに緑色蛍光タンパク質GFPなどのトレーサー分子を発現させることができるようになった．

訳者あとがき

　本書は欲求や情動の神経系の研究者として著名なアメリカの Larry W. Swanson による Brain Architecture（2003 年）の全訳である．彼は実験的研究者で本能行動の専門家ではあるが，神経科学全体を広い歴史的視野に立って見渡すことができる人でもある．読者の中には，彼の作ったラットの大型の脳図譜あるいは彼と彼の妻が翻訳したラモニ・カハールの著書（フランス語）の英訳本を読まれた方もおられるかもしれない．また，彼は Trends Neurosci.（2000）23, 519-527 の「What is the brain?」という総説で，脳の構造的理解に関する歴史的変遷について優れた総説も書いている．ひと言でいえば，彼は現代における神経科学の知的巨人の 1 人であろう．

　本書の内容は決して易しいものではないが，「読者へのノート」に著者自身が書いているように，専門家向けというよりはむしろ脳について学びたい読者一般に向けて書かれている．最先端の神経科学の成果については，神経科学の各分野の専門家達が執筆した本からたくさんの情報を得ることができる．しかしその結果分かってきた脳の全体像については，むしろ捉え難くなっているように思う．「それでは，脳は全体として一体何なのか？」という真正面からの疑問に応える脳関連の著書は意外に少ない．本書は正にその疑問に応えるものであり，本書の特徴は著者の「脳を全体として捉える」という基本的姿勢にあるだろう．著者は脳の構造と機能の基本的原理を包括的に捉えようと試み，本書の記述はあくまで論理的に構成されている．彼の深い学識と経験がこのユニークな小著に込められていると言ってよい．

　私が本書の存在を知ったのは，出版されてから数年後だった．2007 年 11 月にサンディエゴで偶然にも本書を手にし，「あの Swanson が本を出している」と早速購入したのであった．一読してその自然科学としての正統性に打たれた．また，神経科学が数千年にわたる人類の知的伝統の中に文化のひとつとして浮き彫りにされていることが嬉しかった．私はこの本を吟味しながら読もうと決めた．そのためには適度の「遅さ」というものが大切である．

訳者あとがき

　私は「遅さ」をもたらす手段として翻訳を採用することにした．こうして私的な翻訳が始まったのだが，やはり正式に翻訳して日本の読者にも提供すべきだとの思いが強くなり，2008年3月に出版社と連絡を取り始めた．

　正式な翻訳を開始するにあたって，私は著者にメールで直接連絡をとった．いくつかの記述の誤り等について何回か問い合わせたところ，著者はその都度親切かつ迅速な応答をして下さった．本訳書では，著者の了解を得たうえで原書の誤りや抜け落ちている箇所を訂正した．著者の誠実な応答に厚くお礼申し上げる．その他，必要と思われた箇所では訳者の註として補足説明を加えた．また，日本医科大学名誉教授の伊藤博信先生と名古屋大学大学院生命農学研究科教授の山本直之先生は，多大な時間をかけて私のひどく拙い訳文草稿について原文から丁寧に検討して下さり，親切なご助言を付けて送り返して下さった．もし訳文に誤りが少なく日本語らしくなっているとすれば，それはお2人の無償のご努力のおかげである．ここにお2人に深く感謝申し上げる．また，出版についてさまざまのご助力を頂いた東京大学出版会編集部の岸純青氏に厚くお礼申し上げる．

　この翻訳を進めている最中に悲しい出来事に遭遇した．それは私の家内が2008年6月に黄疸を突然発症し，ガンの急速な転移により数ヶ月後に永眠したことである．私の妻，洋子は私や家族に対して本当に愛のかたまりのような人だった．本書の正式な翻訳を始めた頃，それを話すと病臥中の家内が嬉しそうに微笑したのを思い起こす．家内の永眠後，大きな穴がぽっかりと空いてしまったような私にとって本書の翻訳が気の紛れる仕事になった．

　そのようなわけで，また著者の快諾も得たので，私はこの訳書を妻にささげようと思う．そして，あれほどの愛と献身に対して感謝の念が常に足りなかったのを申し訳なく思う．

　　　　　思い出のふとよみがえり涙する
　　　　　　　　　　　　この時こそは君と会う時

　　　　　　　　　　　　　　　　　　　2010年の夏に，千葉にて
　　　　　　　　　　　　　　　　　　　　　　　　石川裕二

用語解説

Action potential：活動電位　全か無の法則で発生し，軸索を伝わる電気的信号．神経インパルス nerve impulse スパイク nerve spike ともいう．

Amacrine process：アマクリン突起（無軸索性細胞の突起）　もともとカハールによって定義された用語で，軸索と樹状突起の両方の機能を同時にもつニューロンの突起を指す．アマクリン突起は別のアマクリン突起との間に相互シナプス reciprocal synapse を形成するからである．したがって，アマクリン突起は神経回路のどちらの方向にも活動電位を伝導することができる．

Axon：軸索　ニューロンの単一の出力突起で，ほとんど常に直角に起こる側副枝をもつ．ほぼすべての無脊椎動物のニューロンの樹状突起は，細胞体ではなくて軸索から起こる（脊椎動物では，樹状突起は多くの場合細胞体から起こる）．

Basal ganglia or nuclei：大脳基底核　脊椎動物の大脳半球（終脳または端脳）の腹側にある無層性の脳部域．線条体と淡蒼球の2つの大区域に分けられる．

Bouton（Button のフランス語）：ボタン（軸索のシナプス前部の膨大部）　終末ボタンは神経線維の末端（神経終末）にあるのに対して，通過性シナプスボタン boutons-of-passage は短い棘状（訳注；鋭いトゲというより，実際には丸い数珠玉状）の膨らみで，軸索の通過場所に沿って配列している．

Brainstem：脳幹　胚の神経管の菱脳胞（小脳を除く），中脳胞，間脳胞から生ずる成体の脳区域；大脳半球と小脳半球は，脚と呼ばれる太い神経線維路によって脳幹の背側部に結合している．脳幹は脊髄に連続しており，頸部から体幹へと伸びる．

Cell type：細胞の種類　ニューロンは樹木と同じように，その大きさ，形，存在場所，によって異なる種類に分けられる．しかし，ニューロンの種類を区別する根本的な基準はその結合様式——その出力と入力——である．脊椎動物の中枢神経系には数千のニューロン種が存在し，これらの基本的種類のニューロンには無数の変種が存在する．

Central nervous system：中枢神経系　脳と脊髄．脳脊髄軸．

Central pattern generator：中枢性パターンジェネレータ　あるパターンをもった運動系からの出力を作り出す神経回路．

Central rhythm generator：中枢性リズムジェネレータ　中枢性パターンジェネレータの一種で，連続的あるいは一時的なリズムをもった出力を作り出すもの．

Cerebral hemisphere：大脳半球　胚の神経管の前脳胞のうち終脳から発生する成体の脳区域．大脳半球は哺乳類では基本的な2つの区域に分けられる——皮質（層状の構造物）と大脳基底核（無層性の構造物）である．

Cerebrum　Cerebral hemisphere を見よ．

Convolution　Gyrus を見よ．

Dendrite：樹状突起　電気的インパルスを受け取り，軸索へ運ぶニューロンの突起（アマクリン突起と比べよ）．樹状突起は次第に細くなり，鋭角に枝分かれする．

Diencephalon　Interbrain を見よ．

Distal：遠位　2つの位置を比較する用語で，ある基準となる構造（脳とかニューロンの細胞体）からより遠い位置．近位の反対語．

Elementary (minimal) circuit or network：基本（最小）回路または基本（最小）ネットワーク　最小限の数のニューロンによって，ある回路またはネットワークの本質的な構成をあらわすようなニューロンの配線モデル．

Ephapse：エファプス　電気的シナプスを指す．この結合によって2つのニューロンの間でどちらの方向にもイオンが流れることができる．

Ethology：行動学　行動の生物学的研究．

Fiber-of-passage：通過線維　ある領域をシナプスを形成せずに，単に通過している軸索を指す．

Fissure　Sulcus を見よ．

Forebrain：前脳（胞）　端脳（終脳または大脳半球）と間脳の総称．発生学に基づく標準的定義．

Ganglion：神経節　末梢神経系に存在するニューロンの明瞭な塊．歴史的な理由によって，この用語は中枢神経系に存在する多くの細胞集団にもまだなお適用されている．しかしこの使用法は次第に消えつつある．

Glia：グリア細胞または神経膠細胞　神経系の支持細胞で，星状膠細胞 astrocytes，稀突起膠細胞 oligodendroglia，小膠細胞 microglia に通常分けられる．なお，神経組織は，ニューロンの他にも血管細胞（毛細血管の内皮細胞 endothelial cells と肥満細胞 mast cells も）を含んでいる．

Golgi type I neuron：ゴルジI型細胞　投射型ニューロン．すなわち，もとの細胞集団から離れ，多少とも遠方の細胞集団に向かう軸索をもつニューロンを指す．

Golgi type II neuron：ゴルジII型細胞　局所的回路を形成する介在ニューロンを指す．

Gray matter：灰白質　肉眼解剖学的な用語で，主としてニューロンの細胞体が存在している中枢神経系の部分をこのように呼ぶ．新鮮な組織では，肉眼的に灰色に見えるからである（白質 white matter と対比せよ）．

Gyrus：大脳回　大脳皮質表面上に存在する丸味をおびた隆起で，複数の大脳溝 sulci すなわち切れ込みを伴う．convolution とも呼ばれる．

Homeostasis：恒常性またはホメオスタシス　さまざまな機能と体液や組織の化学的成分（たとえば，体温や血圧，血中のグルコース濃度など）に関する体内の動的な平衡状態．

Hormone：ホルモン　血中に分泌される分子で，対応する受容体がある場所ならば体中のどこにでも作用する．

Interbrain：間脳　視床と視床下部の総称で，脳幹の吻側端（そして前脳の尾側部分）を形成している．

Interneuron：介在ニューロン　もともとの意味は，感覚ニューロンと運動ニューロンの間に介在するニューロンのこと．局所回路型介在ニューロンはそれが存在する細胞集団のなかだけで枝分かれする軸索をもつのに対して，投射型介在ニューロンはそれが存在する細胞集団から離れ多少とも遠い領域まで伸びる軸索をもつ．

Isocortex：等皮質　6層構造を示す大脳皮質，あるいは少なくとも胚形成の時に6層構造の段階を経る大脳皮質（広い領域に存在する）．neocortex も見よ．

Lateral：外側（がいそく）　2つの部位を比べる用語で，正中線（または中心線）からより遠い位置．"内側（ないそく）"の反対語．

Local circuit (inter) neuron：局所回路型（介在）ニューロン　それが存在する細胞集団のなかだけで枝分かれする軸索をもつ介在ニューロンを指す．

Medial：内側（ないそく）　2つの部位を比べる用語で，正中線（または中心線）により近い位置．"外側（がいそく）"の反対語．

Metamere　Segment を見よ．

Neocortex：新皮質　20世紀の始めの頃に導入された用語であるが，誤った進化理論と不適切なデータに基づいている．isocortex を見よ．

Nerve net：神経網　ニューロンの配置を示す用語で，典型的にはアマクリン突起によって互いに結合したニューロンが散在的に分布している状態を指す．進化的には最初に出現した神経系は神経網であり，その実例はヒトの神経系にも生き残っている（たとえば，網膜や，嗅球，腸管など）．

Neuraxis：神経軸　中枢神経系すなわち脳脊髄軸．

Neuron：ニューロン（神経細胞）　神経回路または神経ネットワークの基本的な単位で，他の細胞と化学的あるいは電気的なシナプスによって機能的な接触を形成する．

Neuropil：ニューロピルまたは神経絨（じゅう）　神経細胞の細胞体がほとんど無く，大部分が樹状突起や軸索などの細胞突起で構成されている神経組織の領域．通常この場所の特徴として豊富なシナプスが存在する．

Neurotransmitter：神経伝達物質　軸索末端（シナプス終末）から放出され，伝令として働く化学物質のことで，放出されたあとに細胞外液を拡散してゆき，通常特異的な受容体に作用することによってシナプス後細胞に応答を引き起こす．

Nucleus：核　①中枢神経系における層構造を作らない細胞集団のこと（Johann Reil によって1809年に導入された用語で，彼は"神経節 ganglion"よりもこちらの用語を使うのを好んだ）．②細胞体の中の大きな細胞内小器官でその中に染色体をもつ（Robert Brown によって1833年に導入された用語）．

Perikaryon：ニューロンの細胞体（核周囲部）　厳密には，ニューロンの細胞体から核と突起を除いた部分，すなわち核の周囲部を指す．

Process：突起　細胞体からの細い延長物．ニューロンに関して言えば，軸索や樹状突

起，アマクリン突起など．

Proximal：近位 2つの位置を比較する用語で，ある基準となる構造（脳とかニューロン細胞体）により近い位置．遠位の反対語．

Segment：分節 局所解剖学的な用語で，初期胚形成の時期に体の縦走する軸に沿って繰り返し連続的に形成されるモジュール様の単位．発生後期になると，これらの相同的な単位（"体節 metameres" とも呼ばれる）は二次的に修飾を受ける．その結果，成体ではすべての分節が必ずしも同一の形態を示すとは限らない．

Soma：細胞体 核と核の周りの細胞質を含む細胞の主要部分のことで，原形質膜によって外界から境されている（複数形は somata）．Cell body は同義語．

Sulcus：大脳溝 大脳の表面上に見られる溝すなわち筋状の凹み．深い溝は通常大脳裂 fissure と呼ばれる．

Synapse：シナプス チャールズ・シェリントン（1897）によって定義されたように，ニューロンと他の細胞との間の機能的接触のこと．化学的シナプスは最も普通に見られるが（神経伝達物質 neurotransmitter を見よ），電気的シナプス（エファプス ephapse）も胚形成の時にはしばしば見出される．

Telencephalon Cerebral hemisphere を見よ．

Teleology：目的論 目的論は未来の視点から過去と現在を説明する．これは，過去の視点から現在と未来を説明する機械論 mechanism とは対照的である．目的論は生物学における生気論 vitalism と結びついている．目的論は，目的，終末，目的地，究極原因，価値——つまりは「善きもの the Good」——に関する理論である（E. S. Russell, 1916）．

Terminal：神経終末 軸索の終末．軸索やその側副枝の末端の膨らみのことで，シナプス前部の要素を形成する．

Varicosity：数珠玉状の膨らみ 軸索の通過途中に見られる膨らみで，シナプスを形成する場合もしない場合もある．樹状突起も数珠玉状の膨らみをもつ場合がある．

White matter：白質 肉眼解剖学的用語で，主に線維路によって占められている中枢神経系の部分．多くの軸索は白っぽいミエリン鞘（ほとんどが脂質からなる）で包まれているため，新鮮な組織では肉眼で白く見える（灰白質 gray matter と対比せよ）．

事項索引

[あ行]

アウエルバッハの腸管（筋層間）神経叢　62
アジソン病　216
アセチルコリン　101, 102
　——作動性　152, 156, 158
　——受容体　101
新しい刺激　154
圧受容器の反射　199
アマクリン細胞　25, 198
　——層　26
アリの神経解剖学　36
アルツハイマー病　148, 158
アンジオテンシンⅡ　199, 213, 216
アンドロゲン　149
アンモン角　182
胃　127
イカ　6
胃腔　16, 17
意識　162, 186, 202
異質な部分　7
移植　219
異所性の　67
イソギンチャク　18
痛み　203, 205
一次視覚野　165
一次脳胞　58
一次分化　49
遺伝子　223
　——工学　222, 246
　——ネットワーク　223
遺伝子発現　56
　——パターン　56, 71, 151, 222, 246
　——プログラム　60
遺伝的プログラム　75, 208, 224
移動行動　18
イトヨ　122, 149
異皮質　170

意欲　202
インゲンマメの白血球擬集素　244
イン・サイチュー・ハイブリダイゼーション　242
飲水行動　199
咽頭弓　47, 60
上の　228
ウォラー変性　243
後の　227, 228
鬱病　204
運動応答　17
運動階層　139
運動（の）学習　138, 139
運動感覚　200
運動系　64, 89, 92, 95, 99, 135, 136, 138, 143, 158, 176, 180, 183, 193, 194, 197, 200, 221
　——の中核　138, 194
運動性　175
運動単位　106
運動ニューロン　22, 35, 64, 88, 125, 131, 192
　——プール　105, 114, 123, 125, 139
運動パターンイニシエータ　202
運動パターンジェネレータ　192
運動野　167
運命地図　71, 77
鋭敏化（増感）　209, 211
栄養物　14
エストロゲン　132, 149, 218
　——の急増　218
エソグラム　122
エディンガー-ウェストファール核　127
エピソード　145
L-ドーパ　155
塩基性アニリン色素　241

塩基配列　223
嚥下運動　111
エンケファリン　216
延髄　58, 70
　——の腹外側領域　129
尾　47
横断面　229
応答　136
横紋筋細胞　101
オーガナイザー　53
オキシトシン　131
オートラジオグラフィー法　244
泳ぐ　15, 32
温痛覚　200
温度受容器　186

[か行]

外界環境からの刺激　22
外眼筋　109
介在ニューロン　26, 35, 88, 115, 118, 192, 197, 222
外細胞塊　51
開始局面　145
開始刺激　146
概日性シグナル　151
概日時計　147, 198, 217
概日リズム　134, 147, 217
　——ジェネレータ　198
外受容器　185
階層　93
　——的　93, 112, 118, 121
解像度　239, 242
外側　32, 228
　——膝状体　68, 198
　——中隔複合体　182
　——網様核　72
外転神経　109
　——核　109
外套　163
　——層　63, 65

事項索引

海馬　210
外胚葉　18, 39, 49, 52, 187, 189
海馬交連　170
海馬体　155, 157, 169, 205
　── の内嗅野　197
解発　119
蓋板　63, 198
解剖学者　234
海綿　16-18, 40
化学受容器　186
化学伝達物質　29
下顆粒層　175, 183
鍵刺激　119
下丘　120, 229
蝸牛　191
　── 系　202
　── 神経核群　191, 200
核　68, 208
核酸　241
学習　158, 175, 208
核周囲部　33
学習された行動　15
学習された情動反応　206
覚醒　90, 92, 143, 144, 147, 148, 152, 154, 157
覚醒時　62
下行性投射　175, 180
下垂体　103, 130, 151, 212
　── 茎　55, 75, 104, 131
　── 正中隆起　104
　── 前葉ホルモン　104
　── の後葉　103, 130
　── の前葉　104, 131, 132, 214, 216
　── ホルモン　132
　── 門脈系　104
　── 漏斗　75
化石　12
滑車神経　69, 109
　── 核　69, 109
　── 根　69
活動電位　21, 92, 191, 201, 211, 216, 217
括約筋　17, 99
体の水分　132, 199
カラム　107, 123

顆粒細胞層　26, 135, 172
顆粒層　172, 175
カルミン　241
感覚　185
　── 運動ニューロン　22
　── 器官　31, 186
　── 系　64, 89, 92, 95, 146, 158, 176, 183, 185, 206, 221
　── 情報　34, 89, 92, 138
　── 神経
感覚性神経節　60, 62
　── 細胞　199
感覚ニューロン　19, 21, 62, 186, 187, 189, 195
感覚プラコード　62
感覚野　167, 169, 197
眼球　100, 109, 198
環境　185
環形動物門　36
還元銀染色法　241
還元主義的なアプローチ　236
幹細胞　54
感情　81, 110, 202
冠状面　230
関節　105, 200
桿（状）体　198
眼点　15
間脳　70, 73
　── 胞　59, 71
顔面神経　110, 127
　── 核　110
完了局面　146
完了行動　16
記憶　82, 92, 158, 175
機械受容器　186, 191
疑核　110, 127, 129
器官　7
記述的解剖学　227
季節的　122, 149
偽単極性　187, 189, 191, 192
拮抗筋　105, 106
基底核　68, 74, 84, 163
　── 前脳投射　158
基底神経節　68
機能（的）局在　86, 162
機能系　77, 93, 222

機能システム　221
機能的極性（動的極性）　20, 86, 115
機能的磁気共鳴映像　163
機能的脳イメージング　239
基板　63, 70, 71, 74-76
気分　205
基本回路　136
気持ち　202
脚間核　157
脚橋被蓋核　152, 156
逆行性の軸索内輸送　245
逆行性の変性　245
GABA　156, 177, 180
　── 作動性　178
嗅覚　195
　── 系　202
　── 受容ニューロン　62, 189
嗅球　26, 189
嗅結節　182, 197
嗅細胞　63
嗅神経　195
急速眼球運動睡眠　→ REM 睡眠
嗅粘膜　189
嗅脳　176
嗅皮質　183
嗅プラコード　62
橋　58, 70, 152
強化　146, 156, 203, 209
境界溝　64, 71, 75, 76
橋核　138
強化システム　210
共感　128
橋-膝状体-後頭葉（EPO）スパイク　152
共通感覚　82, 85
橋（の）中心灰白質　153, 156
橋背外側被蓋核　156
橋網様核　152
局所介在（性）ニューロン　26, 35
局所解剖学　239
局所回路型　173
局所構築学　240
局所神経解剖学　58

事項索引 255

局所対応的　180, 182, 183
極性　41
棘皮動物　39
巨視的神経回路　207, 224
魚類　68
筋細胞　105
筋線維　105
緊張　105
筋肉骨格系　89
筋肉の緊張　105, 200
筋膜　200
空腹痛　185
口　47
苦痛　203, 206, 210
屈曲　105, 114, 116
屈曲逃避反射　116
クッシング病　214
クラゲ　18, 26
クラーレ　101
グリア細胞　173
グリア性瘢痕　219
グリシン作動性　152
グルココルチコイド　132, 212
　　――受容体　212
　　――ホルモン　212
グルコース　132, 146
グルタミン酸　177, 180
　　――作動性　152
　　――受容体　211
蛍光色素　245
計算論的神経科学　91
形態学的な分化　49
系統樹　5
系統発生　47
頸膨大　107
激怒　203
血圧　131, 132, 199
血液の浸透圧　199
血液-脳関門　199, 212
血管　102
結合腕傍核　203, 206
齧歯類　196, 217
決定　63
ゲノム　223, 234
　　――系　222
原形質膜　13, 21

原始結節（ヘンゼンの）　53
原始線条　53
原生動物　13, 15, 40
元素　7
顕微鏡　240
原皮質　171
口咽頭膜　52, 56
効果器　19
甲殻類　39
効果のなかった刺激　137
交感神経　62
　　――幹　41, 128
　　――系　62, 101, 126, 128, 129
　　――節　128, 210
広義の扁桃体　176
後根　64, 85, 86, 108, 187
後根神経節　64, 187, 192
　　――系　200
　　――細胞　191
後索-内側毛帯系　203
後索-内側毛帯路　201
光受容器　186
光受容細胞　193, 198, 202
甲状腺刺激ホルモン　132, 216
後生動物　12, 13, 17
後赤核野　155
構造設計　11
構造的プラン　5, 6, 16, 44, 47, 221, 228
構造と機能　3, 4
光度　147
喉頭　111
行動　13, 23, 27, 77, 81, 89, 99, 104, 143
行動学者　119, 122
喉頭筋群　104, 111
行動コントロール（の）カラム　125, 159, 181
行動主義　90
　　――者　28
行動状態　90, 144, 151, 153, 155, 205
　　――（の）コントロール系　91, 92, 169, 183, 186, 193, 194, 200, 221
　　――のコントローラ　91

　　――のリズムジェネレータ　152
行動的能力　12
行動の帰結　92
行動の発現　144
行動パターンジェネレータ　118
後頭葉　165, 166
後脳　59
交尾　217
抗ヒスタミン剤　157
交尾を誘う行動　218
興奮　27
　　――性　27
　　――性シナプス　28
　　――性神経伝達物質　177
　　――性の介在ニューロン　115
興奮/抑制のスイッチ切り換え　27
肛門　47
抗利尿ホルモン　131
交連　34
　　――結合　170
　　――投射　174
呼吸　90, 119, 129
　　――パターンジェネレータ　119
　　――変化　205
黒質　125, 155, 180, 181
孤束　192
　　――核　68, 192, 193, 200, 203, 205
個体発生　47
骨格　44
　　――運動系　200
　　――筋細胞　100
　　――系　105
骨相学　162
骨盤神経　128
骨盤内臓　127, 128
固定的行動パターン　119
古典的学習　209
古典的条件付け　136
5脳胞期　163
虎斑融解　245

古皮質　171
固有反射　105
ゴルジⅠ型細胞　173
ゴルジⅡ型細胞　173
ゴール（目標）指向的行動　123, 145
ゴルジ染色　244
コルチ器　191
コルチコトロピン放出ホルモン（CRH）　157, 212
コルチゾール　131
コレシストキニン　218
昆虫　39, 143
コントローラ　91
コンピュータグラフィックス　239

[さ行]

鰓弓　47, 60, 110
採餌（摂食）行動　13, 14, 18, 121, 123
最終共通路　111, 112, 130
最小回路　115, 180, 181
再生　207, 219
サイバネティックス　91
細胞口　14
細胞構築　67
細胞肛門　14
細胞種　67
細胞集団　66, 75, 208, 241
細胞神経科学　240
細胞説　20, 49, 86, 224
細胞体　21, 35
細胞の核　188
細胞膜　13, 14
細網　34
材料，距離，時間の効率性　33
探し回り局面　146
さかり　217
索餌行動　119
サブスタンスP　218
サメ　55
　――の胚　7
左右対称　55
　――性　32, 40
　――的　228

サンゴ　18
三叉神経　62, 110
　――運動核　110, 193
　――節　192, 200
　――節細胞　191
　――中脳路核　61, 192
　――複合領域　72
三次分化　49
三重下行投射　181, 196
3層（胚葉）からなる胚　18
3葉性胎盤　49
ジェンナリの線条　165
視蓋　198
　――前域　198
視覚　195
　――系　197, 202
　――反射　198
　――皮質　168, 173, 198
　――野　171
弛緩　106
子宮収縮　131
軸索　21, 25, 35, 36, 66, 89, 127, 187, 189, 192, 193, 241, 245
　――の側副枝　116, 173, 180, 242
思考　161, 175, 202
視交叉　198
　――後領域　73
　――上核　147, 148, 151, 152, 198, 217
試行錯誤的学習　209
視索　193, 197, 198
　――上核　103, 131
　――前野　196, 199
四肢麻痺患者　161
思春期　150, 207
　――前　149
視床　73, 74, 135, 138, 152, 169, 176, 182, 193, 198, 201, 203, 205
　――下域（の）体移動領域　120, 125
　――下溝　73
　――の後核群　203
　――の後腹側核　203
　――の髄板内核　203

　――の正中核群　203
　――の前核群　198
視床下部　73, 103, 120, 123, 130, 147, 196, 199, 202, 213, 217
　――外側野　198, 214
　――-下垂体-副腎をつなぐ軸（HPA軸）　212
　――前核　125
　――内側核群　121, 134, 197
　――の外側帯　157
　――の外側領域　205
　――の前腹側室周囲核　151
　――の腹内側核　123, 157
視床上部　73
視床-皮質間（の）フィードバックループ　181, 183
矢状面　229
視神経　56, 59, 185, 193, 197, 198
　――細胞　197
システム神経科学　107
姿勢　119
自然誌　4
　――学者（博物学者）　44
下の　229
実験神経学　219
実験的神経組織学　242
膝神経節　192
室傍核　103, 131, 213, 217
室傍核の下降部　123
シナプス　2, 21, 27, 35, 36, 101, 103, 104, 115, 193, 209, 211, 216, 242, 246
　――可塑性　209-211
　――間隙　101, 103
　――後膜　101
　――前受容体　214
　――前膜　101
　――伝達　207
　――の結合力　208, 211
　――の増強　137
　――の強さ　136, 137, 208
自発的なまたは内在性の活動　13, 28, 91, 139
刺胞動物　22, 26, 40, 186
　――門　18

事項索引　257

耳胞領域　58
社会行動　197
種　5
周期律表　236
収縮　106
　――性　17
重症筋無力症　101
終神経　196
集束　22, 23, 27, 168, 194
終脳　59, 70, 163
　――胞　71, 74, 176
終（端）脳胞　58
終板　196
終末核　198
主嗅覚系　197
主嗅球　196
樹状突起　21, 25, 173, 187, 189
受精卵　47, 51
授乳　131
受容体　14, 21
順行性の軸索内輸送メカニズム　244
順行性の軸索変性　243, 245
順序　144
順応　15
上衣層　63, 65
上咽頭神経節　37
消化管　26, 39, 47, 49, 52, 60
松果体　82
上顆粒層　175, 183
上丘　125, 198, 229
条件付けられた応答　137, 209
条件付けられた刺激　137, 209
小孔　16
上行性投射　192
上鰓プラコード　62, 189
小細胞部　103, 131
ショウジョウバエ　39, 53, 148
上中心核（正中縫線核）　155-157
小腸　127
情動　202, 205
　――的な経験　205
小　脳　58, 70, 72, 85, 134, 136, 139, 161, 209, 210, 240
　――回　135

　――核　135, 137, 209
　――脚　134, 138
　――皮質　24
情報処理　217
情報信号　13
小胞体　241
上腕三頭筋　105, 114
上腕二頭筋　105, 114
食道　14
食胞　14
食欲不振　157
触覚　201, 203
鋤鼻系　196
鋤鼻神経　195
鋤鼻皮質　196
自律血管運動ニューロン　102
自律神経運動系　125
自律神経系　62, 101
　――中枢性のパターンジェネレータ　129
自律神経（の）神経節　60, 102
自律分泌運動ニューロン　102
進　化　11, 18, 29, 44, 146, 149, 161, 185
　――樹　12, 31
　――神経解剖学　236
心筋細胞　102
神　経　32, 33, 35, 82
　――インパルス　2
　――液　82
神経解剖学　57, 227, 232, 233, 235
　――の命名法　233-235
神経回路　12, 21, 28, 36, 38, 86, 217, 220, 223, 241, 243, 244
神経科学　3, 86, 186, 221, 224
　――者　235
神経環　26
神経管　56, 59, 70, 71, 74, 76, 93
　――形成　56
神経筋接合部　101, 103
神経系　11, 12, 18, 20, 26, 34, 81, 92-94, 221, 236
　――の基本プラン　93
　――の領域化　41
　――の領域的区画　55

神経溝　54
神経細胞の種類　12
神経索　32-34
神経システム　94
神経支配　21
神経終末　200, 244
神経上皮　59, 63, 65
神経性外胚葉　54, 60
神経節　33, 35, 68
　――細胞　197
神経線維　32, 240
　――路　66, 75, 241
神経組織　239
神経堤　60, 189
神経伝達　2
　――物質　21, 82, 101, 103, 115, 131, 153, 156, 178, 180, 217, 222, 242, 245
　――物質受容体　102
　――物質の比率　214, 218
神経内分泌運動系　130
神経内分泌系　103, 131, 212
神経ネットワーク　12, 123, 134, 158, 223, 245
神経の可塑性　207
神経配線図　78
神経板　49, 54, 189
神経ヒダ（襞）または神経褶　54
神経分節　60, 108, 221, 236
神経ペプチド　218
神経網　24, 28, 31, 39, 62
信号刺激　119
人工知能　91
深睡眠　145, 152
心臓　127
　――血管系のホメオスタシス　129
靱帯　200
人体解剖学　227, 228, 230
伸張受容器　200
伸張反射　193
伸展　105, 114
　――刺激　201
浸透圧　14
　――受容器　186, 199

心拍 103
新皮質 171
心理的運動ニューロン 88
随意筋細胞 101
随意行動 85
随意的反応 89
髄鞘 242, 243
水晶体の厚さの調節 127
錐（状）体 198
　──細胞 173-175, 180, 183, 189
スイッチ切り換え 144
髄脳 59
水平細胞 197
水平面 229
睡眠 90, 129, 143, 144, 147, 152
　──時 62, 92
　──ステージ 145
　──発作 157
睡眠-覚醒サイクル 143, 147, 154
睡眠-覚醒ジェネレータ 152
推論 82
数学的モデル 136
ストレス 212, 213
　──応答 132
生化学的可塑性 217
生化学的スイッチ 214, 218
性行動 195
精子 51
性周期 132
聖書 44
星状細胞（アストロサイト）219
正常神経組織学 240
星状ニューロン 173
生殖器 127
生殖行動 14, 15, 121, 123, 196
生殖周期 149, 217
生殖本能 122
性ステロイドホルモン 123, 132, 149
性腺 132, 150
　──刺激細胞 132
　──刺激ホルモン 149
成体 218

生体アミン 153
成体期 207
正中矢状面 230
正中線 32
正中隆起 214
成長期 207
成長ホルモン 132
性的行動 121
性的絶頂感 203, 204
性的二型 149, 151, 218
性的欲求 132, 151
生得的解発メカニズム 119
正の化学走性 15
青斑核 128, 153
生物学 3, 12
生物時計 28, 90
生命の階梯 5
生命の樹 135
西洋ワサビ過酸化酵素 245
脊索 46, 53, 56
　──動物門 45
　──突起 53
脊髄 46, 54, 56, 61, 63, 70, 71, 85, 88, 100, 107, 117, 120, 176, 187, 200, 202, 222, 240
　──視床路 201, 203
脊髄神経 71, 108, 191, 200
　──節（後根神経節）64, 88, 187, 191
脊椎動物 6, 45, 228
舌咽神経 62, 110, 127, 200
　──節 192
舌下神経 111
設計原理 221
設計プラン 5, 224
節後（運動）ニューロン 101, 125
節前（運動）ニューロン 101, 125
接線方向 65
設定値 28, 120, 139, 205
舌咽神経 62
切片 240, 244
セロトニン 155
　──作動性 155
線維連絡 175

線維路 208, 240
前角 100, 105, 107, 126, 228
前嗅核 197
前交連 170
前根 64, 85, 88, 108, 109
腺細胞 102
線条体 84, 158, 177, 179, 180, 196
　──淡蒼球 182
　──隆起 74
線条野 166
染色 67
　──質溶解 245
　──法 241
蟬虫 31, 37, 187
前庭蝸牛神経 62, 191
前庭系 202
前庭神経核群 191, 200
前庭神経節 191
蠕動 62, 99
前頭前野 155, 156, 204
前頭面 230
前頭葉 166
前脳（胞）57, 71, 120, 194
繊毛 15, 191
専門用語 230, 232-234
双極性 19, 186, 189
層構造 68
総合的なアプローチ 235
相互シナプス 25
桑実胚 51
相似的な身体部分 6
層状化した細胞集団 67
増殖ゾーン 60
走性 15
臓性 100, 202
　──機能 100
　──皮質 183
想像 82
相同 45
　──的な身体部分 6
総排泄腔 47
相反性神経支配 106, 110
相反性抑制 114, 115
僧帽細胞 189
ゾウリムシ 14

事項索引 259

属 5
側座核 125, 182
側柱 126
側頭葉 166
側副枝 21, 187, 192, 244
組織 7
　――化学的（染色）方法 242
　――学 239
　――学的分化 49
咀嚼筋 192
ソニック・ヘッジホッグ 53
損傷実験 86
損傷の修復 218

[た行]

体移動行動 125, 156
体移動パターンジェネレータ
　117, 120, 139
体液 199
　――感覚器官 199
体温 205
大孔 17
大細胞部 103, 131
第三脳室 131, 146, 163, 199
代謝 14, 131, 132
体重 132
大出血 199
苔状線維 136, 137
体性 100, 202
　――運動系 104, 107, 111
　――運動ニューロン 101
　――外胚葉 54
　――感覚系 200, 201
　――感覚皮質 203
　――筋細胞 101
　――の 49
体節 37, 60, 109
大脳 74, 163, 181, 203, 210
　――回 164
　――核 163
　――基底核 155, 158, 163,
　176, 182, 196, 204
　――溝 164
　――神経節 35
　――半球 8, 59, 74, 85, 120,
　138, 158, 163, 176, 180, 183,
　194
　――皮質 85, 88, 89, 157, 161,
　163, 170, 173, 178, 186, 193,
　196, 202, 204, 222
　――葉 166
　――裂 164
ダイノルフィン 157
タイミング 136
第四脳室 153
唾液核 127, 129
唾液分泌 127
多極性 188
タコ 39
多細胞生物 12, 16
脱水症 199
手綱溝 73
脱抑制性 181
多様性 6
多列円柱上皮 63
段階的電位 21, 24
単極性 35
探索（的）行動 14, 119, 123
淡蒼球 158, 176, 179-181, 197
　――隆起 74
端脳 59, 163
知覚 185
地図 78, 165
知性の座 86
知的機能 8
　――の座 7
注意 145
中隔 176
中間質外側柱 126
中間神経 62, 127, 192
肘関節 105
中間脳溝 73, 74
中膠 18
中心灰白質 192, 203
中枢化 32
中枢神経系 35, 54, 66, 81, 157,
　219, 233
　――の長軸 231
中枢性パターンイニシエータ
　112, 120, 123, 138, 139
中枢性パターン学習者 139
中枢性パターンコントローラ
　112, 121, 123, 139
中枢性パターンジェネレータ
　112, 114, 123, 134, 138, 139
中枢性リズムジェネレータ
　112, 134
中脳（胞） 57, 70, 71, 73, 107,
　120, 155, 198
中脳蓋 73, 74, 227
　――溝 74
中脳錐体外野 125
中脳の体移動領域 125, 139
中脳のパターンイニシエータ
　120
中脳被蓋 73, 74
中脳網様核 125
中胚葉 18, 49, 53
超概日性リズム 134
聴覚系 191
聴覚皮質 172
腸管神経系 26, 60, 62
長期増強 210
長期抑圧 211
調達局面 146
地理 77
椎前神経節 128
痛覚 203
通過性シナプスボタン 214
通過線維 241
定位運動 125, 181
定型的な応答 208
定型的な行動 119
底板 63, 71, 75
デカルト座標 228, 229, 231
テストステロン 132, 151
テタヌス刺激後増強 211
テタヌス刺激増強 211
データベース 234
デールの法則 115
手を差し出すこと 104
電位 13
電気的インパルス 29, 82
電気的シナプス 29
電気的な自己刺激 204
電子顕微鏡 2, 242, 246

260　事項索引

転写因子　223
伝達　21, 29
伝導　2, 21, 29
頭化　34
動眼神経　109, 127
　── 核　109
同義語　234, 235
動機付けられた行動　121, 140, 145
　── のコントローラ　121
道具的学習　209
瞳孔　127
等質な部分　7
投射性介在ニューロン　26, 35
投射型　173
闘争かそれとも逃走か　102, 121
「闘争かそれとも逃走か」反応　129
頭足類　6
頭頂葉　166
島皮質　204
等皮質　170, 175, 180
頭部　32, 191
動物行動学　13
動物精気　82
動物電気　83
動物分類法　5
鍍銀　241
特異的な神経エネルギー　186
特殊感覚核　72, 200
毒性化学物質　15
独立効果器　17, 19, 22, 40
登上線維　136, 137
突然変異　148
ドーパミン　155
　── 作動性　155
トポグラフィー　32
トポロジー　32, 33, 45, 57, 70, 165, 177, 179, 231
トリ　44
トレーサー　175, 244-246
貪食作用　219

[な行]

内外軸　228
内観的　205
内在性の時計　146
内細胞塊　51
内耳　56, 191
　── 神経　62, 191
内受容器　186
内臓　61, 101, 187, 189, 192, 200, 203, 222
　── 運動パターンジェネレータ　140, 147
　── 系　125
　── 神経　128, 200
　── 性の情報　205
　── の感覚情報　193
内側　32, 228
　── 視索前野　123, 218
　── 前脳束　70
　── 中隔-対角帯複合領域　158, 182, 196
　── 部の線条体　182
　── 部の淡蒼球　183
内胚葉　18, 49, 52
内部環境　129
内分泌学　103
内分泌的影響　214
雪崩の伝導　23
涙の分泌　127
ナメクジウオ　61, 189
慣れ　208, 211
縄張り　122
　── 行動　195
軟体動物　39, 143, 191
肉眼解剖学　239
ニコチン　102
　── 性アセチルコリン受容体　102
二次脳胞　58
二次分化　49
二足歩行　227
ニッスル染色　171, 241
乳頭体　125, 157
　── 外側核　125
　── 前核群　157
ニューロテンシン　216
ニューロピル　35, 187
ニューロン　18, 23, 28, 40, 173, 221
　── 集団　115
　── 則（ニューロンドクトリン）　20, 86
　── の細胞体　32, 66, 240, 241
　── 発生　63, 73
2葉性胎盤　52
ニワトリ胚　7, 48
人間　163, 227
認識　161
　── 系　89, 92, 95, 136, 138, 146, 158, 186, 193, 194, 221
認識／大脳系　200
ネコ　68
ネットワーク　79, 93, 95, 117, 139, 175, 221, 236
粘膜神経叢　62
脳　2, 3, 34, 46, 54, 56, 70, 207
　── 回路　90
　── 幹　62, 109, 120, 127, 154, 176, 180, 187, 191, 194, 197, 240, 245
　── 弓下器官　198, 199
　── 構造　239
　── 構築　207
　── 室系　63, 65, 82
　── 室周囲の領域　134, 197
　── 室層　63
　── 脊髄液　92
　── 電図　145
　── 内報酬系　204
　── 部域　3, 225
　── 胞　57
　── 梁　85, 170
脳神経　71, 109, 187, 195
　── 核　239
ノルアドレナリン　101-103, 153
　── 作動性　155
　── 受容体　103
non-REM睡眠　145

[は行]

胚　47
背側　32, 52, 228

事項索引　261

―― 視床　73, 181
―― 線条体　155, 180, 181
―― 淡蒼球　158, 181
―― 乳頭体前核　125
―― の中枢神経系　46
―― 縫線核　155, 156, 198
―― 隆起　74
胚の長軸　230
胚盤　54
―― 胞腔　51
―― 胞の発生段階　51
背腹軸　32, 228
ハイブリダイゼーション組織化学　213, 242
排卵　149, 150, 217
パーキンソン病　155
白質　66
バソプレシン　131, 213, 214, 216
パターンの発生　27
罰　203, 210
ハツカネズミ　195
"バックグラウンド"の電気活動　28
発語　111
発情　150, 218
―― 期サイクル　218
―― 行動　150
発生学　228, 234
発生生物学　7
話す　104, 163
パブロフ学習　136, 209
パラクリン　104, 214
半規官　191
半球の溝　71
反射弓　65, 86, 88
反射行動　186
反射性入力　120
反射的反応　89
被殻　179-181
比較解剖学　44, 228-230
比較神経解剖学　236
比較生物学　224
―― 者　12
皮質　68, 74, 77, 135
―― 基底核（皮質線条体）溝

75, 163
―― 地図　167
―― の層構造　170
微視的回路　207
微絨毛　191
尾状核　179-181
―― 被殻　180
微小電極　242
ヒスタミン　157
尾側　32, 54, 228
引っ込め反射　116
ヒト　41, 44, 86, 111, 117, 145, 173, 195
ヒドラ　18, 19, 23, 24, 39, 100, 186
鼻粘膜　195
皮膚　54, 56, 60, 185, 187, 191, 200
尾吻部の線条体　183
尾吻部の淡蒼球　183
ヒポクレチン／オレキシン　157
標識アミノ酸　244
標識物質　242
ヒル　36
非連合学習　208
部域　93, 233, 236, 240
フィードバック　91, 96, 146, 210, 212
フィードフォワード　136
フェロモン　151, 195
不確核　156, 157
腹角　228
副嗅球　196
副交感神経　62, 127, 129
―― 系　62, 101
複雑性　223
副視索　198
副腎　212
副神経　111
副腎皮質　212
腹側　32, 52, 228
―― 視床　73
―― 神経索　39, 47, 128, 187
―― 線条体　155, 182
―― 淡蒼球　158, 182

―― 乳頭体前核　123
―― 被蓋野　125, 155, 156
―― 隆起　74
腹部内臓　128
不随意系　125
不等皮質　170
負の化学走性　15
部品　77, 93, 208
プルキンエ細胞　136
―― 層　135
プロラクチン　132, 216
分化　26, 47, 49
分解工学　224
分界条床核　183, 196, 198, 218
分業　16, 40
吻合　21, 34, 173
分散　23, 26, 192
分散した　24
分子生物学　223
分子層　135
分子的メカニズム　220
分節　37, 59, 109, 221
―― 化　41, 53
分節化した蠕虫　37
吻側　32, 53, 228
吻尾軸　32, 228
分泌運動ニューロン　103, 104
分泌（腺）細胞　22
分類　235, 236
―― 体系　235, 236
―― 法　233
ベーアの法則　7
平滑筋　17
―― 細胞　102
閉経　150
平衡覚系　191
並行的　170
平面地図　70, 77, 167
ペプチド性神経伝達物質　132, 213
ペプチドホルモン　131, 199, 212
ベル-マジャンディーの法則　64
辺縁系　176
辺縁層　63, 65

扁形動物　31, 40
ヘンゼン結節　53
扁桃体　176, 183
　——基底核　205
　——中心核　205
　——内側核　196, 218
　——皮質核　197
鞭毛　15, 17
防御行動　14, 121, 123
膀胱　127
放射対称　18
　——性　31, 40
放射方向　65
報酬　203, 210
傍正中矢状面　230
縫線核　155
飽満メカニズム　146
歩行　46, 117, 118
捕食者　31, 129, 212
哺乳類　167, 218
　——の神経系　195
　——発生　224
ホメオスタシス　129
ホルモン　92, 103, 131

[ま行]
マイスナーの粘膜下神経叢　62
マイネルトの基底核　158
前の　227, 228
膜迷路　191
末梢神経　41, 61, 62
末梢神経系　35, 218
麻痺　101
ミエリン　243
ミオサイト　17, 22, 40
味覚系　200
味覚地図　68
未受精卵　7
水　14
ミミズ　36, 189
味蕾　68, 192
　——細胞　191
無快感症　204
無条件応答　209
無条件刺激　137, 209
無髄　243

無性生殖行動　16
無脊椎動物　36, 39, 143, 228
無層性の細胞集団　67
無名質　182, 197
眼　185
迷走神経　62, 110, 127, 200
　——運動核　127
　——節　192
迷走葉　68
メクラウナギ　192
メチレンブルー　242
メッセンジャー RNA　242
メラニン凝集ホルモン　157
免疫組織化学　213, 242, 244
網膜　26, 56, 59, 147, 185, 193, 197
　——双極細胞（ニューロン）193, 197, 198
　——の神経節細胞　67
　——の神経節層　67
　——領域　58
網様体　152, 157, 203, 204
目的論（目的因）　5
模式化された図　93
モデル　3, 236
門脈血　214

[や行]
薬物　222
ヤツメウナギ　61, 189
唯物論　162
遊泳行動　34
有髄線維　243
優先順位　144, 157
有線野　166
誘導　53
有毛細胞　191
養育行動　121, 132, 195
用語　235
腰膨大　107
羊膜腔　51
葉緑体　14
葉裂　40
抑制　27
　——性　27
　——性介在ニューロン　27,

114, 136
　——性神経伝達物質　177
翼板　70, 71, 74-76
四足動物　227
欲求　120, 139, 202
　——行動　16
読むこと　104
喜び　203, 205, 210
　——の系　205

[ら・わ行]
螺旋神経節　191
ラット　68, 77, 149, 209
卵黄嚢　51
梨状葉　197
リズム発生装置　91
隆起乳頭体核　157
領域　68, 93, 165
　——地図　176, 183
　——的　221
菱脳（胞）　57, 58, 60, 71, 107, 155, 200
　——唇　72, 200
　——分節　60
領野　68
理論生物学　4
霊魂　81, 82
REM 睡眠　145, 152, 156
連合運動学習　140
連合学習　16, 136, 208, 209
連合結合　170
連合投射　174
連合野　167
漏斗　55, 131
老年期　207
若いニューロン　63, 65

[欧文]
A8-A10 細胞集団　156
ACTH　212
ATP　13
CRH　→　コルチコトロピン放出ホルモン
　——神経内分泌性運動ニューロン　214
DNA　21, 51, 223

EEG 145, 152
GnRH 149, 214
——神経内分泌運動ニューロンプール 151
——神経内分泌ニューロン 196
LTD → 長期抑圧
LTP → 長期増強
NMDA 型受容体 → グルタミン酸受容体

人名索引

Alcmaeon アルクマイオン 7
Algeri, G. アルゲリ, G. 243
Andersson, Bengt 199
Aristotle アリストテレス 1, 4-7, 44, 47, 82, 95, 134
Aserinsky Eugene 145

Baer, Karl von ベーア, カール・フォン 7, 49, 50
Bell, Charles ベル, チャールズ 65
Belon, Pierre ベロン, ピエール 45
Berengario da Carpi ベレンガリオ ダ カルピ 1
Bernard, Claude ベルナール, クロード 129
Berquist, H. 76
Bielschowsky, Max ビーショウスキー, マックス 241
Bliss, T.V.P. 210
Broca Paul ブロカ, ポール 163, 165
Brodmann, Korbinian ブロードマン, コルビニアン 167, 170, 196
Bronk, D.W. 210
Burdach ブルダッハ 43

Cajal, Santiago Ramón y カハール, サンチャゴ・ラモニ 12, 20, 23, 36, 86, 88, 89, 161, 172, 173, 175, 182, 192, 196, 207, 208, 239, 241, 242
Cannon, Walter キャノン, ウォルター 129
Carlsson, Arvid 153
Cole, F.J. 4
Copernicus, Nicolaus コペルニクス, ニコラウス 43
Crick, Francis クリック, フランシス 223
Cuvier, George キュヴィエ, ジョルジュ 5, 8, 11

da Vinci, Leonardo ダ・ヴィンチ, レオナルド 81, 84
Dahlström, Annica 153, 156
Dale, Henry デール, ヘンリー 115
Dante ダンテ 33

Darwin, Charles ダーウィン, チャールズ 2, 4, 8, 34, 44, 81
de Broglie ド・ブロイ 81
Descartes, René デカルト, ルネ 1, 82
du Vigneaud, Vincent 131

Eccles, John エックルス, ジョン 239
Edinger, Ludwig エディンゲル, ルートヴィッヒ 43
Ehrlich, Paul エールリヒ, パウル 240
Einstein, Albert アインシュタイン 2, 81

Falck, Bengt 153
Flourens, Marie-Jean-Pierre フルーラン, マリー-ジャン-ピエール 8, 85, 86, 162, 163
Freud, Sigmund フロイト, ジークムント 61, 189
Fritsch, Gustav フリッチ, グスタフ 163, 165
Fuxe, Kjell 153, 156

Galen, Claudius ガレノス 1, 82
Gall, Franz Joseph ガル, フランツ・ヨセフ 162
Gaskell, Walter ガスケル, ウォルター 125
Gennari, Francesco ジェンナリ, フランチェスコ 165
Gerlach, Joseph ゲルラッハ, ヨセフ 241
Golgi, Camillo ゴルジ, カミロ 20, 21, 173, 241, 242
Goltz, Friedrich ゴルツ, フリードリヒ 8
Gudden, Bernard von グッデン, ベルナルド・フォン 244
Guillemin, Roger 132, 132

Hall, Marshall ホール, マーシャル 85
Haller, Albrecht von ハルレル, アルブレヒト・フォン 166
Harris, Geoffrey 132, 133
Harvey, William ハーヴェー, ウイリアム 8, 65, 93, 94
Heath, Robert 204

人名索引　265

Heimer, L.　181
Hillarp, Nils-Åke　153
Hippocrates　ヒポクラテス　7
His, Wilhelm　ヒス，ウィルヘルム　55, 63, 64, 70, 75, 187
Hitzig, Eduard　ヒッチヒ，エドアルド　163, 165
Hugo, Victor　ユーゴー，ビクトル　86

Jacobson, Marcus　233
Johnston, J.B.　ジョンストン，JB　99, 100
Jones, Edward　167

Källén, B.　76
Kingsbury, B.F　71, 76
Kleitman, Nathaniel　145
Kuhlenbeck, Hartwig　31, 221

Langley, John　ラングレー，ジョン　125
Larrabee, M.G.　210
Linnaeus　リンネ　8, 236
Loewi, Otto　レーヴィ，オットー　115
Lømo, T.　210

Magendie, François　マジャンディー，フランソワ　65, 85, 86, 92
Malpighi, Marcello　マルピギー，マルセロ　48, 49, 57
Mangold, Hilde　マンゴルト，ヒルデ　53
Marchi, V.　マルキー，V.　243
Mendeleyev, Dmitry　メンデレーエフ　2, 236
Mercator, Gerardus　メルカトル，ゲラルドゥス　78
Meynert, Theodor　マイネルト，テオドール　158, 167
Müller, Johannes　ミュラー，ヨハネス　99, 143, 185, 186
Munk, Hermann　ムンク，ヘルマン　163, 165

Nansen, Fridtjof　ナンセン，フリチョフ　191
Nauta, W.J.H.　ナウタ　243
Nissl, Franz　ニッスル，フランツ　170, 241

Olds, James　204

Parent, André　181

Parker, G.H.　パーカー，G.H.　12
Pavlov, Ivan　パブロフ，イワン　136, 137, 209
Plato　プラトン　4, 7, 81
Poincaré, Henri　ポアンカレ，アンリ　81
Powell, Thomas　167
Pythagoras　ピタゴラス　7

Reil, Johann Christian　ライル，ヨハン・クリスティアン　68
Retzius, Gustav　レッチウス，グスタフ　61, 189
Roberts, Eugene　181
Roger, Jacques　81
Rubenstein, John　178
Ryan, L.F.　243
Rye, D.B.　125

Schally, Andrew V.　132, 133
Schleiden, Matthias　シュライデン，マチアス　20, 49
Schwann, Theodor　シュワン，テオドール　20, 49
Sherrington, Charles　シェリントン，チャールズ　65, 105, 106, 111
Skinner, B.F.　スキナー，B.F.　209
Sömmerring, Samuel Thomas von　ゼムメリング，サムエル・トマス・フォン　109
Spemann, Hans　シュペーマン，ハンス　53
Spencer, Herbert　スペンサー，ハーバート　33, 34
Spurzheim, Johann Gaspar　スプルツハイム，ヨハン・カスパール　161, 162
Steno, Nicolaus　ステノ，ニコラウス　1, 239
Stilling, Benedict　スティリング，ベネディクト　227, 240, 241

Thompson, Richard　136, 137, 209
Tinbergen, Nikolaas　ティンバーゲン，ニコラス　122, 149
Türck Ludwig　チュルク，ルドヴィッヒ　243

Vale, Wylie　132, 213
Verney, Earnest Basil　199
Vesalius, Andreas　ヴェサリウス，アンドレアス　1, 84, 161
Vicq d'Azyr, Félix　ヴィック，ダニエル・フェニ

ックス 154
Vogt, Cécile and Oskar フォークト，セシルと
　オスカー（夫妻）170

Waller, August ウォラー，アウグスト 243
Watson, James ワトソン，ジェームズ 223
Weigert, Carl ワイゲルト，カール 243

Wiener, Norbert ウィーナー，ノーバート 91
Wilder, Burt 233
Williams, P.L. 228
Willis, Thomas ウィリス，トーマス 84, 134, 233
Wilson, R.D. 181

ラリー・スワンソン（Larry W. Swanson）

1945 年アメリカ合衆国ノースカロライナ州 Camp LeJeune に生まれる．1972 年セントルイスのワシントン大学医学部にて神経生物学の Ph. D.（博士号）を取得後，ポストドクとして W. M. Cowan や R. Levi-Montalcini と共同研究し，その後ラホヤ（カリフォルニア州）のソーク研究所で 10 年間を過ごした．1995 年に南カリフォルニア大学の生物科学の Don and Lucille Appleman 教授に就任．一貫して動物の欲求や情動をコントロールしている神経系について実験的研究を続け，数千の神経回路を新たに発見した．多数の原著論文と著書があるが，その中でも有名なのはラットの脳のアトラス *Brain Maps: Structure of the rat brain*（Elsevier, 1992），本書などである．また，妻 Neely の協力を得て Cajal の主要な著書を英語に翻訳した（*Histology of the Nervous System*, Oxford University Press, 1995）．数多くの賞を受賞し，多数の名誉ある講演に招待され，2003 年には American Academy of Arts and Sciences の fellow に選ばれている．また，J. Comparative Neurology をはじめ総計 11 の科学雑誌の編集委員を務めた．

石川裕二（いしかわゆうじ）

1948 年東京に生まれる．東北大学理学部化学科卒業後，ウミヘビの神経毒の研究で著名な同学部の田宮信雄教授のもとで 1977 年理学博士号取得．千葉大学助手（医学部解剖学），琉球大学助教授（医学部解剖学）を経て，1992 年当時の科学技術庁の放射線医学総合研究所主任研究官．1984 年医学博士（千葉大学）．1985 年以来メダカを研究材料に用いて脳神経系の正常発生と遺伝的発生異常，または放射線による発生異常について研究を続けている．また，同研究所で開発されたメダカ近交系約 10 系統を維持保存し，国内外の研究者の要請に応じて無償で提供した．2008 年，同研究所上席研究員を定年退職後，同研究所任期制短時間勤務職員．原著論文 67 編の他，『魚類のニューロサイエンス最前線』（分担執筆，恒星社厚生閣，2002），*Medaka: Biology, management, and experimental protocols*（分担執筆，Wiley-Blackwell, 2009）などの著書がある．

ブレイン・アーキテクチャ
進化・回路・行動からの理解

2010年11月18日　初　版

［検印廃止］

著　者　ラリー・スワンソン
訳　者　石川裕二
　　　　（いしかわゆうじ）

発行所　財団法人　東京大学出版会
代表者　長谷川寿一
　　　　113-8654 東京都文京区本郷 7-3-1 東大構内
　　　　電話 03-3811-8814　FAX 03-3812-6958
　　　　振替 00160-6-59964

印刷所　株式会社精興社
製本所　矢嶋製本株式会社

Ⓒ 2010 Yuji Ishikawa
ISBN 978-4-13-060308-9　Printed in Japan

Ⓡ〈日本複写権センター委託出版物〉
本書の全部または一部を無断で複写複製（コピー）することは、
著作権法上での例外を除き、禁じられています。本書からの複
写を希望される場合は、日本複写権センター（03-3401-2382）
にご連絡ください。

ジョセフ・ルドゥー著／松本　元・川村光毅ほか　訳
エモーショナル・ブレイン　情動の脳科学
　　　　　　　　　　　　　　　　　　　　　A5 判／416 頁／3,400 円

開　一夫・長谷川寿一　編
ソーシャルブレインズ　自己と他者を認知する脳
　　　　　　　　　　　　　　　　　　　　　A5 判／312 頁／3,200 円

合原一幸・神崎亮平　編
理工学系からの脳科学入門　　　　　　　A5 判／240 頁／2,800 円

岩田　誠
見る脳・描く脳　絵画のニューロサイエンス　A5 判／208 頁／2,800 円

伊藤正男・佐伯　胖　編
認識し行動する脳　脳科学と認知科学　　A5 判／370 頁／4,800 円

甘利俊一監修
シリーズ脳科学［全6巻］
●各巻 3,200 円　● A5 判上製・カバー装／平均 256 頁

①脳の計算論　　　　　　　　　　　　深井朋樹　編

②認識と行動の脳科学　　　　　　　　田中啓治　編

③言語と思考を生む脳　　　　　　　　入來篤史　編

④脳の発生と発達　　　　　　　　　　岡本　仁　編

⑤分子・細胞・シナプスからみる脳　　古市貞一　編

⑥精神の脳科学　　　　　　　　　　　加藤忠史　編

ここに表示された価格は本体価格です．ご購入の
際には消費税が加算されますのでご了承ください．